암식단 가이드 2
암 치료에 꼭 필요한

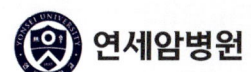 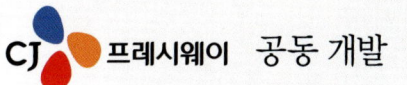 공동 개발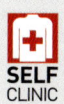

암 치료에 꼭 필요한
암 식단 가이드 2

연세암병원·세브란스병원 영양팀·CJ프레시웨이 지음

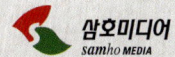

인사말

현대를 살아가는 우리가 가장 두려워하는 것 중 하나를 꼽는다면 본인 혹은 사랑하는 가족에게 암이라는 질병이 찾아오는 것일 겁니다. 그리고 암이라는 진단을 받게 되면 평소 잘못된 습관 때문에 암에 걸리게 된 것일까, 치료는 가능할까, 만약 치료할 수 있다면 어디서 어떻게 치료를 받아야 할까, 혹시 치료를 받은 후에 재발이 되지는 않을까…… 등의 걱정이 먼저 들기 마련일 테지요.

그런데 이러한 걱정보다 당장의 현실 속에서 맞닥뜨리는 절실한 문제는 바로 '무엇을 어떻게 먹느냐'입니다. 암 치료와 회복을 위한 올바른 영양 관리에 대해 아는 바가 극히 적기 때문입니다. 그간 즐겨 먹어 온 식품들이 암 치료에 어떤 영향을 미치는지 알 수 없고, 힘든 수술 이후 원만한 회복을 위해 혹은 항암약물 치료를 잘 이겨내기 위해 어떤 음식을 섭취해야 하는지 관련 정보가 전혀 없어 어려움과 혼란을 겪습니다.

이에 많은 암 환자와 가족분들은 물에 빠져 지푸라기라도 잡는 심정이 될 수밖에 없습니다. 그래서 소위 구전되는 민간요법이나 귀동냥을 통한 잘못된 정보에 의존해, 누구보다 철저한 영양 관리가 필요함에도 불구하고 자의적으로 선별한 식품을 섭취하는 사례가 적지 않습니다. 그러나 이런 방법으로는 치료와 회복에 꼭 필요한 영양분을 충분히 공급할 수 없습니다. 항암 치료 시의 신체 기능 유지와 회복에 전혀 도움이 되지 못한다는 것이지요.

이 같은 현실적 한계와 환자분들의 어려움을 잘 알고 있는 연세암병원, 세브란스영양팀, CJ프레시웨이 메뉴팀은 서로 힘을 모아 지난 2009년《암 치료에 꼭 필요한 암 식단 가이드》를 선보인 바 있습니다. 이를 통해 암 환자와 가족분들이 안심하고 건강한 식단을 꾸리도록 도와 드린 경험이 있습니다. 그리고 이번에 그 후속편으로 기존 메뉴와 겹치지 않으면서 새롭고 다채로운 식단을 개발해 그 두 번째 이야기를 발간하게 되었습니다.

암 질병의 의학적 치료는 병원의 의료진에게 맡기시고, 가정에서는 환자와 가족분들이 힘을 모아 책에서 권해 드리는 적절한 음식을 충분히 섭취하며 몸을 돌보신다면 결국에는 암을 이겨내시리라 믿습니다.

이번에 발간한《암 치료에 꼭 필요한 암 식단 가이드 2》가 암 치료로 힘든 시간을 보내는 모든 환자와 가족분들에게 조금이나마 유용한 정보와 위안을 드릴 수 있기를 소망합니다.

연세암병원 병원장 **최 진 섭**

인사말

국내 최초로 암 치료 시의 영양 관리를 위한 전문 식단을 담은 《암 치료에 꼭 필요한 암 식단 가이드》가 2009년 출간한 이래, 이번 두 번째 책이 나오기까지 오랜 시간이 흘렀습니다. 그 사이 의학과 영양학은 연구와 진화를 거듭하며 높은 수준에 다다랐고 지금도 계속해서 더 넓은 영역을 개척해 나가고 있습니다. 그만큼 질병의 치료 방식과 회복 수단이 다양해졌고 효과 역시 커졌다고 가늠할 수 있겠습니다.

암이라는 질병 역시 과거와 달리 표준 치료를 통한 생존율과 일상 수준으로의 건강 회복 사례가 크게 개선되었습니다. 이에 환자와 보호자의 관심은 '생존과 치료' 단계를 넘어 '회복과 예방'의 단계까지 확대되었습니다.

병마와의 싸움에서 승리하고 건강을 회복하는 데 있어 중요한 요소 중 하나는 영양 식단입니다. 너무도 당연한 이야기지만, 환자에게 식사는 단순한 영양 공급 수단 이상의 의미를 가집니다. 수술적 치료와 회복의 효과를 극대화하는 '영양 치료'에 해당하기 때문입니다. 이를 위해 병원에서는 의료진과 전문 영양사가 환자의 영양 치료를 책임지고, 가정에서는 환자와 가족이 협력해 치료 효과를 극대화할 수 있는 식단을 준수하는 것이 필요합니다.

《암 치료에 꼭 필요한 암 식단 가이드 2》는 기존 콘텐츠의 보완을 희망하는 많은 환자분들의 요청으로 기획되었습니다. CJ프레시웨이와 연세암병원은 그간 많은 발전을 이뤄 온 환자식 서비스 역량을 바탕으로 최적의 레시피를 구현하기 위해 다시 한번 힘을 모았습니다. 그리하여 밥, 죽, 국수, 일품 요리, 간식 그리고 어린이용 요리까지 총 6가지 카테고리 안에 98가지 레시피를 담았습니다. 모든 레시피는 맛과 영양, 조리 간편성을 면밀히 고려해 기획·개발되었습니다.

책에서는 식욕 부진, 소화 불량, 입맛 변화 등의 어려움을 경험하는 환자분들이 최대한 부담을 덜고 편안하게 식사할 수 있도록 입맛을 돋우는 다채로운 건강 식재료와 조리법을 소개합니다. 영양사, 의료진, 환자식 메뉴기획 전문가 등 다분야의 전문 인력이 쌓아 온 노하우와 인사이트, 최신 식문화 트렌드를 집약해 개발한 메뉴인 만큼 환자분들의 회복을 돕고 많은 분께 실질적인 도움을 드릴 수 있다면 더없이 기쁘고 감사할 것입니다.

CJ프레시웨이는 식품 유통과 푸드 서비스를 운영하는 기업으로서 '건강한 먹거리'가 갖는 중요성과 책임감을 누구보다 깊이 새기고 있다고 자부합니다. 치열하고 용기 있는 태도로 치료와 회복 과정에 임하고 계신 환자분들과 가족분들을 떠올리면 더욱 그렇습니다. 여러분께 진심 어린 응원을 전하며 부디 이 책이 환자분들의 쾌유와 일상으로의 회복을 돕는 '영양 치료 도우미'로서 의미 있는 역할을 해낼 수 있기를 바랍니다.

끝으로 이 책이 나오기까지 애써 주신 모든 분께 진심 어린 감사의 말씀을 드립니다.

CJ프레시웨이 대표이사 **정 성 필**

머리글

암 환자의 식사와 영양 관리에 관해서는 인터넷이나 SNS 등의 매체에 무수히 많은 정보가 나와 있지만, 이러한 정보의 홍수 속에서 환자와 가족분들이 올바른 정보를 가려내기란 쉽지 않습니다. 간혹 매스컴이나 인터넷에서 언급되는 근거가 불명확한 정보를 믿고 잘못된 방법으로 영양 관리를 하는 환자분들도 볼 수 있는데 너무도 안타까운 일입니다.

《암 치료에 꼭 필요한 암 식단 가이드 2》는 암 환자와 그 가족들에게 정확한 영양 정보를 제공하고 '그럼 무엇을 어떻게 먹어야 할까?'에 대한 답을 드리고자 만들었습니다. 항암 치료 시 올바른 식사 원칙과 치료 부작용에 따른 식사 요령, 환자분들이 자주 문의하는 내용을 담은 Q&A 등 의학적 사실에 근거한 유용한 정보를 소개하고, 암 환자의 영양 관리에 실질적인 도움이 되는 다양한 메뉴를 개발해 구체적인 조리법을 제시했습니다.

2009년 《암 치료에 꼭 필요한 암 식단 가이드》 출간 이후 독자들의 다수 의견은 메뉴를 좀 더 많이 제공해 주면 좋겠다는 것이었습니다. 그래서 이번 책에서는 기존의 메뉴와 겹치지 않으면서 영양학적으로 우수한 98가지 새로운 메뉴를 담았습니다. 본문에 수록된 메뉴는 일 년 이상 크고 작은 시행착오를 겪으며 완성한 결과물입니다. 한 그릇에 맛과 영양을 모두 담아냈기에 든든한 한 끼 식사로 충분할 것입니다. 부디 이 책이 암 환자와 가족분들에게 유용한 도움이 되기를 희망합니다. 아무쪼록 항암 치료를 잘 견뎌 내시길 바라며 환자 한 분 한 분의 치료와 회복을 간절히 기원하고 응원하겠습니다.

집필·개발진 일동

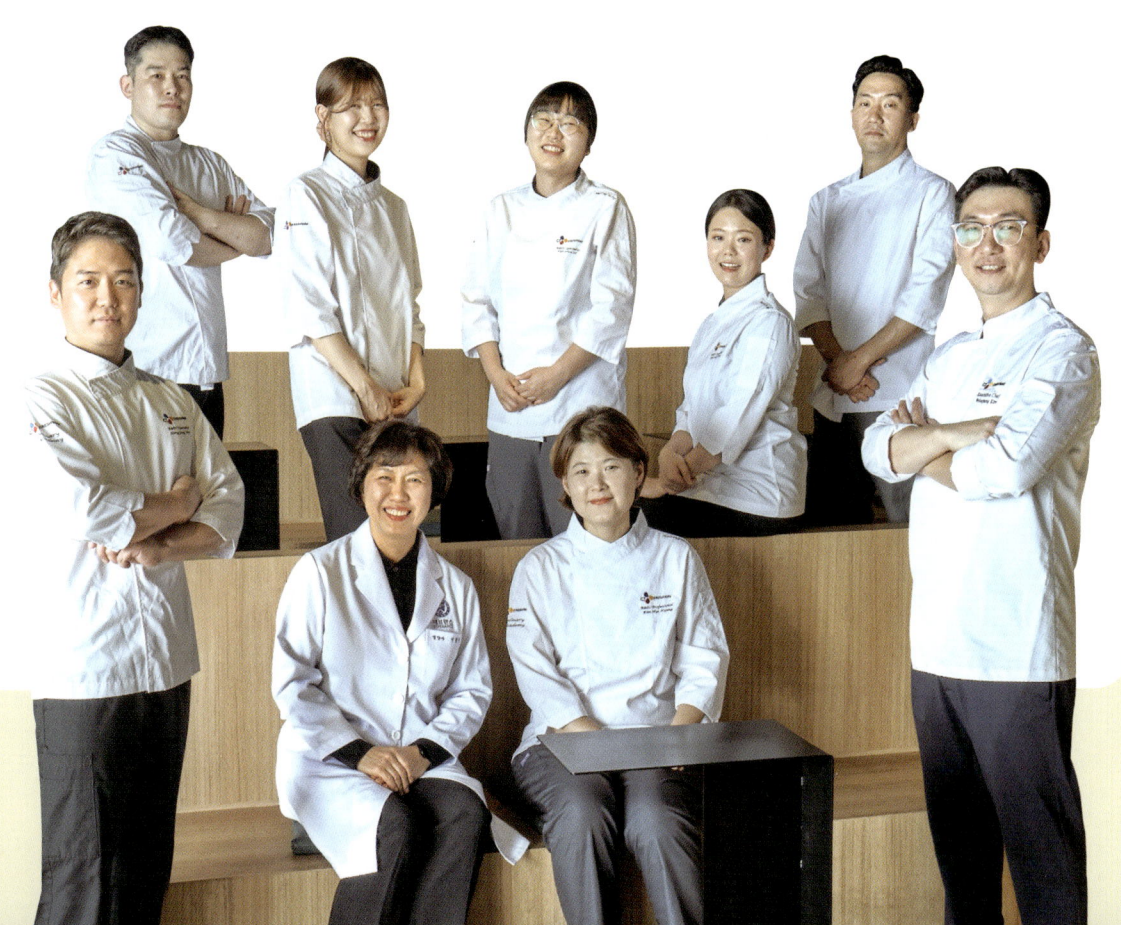

| 차례

인사말 연세암병원 004
인사말 CJ프레시웨이 006
머리말 집필 및 개발진 008

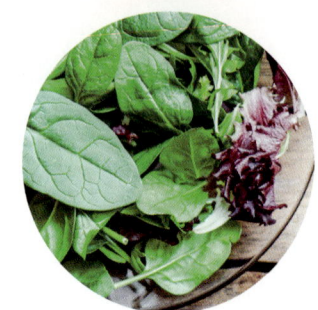

PART 1
항암 치료에 도움이 되는 식사의 기본 원칙

- 항암 치료를 할 때는 잘 먹는 것이 중요합니다 016
- 항암 치료를 시작하기 전 너무 불안해하지 말고 차근차근 준비해 둡니다 019
- 항암 치료 중에는 식품 안전에 각별한 주의가 필요합니다 021
- 항암 치료 중에는 이렇게 식사하세요 023
- 외식할 때는 이렇게 식사 선택을 하세요 027
- 항암 치료 중에는 민간요법, 건강보조식품 및 영양 보충제의 섭취를 제한합니다 036
- 건강기능식품을 섭취할 때도 주의가 필요합니다 037
- 인터넷에서 암 치료 정보를 참고할 때는 이 점을 주의하세요 041
- 이런 점도 너무 궁금해요 알려주세요! 043

PART 2
항암 치료 시 동반되는 증상별 식사 관리와 주의사항

- 식사가 힘들고 어려울 때 기본적인 관리 방법 056
- 식사량이 줄어든다면 영양보충식품을 활용해 보세요 058
- 항암 치료 시 나타날 수 있는 증상별 식사 요령 066

PART 3
식단 준비에 앞서 알아둘 유용한 영양 정보

- 미국암연구소에서 권장하는 항암 효과가 뛰어난 식품 086
- 영양의 보고(寶庫), 제철 식품 092
- 요리 맛을 살리는 소스·드레싱 만들기 094
- 흔히 이용하는 어·육류군의 단백질 함량과 식품별 목측량 100
- 계량 도구 및 계량법 101

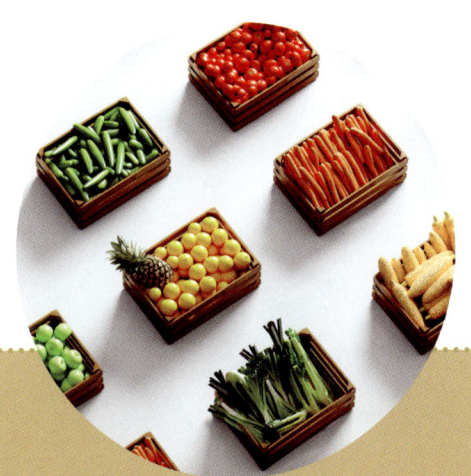

PART 4
암을 이기고 회복을 돕는 최고의 요리 레시피

따뜻하고 든든하게 속을 채우는
밥과 탕 요리

- 버섯솥밥 108
- 명란미역줄기솥밥 110
- 강황전복영양솥밥 112
- 잔멸치시래기밥 114
- 아보카도명란비빔밥 116
- 초교탕 118
- 얼큰추어탕 120
- 흑임자두부제육비빔밥 122
- 봄나물된장닭갈비덮밥 124
- 가지찹스테이크데리야끼덮밥 126
- 뿌리채소카레덮밥 128
- 탄탄덮밥 130
- 강된장케일쌈밥 132
- 보슬두부채소김밥 134
- 비프라이스 136
- 닭가슴살두유리조또 138
- 매운팽이버섯오므라이스 140

별식이 당길 때 후루룩 즐기는
국수 요리

- 불고기탕면 144
- 바지락두부면국수 146
- 검은콩국수 148
- 낙지시금치무침&소면 150
- 깻잎들깨국수 152
- 두부묵은지쌈수제비 154
- 낙지간장비빔국수 156
- 황태바지락칼국수 158
- 봄동된장국수 160
- 오징어물회국수 162
- 라타투이소이누들 164
- 낫토마비빔쌀국수 166
- 마파비빔면 168
- 쥬키니누들미트볼 170
- 라이스누들봉골레 172
- 견과깻잎페스토냉파스타 174
- 두부면팟타이 176

부드럽고 편안하게 속을 달래는
죽 요리

- 누룽지게살달걀죽 180
- 마타락죽 182
- 부추낙지김치죽 184
- 황태미역달걀죽 186
- 흑임자두부죽 188
- 명란배추죽 190
- 버섯굴죽 192
- 소고기황태곰탕죽 194
- 대구살매생이죽 196
- 두부들깨죽 198
- 누룽지새우죽 200
- 매운해물볶음죽 202
- 두부버섯오트밀죽 204
- 치즈해물죽 206

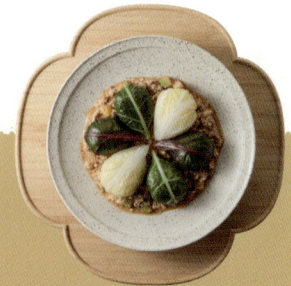

단백질을 보충하고 식욕을 자극하는
일품 요리

- 돼지고기생강찜과 숙채쌈 210
- 마늘두부보쌈 212
- 메밀국수를 곁들인 닭가슴살냉채 214
- 노루궁뎅이버섯들깨닭찜 216
- 단호박감자옹심이범벅과 오리주물럭 218
- 두부오징어순대 220
- 매실인절미떡갈비 222
- 소고기과일편채 224
- 흑미삼계탕 226
- 참나물문어샐러드 228
- 프로틴그레인샐러드 230
- 해물순두부그라탕 232
- 토마토소스안심조림 234
- 타워함박스테이크 236
- 감자뇨끼감바스 238
- 가지불고기피자 240
- 쥬키니롤그라탕 242
- 두부스프링롤 244
- 오븐수제오로시까스 246
- 두부오꼬노미야끼 248

가볍고 맛있게 영양을 더하는
별미 간식

- 아몬드튀일 252
- 스노우볼쿠키 254
- 잼쿠키 256
- 아몬드초코볼 258
- 바나나브레드푸딩 260
- 단호박무스 262
- 두부스콘 264
- 고구마컵케익 266
- 두부쿠키 268
- 단백마들렌 270
- 견과초코단백바 272
- 바나나찹쌀떡 274
- 씨앗호떡 276
- 오븐구이찰떡 278
- 아보카도망고스무디 280
- 라즈베리스무디 280
- 오렌지파인애플스무디 282
- 올리브토마토주스 282
- 블루베리딸기스무디 284
- 바나나키위스무디 284

눈과 입이 즐거운
어린이 요리

- 레인보우피자 288
- 수제닭가슴살소시지부리토 290
- 새우스프링롤 292
- 두부컵피자 294
- 두부소보로비빔밥 296
- 두부덮밥 298
- 김치볶음밥그라탕 300
- 힘나는버거 302
- 치즈가츠동 304
- 라이스크로켓 306

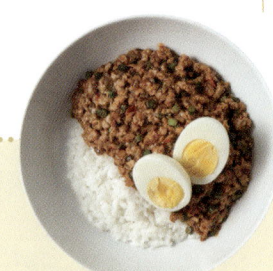
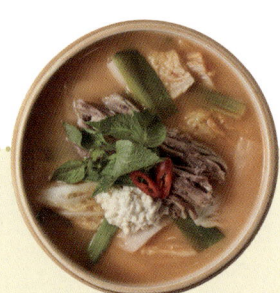

PART 1
항암 치료에 도움이 되는
식사의 기본 원칙

....

첫 번째 파트에서는 항암 치료 시 중요한 식사의 기본 원칙을 담았습니다. 항암 치료 시에 식사가 왜 중요한지부터 무엇을 주의해야 하는지를 알아보고, 평소 환자분들이 많이 궁금해하는 사항들을 정리했습니다. 암이라는 진단을 받으면 누구나 혼란과 두려움을 느끼고, 신체적으로나 정신적으로 큰 변화를 겪게 됩니다. 불안한 마음에 소위 기적의 식품이나 약을 찾아 시간과 돈을 소모하기도 하지만 안타깝게도 그러한 식품이나 약은 없습니다. 여기에 수록된 내용을 통해 잘못된 민간요법이나 정보를 가려내고, 올바른 정보를 유용하게 활용하시기를 바랍니다.

....

항암 치료를 할 때는
잘 먹는 것이 중요합니다

항암 치료는 암을 없애거나 더 자라지 못하게 할 목적으로 행하는 치료를 말하며 수술, 항암약물 치료, 방사선 치료 이렇게 3가지로 나뉩니다. 항암약물 치료는 암세포를 파괴하는 항암제, 호르몬 등의 약제를 사용해 암을 없애는 치료이고, 방사선 치료는 암이 있는 부위에 방사선을 쏘아 암세포를 파괴하는 치료입니다.

이 중 약물을 이용한 항암 치료는 암세포만 파괴하는 것이 아니라 우리 몸의 정상 세포에도 영향을 끼칩니다. 빠르게 자라는 세포에 특히 더 많은 손상을 입히는데 머리카락을 만드는 모낭세포, 혈액을 만드는 골수세포, 위 점막의 점막세포, 생식세포 등이 예입니다. 그래서 항암약물 치료를 받으면 해당 부위에 부작용이 나타나는 사례가 많습니다.

이러한 부작용은 식사 섭취와 소화·흡수에 영향을 주며, 영양 상태와 체력을 떨어뜨리는 원인이 됩니다. 처음에는 강한 의지를 갖고 항암 치료를 시작했더라도, 치료 과정에서 여러 부작용과 불안감을 경험하다 보면 암을 이겨 내겠다는 용기가 점차 줄어들고 치료를 포기하고 싶은 마음이 들 수도 있습니다.

힘든 치료 과정을 잘 견디기 위해서는 일상생활을 유지하면서 체력이 떨어지지 않게 하는 것이 중요합니다. 이를 위해서는 일정 수준의 식사량을 유지하고, 우리 몸이 요구하는 모든 영양소가 고루 갖춰진 음식을 섭취하는 것이 필요합니다. 충분한 영양소 섭취는 항암 치료 시 우리 몸이 최상의 컨디션을 발휘할 수 있도록 도와줍니다. 정상 세포의 회복력 및 감염에 대한 저항력도 강화되므로 치료 부작용에도 좀 더 잘 대처할 수 있습니다.

암 진단을 받은 환자분들이 가장 궁금해하는 것이 "항암 치료를 시작하면 무엇을 먹어야 하나요?"입니다. 특히 암에 좋다고 알려진 특정 식품을 찾는 경우가 많은데, 안타깝게도 암을 치료하는 데 특효를 내는 식품이나 영양소는 따로 없습니다. **열량, 단백질이 부족하지 않으면서 비타민, 무기질을 고루 갖춘 식사**를 섭취하는 것이 중요합니다.

치료를 시작하면서 환자의 평소 식습관을 갑자기 바꾸는 것은 어려울 수 있습니다. 또 육류를 완전히 끊고 채식 위주의 식사를 한다거나, 잘 먹어야 한다는 이유로 급격하게 식사량을 늘리는 등의 행동은 치료를 위해 체력을 잘 비축해야 하는 상황을 더욱 힘들게 만들 수 있습니다. 따라서 **평소 섭취했던 식사 패턴을 기본으로 하면서** 건강에 좋지 않은 습관은 피하고, **암 치료에 도움이 되는 식습관을 단계적으로 하나씩 추가하는 방법**을 권장합니다. 이렇게 식습관을 한 가지씩 바꾸어 나갈 때도 잊지 말아야 할 것은 식사량을 잘 유지해야 한다는 점입니다. 올바른 식습관으로 좋은 영양 상태를 유지해 항암 치료를 잘 이겨내시길 바랍니다.

Tip

식사 섭취와 영양 관리에 도움 되는 방법

- 치료 기간에는 체중을 규칙적으로 확인하고, 적절한 신체 활동을 유지하도록 의식적으로 노력합니다. 만약 체중이 줄고 있다면 식사와 간식의 양을 확인해 봐야 합니다.

- 식사량이 충분하지 않다면 간식의 양과 횟수를 늘립니다. 식사가 도저히 힘든 경우에는 간식만 섭취하는 것도 대안이 될 수 있습니다.

- 새로운 음식을 시도해 보는 것도 좋은 방법입니다. 치료 중에는 입맛이 변하기 때문에 이전까지 잘 먹지 않았던 음식도 치료 중에는 의외로 입에 맞을 수 있습니다. 따라서 다양한 식품을 섭취해 보세요. 가능하다면 채소 및 과일도 다양한 종류를 먹어 봅니다.

- 보호자는 환자의 식사를 격려하되, 잔소리하거나 음식 섭취를 두고 다투지 않도록 합니다.

- 환자가 음식을 거부하거나 먹을 수 없는 상황에 대해 보호자는 자책하지 않도록 합니다.

- 치료로 인한 부작용으로 음식을 먹기 어려울 때는 그나마 먹고 싶은 음식이 건강하지 않은 음식이더라도 치료를 위해 일단은 섭취합니다. 하지만 이것은 잠시뿐임을 의식하고, 부작용이 사라지면 다시 건강한 식단으로 돌아가야 합니다.

- 간식 없이도 충분한 식사량이 유지된다면, 식사만으로 환자에게 필요한 열량 및 단백질을 섭취하고 있는지 주기적으로 확인합니다.

항암 치료를 시작하기 전,
너무 불안해하지 말고
차근차근 준비해 둡니다

항암 치료에 따르는 부작용 및 통증이나 불편한 감각의 정도는 개인마다 다를 수 있습니다. 암 치료를 받으면서도 평소 일상에 가까운 생활을 이어가는 사람도 있습니다. 그러므로 주변 이야기를 듣고 과도하게 걱정하는 것은 바람직하지 않습니다.

치료를 시작하기 전에는 치료 부작용에 대처하는 방법을 잘 준비해서 부작용에 대한 불안을 최대한 낮추고, 치료 후 나타날 수 있는 변화에 대비하는 것이 중요합니다. 다른 질환의 발병이나 검사 때문에 암 치료 시작 전에 이미 체중이 감소했다면 고열량, 고단백질 식사를 유지하면서 체력을 잘 비축해 두는 것이 좋습니다. 항암 치료를 시작하기 전에 준비해 두면 좋은 점을 다음 쪽에 몇 가지 소개했습니다.

암 치료는 신체적, 정신적으로 모든 면에 영향을 미칠 수 있으며 심한 감정 기복을 경험하는 것이 일반적입니다. 우리는 무엇을 먹고, 얼마나 많이 움직이냐에 따라 기분이 달라질 수 있습니다. 잘 먹고, 적당한 운동을 하는 것은 치료의 효과를 높이고 삶의 질을 향상하는 데 정말 중요한 문제입니다.

> **Tip**
>
> ## 항암 치료 전 식사와 관련한 준비사항
>
> - 장을 자주 볼 필요가 없도록 냉동실이나 보관고에 즐겨 먹는 음식을 넉넉히 마련해 놓습니다. 몸 상태가 좋지 않을 때 어떤 음식을 빨리 준비해 먹을 수 있는지도 미리 파악해 둡니다.
>
> - 음식을 조리할 때 넉넉한 양을 조리한 후 한 번 먹을 양만큼 각각 포장해 냉동실에 보관하고, 필요할 때 해동해 먹습니다.
>
> - 장보기나 요리를 준비할 때 도움이 될 만한 방법이나 수단을 가족 또는 친구와 상의하고, 필요한 상황이 생기면 그 일을 대신해 주도록 도움을 요청합니다.
>
> - 부작용 때문에 먹는 것이 어렵다면 의료진과 상의해 적절한 도움을 받습니다.

항암 치료 중에는 식품 안전에 각별한 주의가 필요합니다

항암 치료 중에는 면역력이 약해지고 체력도 저하되기 쉬워 건강한 사람보다 감염에 더욱 취약해집니다. 따라서 치료 기간에는 식품을 안전하고 위생적으로 취급하는 것이 매우 중요합니다. 식품을 안전하게 취급하는 요령에 대해 알아보겠습니다.

- 음식을 준비하기 전과 후 그리고 먹기 전에는 반드시 손을 씻습니다.
- 식품을 구입한 직후에는 냉장실(4℃ 이하)이나 냉동실(-18℃ 이하)에 보관해 세균 증식을 억제합니다.
- 식품을 해동할 때는 전자레인지로 해동해 바로 사용하거나 요리하기 하루 전에 냉장실에서 해동한 후 사용합니다. 절대로 실온에서 해동하지 않도록 합니다.
- 채소와 과일은 깨끗이 세척합니다.
- 생선, 닭, 오리 등의 날고기나 달걀을 다룰 때는 특별히 주의를 기울이고, 손이나 칼, 도마 등을 통해 오염물질이 다른 식품에 묻어 교차 오염되지 않도록 합니다.
- 날고기를 다룬 모든 기구, 조리대, 도마, 행주 등을 철저히 세척합니다.

- 생선회, 육회 등 날음식 섭취는 피하고, 육류는 핏물이 나오지 않을 정도로 완전히 익힙니다. 가금류 및 해산물도 완전히 익혀 먹고 생선, 달걀 등은 불투명해질 때까지 완전히 익힙니다.
- 뜨거운 음식은 뜨겁게(60℃ 이상), 차가운 음식은 차갑게(4℃ 이하) 보관합니다.
- 상온이나 위험 온도인 5~60℃에서는 박테리아가 증식하기 쉬우므로 음식은 조리 후 1~2시간 이내에 섭취하거나 냉장·냉동 보관합니다. 조리된 음식을 상온 또는 위험 온도(5~60℃)에서 보관하면 안됩니다.
- 보관해 두었던 음식을 먹을 때는 75℃ 이상의 온도에서 재가열한 후 먹습니다.

항암 치료 중에는
이렇게 식사하세요

항암 치료 중에는 잘 먹어야 한다는 사실은 알지만, 구체적으로 어떻게 먹어야 할지 몰라 막막하다는 환자와 가족분들이 많습니다. 식사는 평소 먹던 음식을 기본으로 하되 영양소를 골고루 섭취하도록 조절하고 상황에 따라 다양한 식품을 보충하는 방식으로 시작하면 됩니다. 좀 더 구체적으로 알아보겠습니다.

주식

우리의 대표적 주식은 밥이지요. 밥은 평상시 먹던 식사량 정도면 됩니다. 예를 들어 한 끼에 밥 1공기 정도의 식사를 했다면 그 양을 유지합니다. 밥은 백미밥, 잡곡밥, 현미밥, 콩밥 등 여러 가지가 있습니다. 이 중 환자가 좋아하는 것으로 먹고, 소화가 잘 안될 때는 백미밥으로 먹습니다. 만약 치료로 인해 평소 먹던 밥양을 섭취하지 못했다면, 부족한 양을 다른 식품으로라도 보충해야 합니다. 밥 1/3공기와 열량이 같은 식품을 몇 가지 소개할게요.

밥 1/3공기와 열량이 같은 식품 예

밥 1/3공기
(70g)

식빵 1장
(35g)

모닝빵 1개
(35g)

인절미 3개
(50g)

감자(중) 1개
(130g)

고구마(중) 1/2개
(70g)

반찬

양질의 영양 섭취를 위해서 매끼에 단백질 반찬 1~2종류와 채소 반찬 2~3종류 이상을 포함하도록 계획합니다. 단백질 반찬은 육류, 생선, 달걀, 두부, 콩, 해물 등의 식품으로 구성합니다. 단백질 1가지 반찬의 기준량은 대략 육류 40g, 생선이나 해물 50g, 달걀 1개(55g), 두부 1/5모(80g), 콩 20g입니다.

항암 치료 중에는 반드시 질 좋은 단백질인 동물성 단백질(고기, 생선, 계란, 해물 등)을 섭취할 수 있는 반찬을 준비할 것을 권장합니다. 우리 몸에서 만들어지지 않아 반드시 음식으로 섭취해야만 하는 필수 아미노산이 동물성 단백질에 고루 함유되어 있기 때문입니다. 필수 지방산인 오메가3가 풍부한 등푸른생선도 주 2~3회 이상 먹을 수 있도록 계획합니다. 단백질 식품은 한 끼에 몰아서 먹지 않도록 하고, 지나치게 기름진 육류 부위(삼겹살, 닭껍질 등)는 소화가 잘 안될 수 있고 환자에 따라서는 체중이 과도하게 증가할 수도 있으므로 섭취에 주의합니다.

채소 반찬은 다양한 제철 식품 및 다채로운 색의 식품으로 구성합니다. 채소류 1가지 반찬의 기준량은 생채소일 때 약 70g(데쳤을 때 200cc 기준 1/3컵)입니다. 반찬을 만들 때 참기름, 들기름, 올리브유 등을 충분히 사용하면 열량도 높이고 필수 지방산도 섭취할 수 있습니다. 단, 채소를 제한해야 하는 질환이 동반된 경우라면 섭취에 주의하고 임상영양사와 상담해 자세한 정보와 적정량을 확인해야 합니다.

간식

식사량이 부족하지 않은 경우라면 간식으로 과일, 유제품 등의 섭취를 권장합니다. 과일은 다양한 제철 과일로 하루 1~2회 섭취합니다. 항암 치료 중에는 속이 울렁거리고 메스꺼운 증상 때문에 과일을 찾는 분들을 많이 볼 수 있습니다. 그러나 **식사량이 부족한 상황에서 과일 위주로 섭취하다 보면 배가 불러 식사량이 더 감소할 수 있습니다.** 이는 치료를 위한 충분한 영양소 섭취를 어렵게 할 수 있으니 주의해야 합니다. 유제품 섭취는 하루 기준 우유 1컵(200㎖) 또는 요구르트 1개(150㎖), 두유 1컵(200㎖) 정도가 적당합니다.

식사량이 부족하다면 적절한 간식을 충분히 섭취해 열량을 보충합니다. 예를 들어 반찬은 거의 다 먹었지만, 밥을 평소보다 적게 먹었다면 식사 사이에 토스트나 고구마 등으로 이를 보충합니다. 밥과 반찬 모두 적게 먹었다면 샌드위치나 만두 등 주식과 단백질 식품이 모두 포함된 음식을 먹습니다. 지나치게 짜거나 자극적인 음식은 피하되, 기본적인 반찬류는 기호에 맞게 적절히 간을 함으로써 충분한 식사량을 유지할 수 있도록 합니다.

Tip

항암 치료 중의 식단 계획 요점

- 주식은 밥, 죽, 빵, 국수 등 소화가 잘되고 맛있게 먹을 수 있는 음식으로 준비합니다.

- 어육류 반찬은 매끼 1~2가지 준비합니다.
  육류 : 소고기, 돼지고기, 닭고기, 오리고기 등
  생선류 : 흰살생선, 등푸른생선 등
  해물 : 새우, 조개, 오징어, 관자, 전복 등
  난류 : 달걀, 메추리알 등
  콩류 : 콩, 두부, 연두부, 순두부, 비지 등

- 채소 반찬도 매끼 2~3가지 이상 준비합니다.
  나물무침, 생채, 쌈, 샐러드 등 다양한 조리법 이용

- 간식은 부족한 식사를 보충하는 용도로 섭취합니다.
  제철 과일 하루 1~2회 섭취
  우유 및 유제품은 하루 1컵(또는 1개) 섭취

- 물은 순수한 물로만 하루 5~6컵 정도 섭취합니다.
  물 이외에도 국물, 음료수 등을 통해 수분을 섭취하므로 이것도 물의 양으로 계산하면 1일 7~8컵 이상의 물을 먹는 셈입니다.

- 음식의 간은 평소 먹던 간을 유지하되, 너무 짜게 먹지 않도록 주의합니다.

외식할 때는
이렇게 식사 선택을 하세요

외식은 현대인의 변화된 식생활 양식 중 하나입니다. 여기서 말하는 외식은 외부 음식점에서 먹는 것은 물론 배달 음식, 마트에서 파는 완전 조리된 음식, 편의점 음식을 이용하는 것 등이 모두 포함됩니다.

외식은 다양한 종류의 음식을 간편하게 선택해서 먹을 수 있는 장점이 있지만 대체로 소금, 설탕, 기름 등을 일반 가정식보다 많이 사용하는 편이므로 자극적이고 고열량인 음식이 많습니다. 그래서 메뉴 선택에 따라 자칫 영양 불균형을 초래할 수 있습니다. 최근에는 음식점에서도 건강식에 관심을 가지고 자극적이지 않은 요리를 내놓는 곳도 많으므로 이런 음식점을 이용하는 것이 도움이 될 수 있습니다.

외식은 집에서 만들기 어려운 음식도 손쉽게 먹을 수 있어 기분 전환도 되고 부족한 영양을 보충할 기회가 되기도 합니다. 단, 외식할 때는 무엇보다도 음식의 위생을 주의해야 하므로 안전하고 위생적으로 조리하는 식당을 선택하도록 합니다. 그럼 외식 종류에 따른 식사 선택 요령을 간단히 알아보겠습니다.

한식

탄수화물인 밥과 다양한 반찬을 함께 먹는 한식은 여러 가지 영양소를 골고루 섭취할 수 있어 권장하는 식사 형태입니다. 단백질을 같이 먹을 수 있는 음식을 선택하는 것이 좋습니다. 담백하게 먹을 수 있는 수육, 보쌈 등도 권장 음식이며 설렁탕, 도가니탕, 추어탕, 삼계탕 등 뜨거운 국물과 함께 먹는 음식도 기호에 맞으면 권장합니다.

중식

중식은 지방 함량이 높아 조금만 먹어도 섭취 열량이 많아지므로 열량을 보충하는 데 도움이 됩니다. 다만 소화가 잘 안될 때 기름진 음식을 먹으면 위에 더욱 부담이 갈 수 있으므로 찌거나 구운 음식을 골라 주문합니다.

일식

일식은 향신료를 많이 쓰지 않고 재료 자체의 맛을 살려서 조리하는 것이 특징입니다. 자극적이지 않고 담백하게 먹을 수 있는 생선조림, 생선구이, 생선매운탕 또는 생선지리 등을 선택할 수 있습니다. 일식의 대표적인 메뉴 중 초밥, 회덮밥 등은 익히지 않은 날생선을 사용하므로 치료 기간 중이나 면역력이 떨어졌을 때는 특히 선택에 주의합니다.

양식

양식은 대개 기름을 이용한 요리가 많아 열량이 높고, 단백질도 충분히 함유된 음식이 많습니다. 스테이크를 주문할 때는 고기를 완전히 익힌 조리로 주문합니다. 파스타는 메뉴명만으로 어떤 재료가 사용되었는지 잘 모를 수 있으므로 직원에게 구체적으로 어떤 재료가 들어가는지 확인하고, 특히 단백질 급원 식품(소고기, 새우, 관자, 조개, 치즈 등)이 포함된 것으로 주문합니다. 미트소스 스파게티, 스테이크를 곁들인 스파게티, 봉골레 스파게티, 라자냐 등이 단백질이 포함된 대표적인 파스타 메뉴입니다.

분식

분식에서 흔히 먹는 메뉴로는 떡볶이, 수제비, 칼국수 등이 있습니다. 이런 메뉴는 주로 떡이나 면 즉, 탄수화물 위주이므로 단백질이 부족할 수 있습니다. 그러므로 떡볶이를 먹을 때는 삶은 달걀을 곁들여 먹고, 칼국수를 먹는다면 해물(낙지, 바지락 등)을 같이 넣고 끓인 것을 선택해 단백질을 보충합니다.

죽

죽은 소화가 잘 안될 때나, 부드럽게 먹을 수 있는 아침 식사로 즐겨 찾는 메뉴입니다. 이때 곡류만으로 끓인 죽보다는 전복죽, 닭죽, 소고기죽, 해물죽 같이 단백질 급원이 포함된 죽을 선택합니다. 만약 녹두죽, 야채죽 등 곡류 또는 채소 위주로 만든 죽을 먹는다면 장조림, 두부조림 등을 반찬으로 곁들이는 것을 권장합니다.

배달 도시락

요즘에는 시간을 효율적으로 사용하기 위해 도시락을 배달해서 먹는 사례도 많습니다. 도시락 메뉴를 선택할 때도 마찬가지로 불고기, 제육볶음, 생선구이, 오징어볶음 등 단백질 급원이 있는 메뉴를 선택합니다. 백반 형태의 도시락을 먹는다면 반찬에 달걀말이(또는 달걀 프라이)나 완자전 등이 있는 도시락을 권장하며, 소시지나 햄처럼 가공육 위주인 도시락은 가급적 선택하지 않는 것이 좋겠습니다. 배달 도시락을 이용할 때의 문제점은 채소 반찬이 적고, 반찬 종류도 무말랭이, 김치, 장아찌 위주로 한정되기 쉽다는 점입니다. 그러므로 양상추, 양배추 등의 샐러드 또는 나물 반찬이 곁들여진 것을 선택해 영양 균형을 맞춘 식사를 하는 것을 권장합니다.

샌드위치 및 샐러드

요즘은 식사 대용으로 샌드위치나 샐러드를 먹는 경우도 많습니다. 이런 음식은 항암 치료로 냄새에 민감해졌을 때 많이 선호하는 음식이기도 합니다. 샌드위치 섭취 시에는 여러 가지 채소에 닭가슴살, 달걀, 참치, 치즈 등이 포함된 메뉴를 먹습니다. 샐러드는 식이섬유와 비타민, 미네랄이 풍부하지만 탄수화물과 단백질이 부족할 수 있으므로 탄수화물 급원으로 빵을 곁들이고, 단백질 섭취를 위해 닭가슴살, 달걀, 소고기, 치즈 등의 토핑이 포함된 것을 선택하면 좋습니다.

밀키트

밀키트는 요리에 맞게 손질된 식재료와 딱 맞는 양의 양념을 세트로 제공하는 반조리 식품을 말합니다. 밀키트의 장점은 신선한 재료를 이용할 수 있고, 장 보는 시간 및 재료 손질 시간을 줄일 수 있으며 요리 초보자도 실패할 확률이 적다는 점입니다. 단점은 유통기한이 짧아 빠른 시간 내에 조리해 먹어야 하며, 각각의 재료들이 포장되어 오기 때문에 포장재 쓰레기가 많이 나온다는 것입니다. 항암 치료 기간 중 음식을 해 줄 사람이 없다면 밀키트를 이용하는 것도 하나의 방법이 될 수 있습니다. 마찬가지로 메뉴 선택 시에는 단백질이 포함된 음식(스테이크, 샤부샤부, 감바스 등)을 선택합니다.

가정간편식

가정간편식은 HMR(Home Meal Replacement)이라고도 불리는, 일종의 인스턴트식품(즉석식품)을 뜻합니다. 일부 조리가 된 상태로 가공·포장되기 때문에 데우거나 끓이는 등의 단순한 조리 과정만 거치면 음식이 완성되므로 혼자서도 간단히 해 먹을 수 있다는 장점이 있습니다. HMR은 건강에 좋지 않다는 인식이 있었으나, 최근 건강식을 많이 찾는 시류에 맞춰 첨가물, 합성향료 등을 쓰지 않고 제조된 제품들도 나오고 있습니다. 이런 이유로 HMR을 꺼렸다면 제품 선택 시 참고해도 좋겠습니다.

암 환자용 식단형 식품

식품의약품안전처에서는 '암 환자용 식단형 식품'의 제품 기준과 세부 내용을 고시한 바 있습니다(2021년). 해당 제품은 암 환자에게 필요한 열량과 영양성분을 충분히 공급하고, 저하된 체력을 신속히 회복하는 데 도움을 주도록 고안되었습니다. 적절한 재료를 영양 요구에 맞게 구성해 한 끼 식사를 대신할 수 있게 제조·가공된 제품입니다.

영양 구성은 단백질을 18% 이상으로 하면서 지방, 포화지방, 나트륨 등의 함유량을 표시하도록 했고, 이렇게 기준을 충족한 제품에는 '암 환자용 식단형 식품'이라는 표시를 기재하도록 했습니다. 항암 치료 기간 중 혼자서 식사를 준비하기가 어렵거나, 일을 하면서 치료를 받는 경우라면 이런 제품을 이용하는 것도 도움이 될 수 있겠습니다.

직접 준비하는 도시락

요즘은 사회생활을 하면서 항암 치료를 받는 사례도 많이 볼 수 있습니다. 이때 가장 큰 문제가 점심 식사입니다. 회사에서 운영하는 구내식당이 있다면 영양의 균형을 맞춘 식사가 제공되므로 별문제가 없습니다. 하지만 구내식당의 음식이 입에 맞지 않거나 음식 냄새 때문에 해당 공간에서 식사하기가 어렵고, 사 먹는 음식도 마땅치 않은 상황에 처할 수 있습니다. 이때는 도시락을 준비하는 것이 방법입니다.

도시락 반찬으로는 먼저 단백질 급원이 될 수 있는 장조림, 달걀장조림, 메추리알조림, 달걀말이, 멸치볶음 등의 반찬을 번갈아 가며 준비합니다. 채소 반찬으로는 브로콜리를 살짝 데치거나 오이, 파프리카 등을 적당한 크기로 썰어놓고 같이 먹을 쌈장이나 소스 등을 준비합니다. 기호에 맞는다면 볶음밥, 주먹밥, 샌드위치, 샐러드 등도 메뉴에 넣어 변화를 주는 것도 좋습니다.

도시락도 외식과 마찬가지로 가장 중요한 것은 위생입니다. 특히 냉장고에 오래 보관한 반찬을 도시락에 옮겨 담으면 상온에서 균이 빠르게 증식할 수 있으므로 주의해야 합니다. 가급적 바로 만든 반찬 위주로 도시락을 싸고 반찬을 상온에 오랫동안 방치하지 않도록 주의합니다.

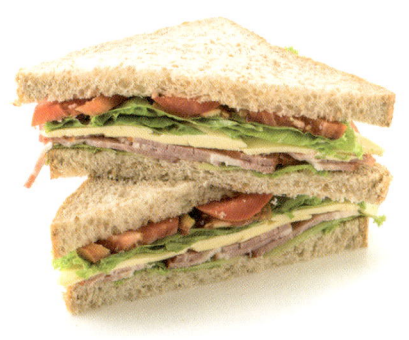

> **Tip**

영양표시제도 활용하기

영양표시제도란 가공식품의 영양적 특성을 일정한 기준과 방법에 따라 표시함으로써 소비자가 본인의 건강에 맞춰 제품을 선택하도록 돕는 제도입니다. 외식할 때도 이런 영양표시를 보고 제품에 함유된 영양소의 종류와 양을 확인하면 식사 계획에 더 적합한 식품을 고를 수 있습니다.

영양표시를 통해 제품에 포함된 영양성분과 함량을 알 수 있고, 여러 제품 간의 영양성분을 비교해 볼 수도 있습니다. 제품 포장지에 있는 원재료명 목록도 건강에 좋은 식품을 선택하는 데 중요한 정보를 제공합니다. 이를 통해 자신의 건강 상태에 적합한 제품을 선택할 수 있고, 영양 섭취를 스스로 관리할 수 있습니다. 예를 들어 열량, 단백질을 충분히 섭취해야 하는 경우라면 여러 가지 제품을 비교해 같은 중량 대비 열량 및 단백질이 더 많이 함유된 제품을 선택하는 것입니다. 또 만성 질환이 있어 나트륨, 지방, 당류 등의 함량을 조절해야 할 때도 해당 영양성분의 함량을 확인하고 선택할 수 있습니다.

영양성분표를 확인하는 방법

① **영양정보**
'영양정보' 또는 '영양성분'이라고 적힌 표를 찾습니다. 보통 제품의 뒷면에 있습니다.

② **총열량**
제품의 총열량을 확인합니다. 오른쪽 예시의 제품을 모두 먹으면 440kcal를 섭취하게 됩니다.

③ **단위 중량(영양표시 기준 분량)**
영양성분을 표시한 기준이 되는 식품 중량을 확인합니다. '총내용량'인지,

'100g'인지, '1회 제공량'인지에 따라 영양성분 함량이 크게 달라지므로 해당 표시 기준을 잘 확인합니다.

④ **영양성분 함량**

식품의 단위 중량에 포함된 각 영양성분의 함량을 알 수 있습니다.
만약 지방, 나트륨 함량이 적은 제품을 원한다면 지방 및 나트륨의 함량과 '1일 영양성분 기준치'에 대한 비율 등을 기준으로 여러 선택지를 비교합니다.

⑤ **1일 영양소 기준치에 대한 비율**

건강을 유지하기 위해 하루에 섭취해야 할 영양소 기준치를 100%라고 할 때 해당 식품의 섭취를 통해 얻는 영양소의 비율을 뜻합니다. '%영양소 기준치'로도 표기됩니다. 참고로, 1일 영양소 기준치는 2,000kcal가 섭취 기준이므로 개인의 필요 열량에 따라 다소 다를 수 있습니다.

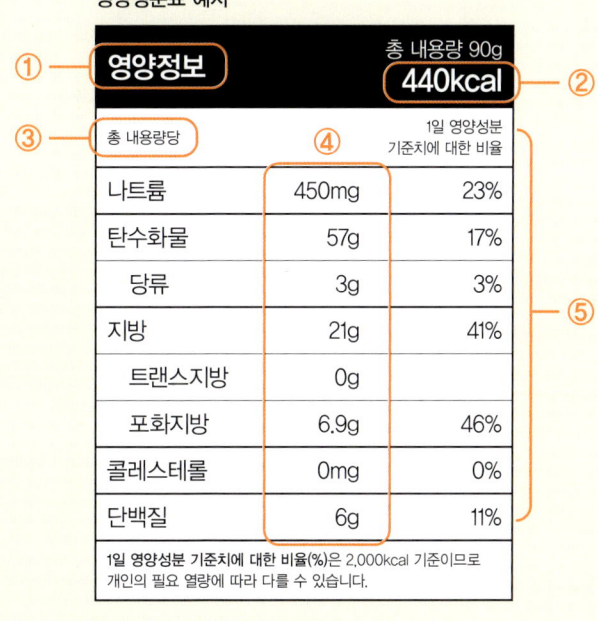

영양성분표 예시

항암 치료 중에는
민간요법, 건강보조식품 및 영양 보충제의 섭취를 제한합니다

식사에 관한 고민 외에도 자주 받는 질문 중 하나가 민간요법, 건강보조식품 및 영양 보충제에 대한 것입니다. 한약, 녹즙, 달인 액체(장어, 흑염소 등), 홍삼, 각종 약용버섯(상황버섯, 차가버섯 등), 각종 농축액·분말·환·우려 먹는 차 등 다양한 제품 섭취에 대한 질문인데, 이러한 제품 중 암 치료에 권장할 만한 것은 아직 없습니다.

주변에서 효과가 있다고 권하는 식품들이 있습니다. 하지만 그 대부분이 해당 식품이 정말 항암 효과가 있는지, 식품을 통해 효과를 보기 위해서는 얼마만큼을 먹어야 하는지, 혹시 과용하면 어떤 부작용이 있는지 등에 대해서 의학적으로 증명된 바가 없습니다. 그렇기에 이런 식품의 섭취는 주의해야 합니다. 효과가 입증되지 않은 데다 성분 간 상호작용 가능성이 있는 식품들은 환자에게 부정적인 결과를 초래할 수 있으므로 항암 치료 중에는 제한합니다.

우리 몸에 필요한 영양소는 다양한 식품과 음식을 통해 섭취하기를 권장합니다. 그럼에도 주변의 권유나 본인 의지로 섭취를 고려하고 있다면 반드시 주치의와 상의하기 바랍니다. 영양 보충제 역시 본인 또는 가족의 임의 판단만으로 복용하는 것은 주의해야 하며, 복용 여부를 주치의와 미리 상의하고 필요한 경우에는 주치의가 권장하는(또는 처방하는) 영양 보충제를 먹습니다.

건강기능식품을 섭취할 때도 주의가 필요합니다

'건강기능식품'이란 인체에 유용한 기능성을 가진 원료나 성분을 사용해 제조·가공한 식품을 말합니다. 여기서 '기능성'이란 인체의 구조 및 기능 유지에 필요한 영양소를 공급하거나, 생리학적 작용 같은 보건 용도에 유용한 효과를 내는 것을 말합니다. 관련 규정과 절차에 따라 만든 건강기능식품은 인증마크가 부여되고, 안정성과 기능성이 보장되는 일일 섭취량이 정해져 있습니다.

하지만 의약품처럼 질병의 직접적인 치료나 예방을 하는 것은 아닙니다. 어디까지나 인체의 정상적인 기능 유지나 생리 작용이 활발히 이루어지는 데 도움을 주며, 약을 대신할 수는 없는 보충 식품일 뿐입니다. 항암 치료 중에 이러한 건강기능식품을 섭취하려고 한다면 반드시 주치의와 상의하고, 구매 시에는 제품의 효능 및 기능성에 대한 정보를 확인하기 바랍니다.

건강기능식품을 구매할 때 주의사항

- **해당 제품이 나에게 꼭 필요한 기능성을 가졌는지 따져 봅니다**
  건강기능식품은 식품의약품안전처에서 인정한 기능성만 표시할 수 있습니다.

- **'건강기능식품'이라는 문구 또는 마크가 있는지 확인합니다**

    식품의약품안전처에서 인정·신고된 제품은 제품 포장에 오른쪽과 같이 '건강기능식품'이라는 표시 또는 도안이 있습니다. 제품 앞면에 이러한 표시가 없다면 식품의약품안전처에서 인정한 것이 아닙니다.

    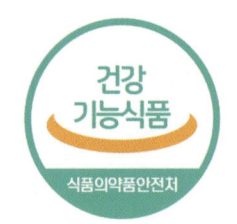

- **'표시·광고 사전 심의필' 도안을 확인합니다**

    제품에 표시·광고하는 내용에 대해서는 사전 심의를 받아야 합니다. 사전 심의를 통과한 제품은 오른쪽과 같은 '표시·광고 사전 심의필' 도안을 사용할 수 있습니다.

    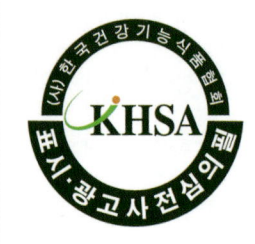

- **'GMP' 마크를 확인합니다**

    우리나라는 건강기능식품 제조업소가 질 좋은 건강기능식품을 생산하도록 GMP(우수건강기능식품제조기준) 인증 제도를 운영하고 있습니다. 제품을 구매할 때 다음과 같은 'GMP' 인증 도안을 확인합니다.

    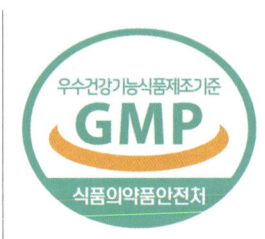

- **유통기한이 충분히 남았는지 확인합니다**

건강기능식품의 안전한 섭취 방법

- **섭취량을 지킵니다**

  건강기능식품은 일반 식품과는 달리 섭취량과 섭취 방법이 정해져 있으므로 반드시 이를 확인하고 지킵니다. 아무리 좋은 것도 과하면 해롭듯이 건강기능식품도 마찬가지입니다. 많이 섭취한다고 기능성이 더 높아지는 것도 아닙니다.

- **여러 가지를 함께 섭취하지 않습니다**

  건강기능식품에는 다양한 성분이 포함되어 있는데, 여러 제품을 동시에 섭취할 경우 우리 몸에서 각각의 성분들이 서로 흡수를 방해하거나 화학 반응 등을 일으켜 예상치 못한 결과를 초래할 수도 있습니다.

- **섭취 시 주의사항을 확인합니다**

  원료의 특성상 취약계층(어린이, 임산·수유부, 어르신), 특정 질환자, 의약품 복용자는 섭취할 때 주의가 필요합니다. 건강기능식품은 부작용 수준까지는 아니지만 섭취 시 주의가 필요할 정도로 안전 정보의 근거가 있거나, 근거가 없더라도 제조자가 취약계층에게 안전 정보를 제공하는 의미에서 '섭취 시 주의사항'이 설정되어 있습니다. 따라서 건강기능식품 포장에 있는 주의사항을 반드시 확인합니다.

- **의약품을 복용하고 있다면 의사와 먼저 상담합니다**

  특정 질환으로 치료를 받고 있거나 약을 복용 중인 환자는 건강기능식품 섭취 전에 필히 의사와 상담하는 것이 좋습니다. 건강기능식품을 의약품과 함께 사용하면 의약품의 효능이 저해되거나 영양소 결핍이 나타날 수도 있습니다. 현재까지 알려진 바로 건강기능식품과 의약품을 함께 사용했을 때 심각한 부작용이 보고된 예는 없지만, 특정 질환 때문에 의약품을 복용하고 있다면 건강기능식품을 섭취하기 전에 반드시 의료진과 상의하기 바랍니다.

인터넷에서 암 치료 정보를 참고할 때는 이 점을 주의하세요

기본적으로 암 환자와 보호자는 암 치료와 관리에 관한 전반적인 정보를 의료기관을 통해 얻습니다. 그러나 그와 동시에 많은 사람이 암과 관련한 여러 궁금증에 대한 답을 디지털 매체에서 찾기도 합니다.

이에 대한종양내과학회와 대한항암요법연구회는 2023년 온라인상에 유통되는 암 치료 정보의 신뢰도를 조사·분석하고 그 결과를 발표했습니다. 발표에 따르면 우리가 흔히 접하는 포털 사이트(네이버, 구글 등)에 게재되는 암 관련 정보의 절반가량은 광고성 게시물인 것으로 분석되었습니다.

학회는 암 환자들이 SNS(소셜 네트워크 서비스)를 통해 암 정보를 얻는 것에 대해서도 주의가 필요함을 알렸습니다. SNS를 통한 정보 공유나 소통은 정서적 지지와 공감을 강화하고 치료와 건강 관리에 더 적극적으로 임하게 하며, 최신 연구 및 다양한 치료 방법 등을 알 수 있다는 장점이 있습니다. 하지만 검증되지 않은 정보 또한 많고, 본인에게 맞는 정확한 정보를 구별하는 것에 어려움을 겪을 수 있으며, 과대 광고로 인한 경제적 손실이나 개인정보 노출 등의 문제를 초래할 수 있음을 강조했습니다.

이 같은 문제성을 고려해 두 학회는 온라인상에 떠도는 잘못된 정보를 가려내기 위한 디지털 정보 활용 수칙을 제안했습니다. 다음 내용을 참고해 신뢰할 수 있는 정보와 그렇지 않은 정보를 선별해 바르게 활용하기를 바랍니다.

Tip

암 환자를 위한 디지털 정보 활용 수칙

1. 출처 확인
- 암에 관한 정보를 제공하는 출처와 작성자를 확인합니다.
- 정보 관리자와 웹사이트의 신뢰성을 평가합니다.
- 웹사이트 주소 끝부분을 통해 정보의 출처를 확인합니다.

2. 근거 확인
- 암 정보를 제공한 작성자의 자격과 경험을 검토합니다.
- 정보가 의학 전문가에 의해 검증되었는지 확인합니다.
- 암 관련 정보의 정확성을 위해 출처의 근거를 확인합니다.

3. 시기 확인
- 정보가 게시되거나 최근에 업데이트된 시기를 확인합니다.
- 암 치료법과 진단법은 빠르게 변화하므로 최신 정보인지 확인합니다.
- 오래된 정보는 암 치료에 있어서 신뢰하기 어려울 수 있습니다.

4. 다른 사람의 경험을 고려할 때
- 암 치료에 대한 다른 사람의 경험을 존중하되, 모든 환자의 반응이 다를 수 있음을 인식합니다.
- 다양한 치료 경험을 참조하되, 개별적인 상황에 맞는 치료가 다를 수 있음을 감안합니다.
- 암 치료법은 지속적으로 개선되고 있으므로 의료진과 상의합니다.

5. 전문가와 상의
- 암에 대한 정보가 의료 전문가나 공식적인 의학 사이트의 견해와 일치하는지 확인합니다.
- 정확한 암 관련 정보와 치료법을 알기 위해 전문가의 조언을 구합니다.
- 공식적이고 신뢰할 수 있는 의학적 출처를 참조합니다.

6. 개인정보 보호
- 암 관련 정보를 제공할 때 개인정보 보호 여부를 확인합니다.
- 암 치료와 관련된 개인정보는 특히 민감하므로 보안에 유의합니다.
- 개인정보를 요청하는 사이트는 보안이 강화되었는지 확인합니다.

출처 : 대한종양내과학회·대한항암요법연구회

이런 점도 너무 궁금해요
알려주세요!

지금까지 살펴본 내용 외에도 환자와 보호자가 자주 문의하는 사항을 정리해 보았습니다. 흔히들 잘못 알고 있는 사실 위주로 정리했으니 참고해 주세요.

Q. 암 환자는 설탕을 먹으면 안 되나요?

A. 소위 '암세포가 당을 먹고 자란다.'라는 말을 듣고 설탕을 기피하기도 합니다. 하지만 암 환자여도 단 음식을 먹어도 됩니다. 암세포가 당을 먹고 자란다는 말은 정상 세포와 비교해 암세포가 많은 양의 당분을 에너지로 사용하기 때문에 생긴 말입니다. 암세포 성장에 많은 당이 필요하다고 해서, 당을 섭취하면 암에 걸린다고 생각하는 것은 논리적으로 맞지 않는 오해입니다. 물론 과하게 섭취하는 것은 피해야 합니다. 과도한 설탕 섭취는 비만을 촉진해 암의 위험도를 간접적으로 증가시킬 수 있습니다. 평소 케이크, 사탕, 과자, 가당 시리얼 같은 식품이나 탄산음료, 스포츠음료 같은 가당 음료를 즐겨 먹었다면 섭취 열량을 낮추기 위해 섭취를 제한하는 것을 권장합니다.

다만 설탕은 음식의 풍미를 높여 암 환자의 식욕 증진을 도우므로 음식 조리 시에는 양념으로 적절히 사용합니다.

Q. 암 환자에게 밀가루가 안 좋다는데 사실인가요?

A. 밀가루 자체가 암을 유발한다는 근거는 없습니다. 다만 지나친 체중 증가는 일부 암의 유발 및 재발에 영향을 미친다는 연구 보고가 있으므로 체중이 과하게 증가할 정도로 섭취하는 것은 주의해야 합니다. 국수, 빵 같은 밀가루 음식으로 식사할 때는 단백질, 비타민, 무기질 등의 영양소가 결핍될 수 있으므로 육류, 생선, 두부, 달걀 등의 단백질 식품과 다양한 채소를 곁들여 식사합니다.

Q. 건강보조식품으로 채소나 과일에 함유된 영양소를 대신할 수 있나요?

A. 대신할 수 없습니다. 채소나 과일에 함유된 건강에 이로운 화합물들은 대부분 함께 작용해 효과를 냅니다. 또한 가공하지 않은 온전한 식품에는 건강보조제에 들어 있지 않은 중요한 화합물이 포함되어 있기도 합니다. 몇몇 건강보조식품이 채소 및 과일과 동등한 영양소를 함유했다고 광고하지만, 실제로는 극히 일부 영양소만 포함된 경우가 많습니다. 식품 그 자체가 비타민, 미네랄의 가장 좋은 공급원이므로 채소와 과일, 통곡물 등을 골고루 섭취해 건강한 식단을 유지하는 것이 좋습니다.

Q. 반드시 유기농 제품으로 먹어야 하나요?

A. 유기농 식품이 다른 식품과 비교해 암 발생을 줄인다는 근거는 없습니다. 채소 또는 과일의 암 예방 효과는 해당 식품 속의 성분에 있는 것이지 유기농이어서가 아닙니다. 유기농은 일반 상품보다 상대적으로 농약이 적을 수는 있으나 가격이 높은 편이므로 부담이 될 수 있습니다. 유기농이냐 아니냐를 따지기보다 조리 전 식재료를 깨끗이 세척하고, 다양한 제철 채소와 과일을 먹는 것이 좋습니다.

Q. 암에는 지방 섭취가 안 좋은가요?

A. 그렇지 않습니다. 식물성 기름은 필수 지방산을 공급하고 지용성 비타민의 흡수를 돕습니다. 또한 항산화 성분 및 수술 후 회복을 돕는 성분들이 들어 있으므로 조리 시 적당히 사용하는 것이 좋습니다. 다만 지방 함량이 높은 음식을 과다 섭취하면 체중이 증가해 암을 유발하는 한 원인이 될 수 있습니다. 지방은 포화지방, 트랜스지방 섭취는 제한하고 불

포화지방	• 상온에서 고체 형태의 기름 소고기·돼지고기 기름, 닭 껍질, 버터, 팜유(커피 크림, 라면 등), 코코넛유 등
트랜스지방	• 식물성 기름에 수소를 첨가해 고체 형태로 만드는 경화 과정 중에 생성되는 기름 쇼트닝, 마가린, 팝콘, 감자튀김, 과자류 등
불포화지방	• 상온에서 액체 형태의 기름 참기름, 들기름, 올리브유, 식용유, 견과류 등

포화지방 위주로 섭취합니다. 체중 증가를 초래할 만큼의 과도한 섭취는 피해야 하지만, 항암 치료로 인해 식사 섭취량이 부족할 때 적절한 지방 섭취는 열량 보충에 도움이 됩니다.

Q. 면역 수치를 올리는 특별한 음식이 있나요?

A. 면역 수치를 올리는 특별한 음식은 없습니다. 면역 수치는 시간이 지나면 자연히 회복되는데, 빠른 회복을 위해서는 단백질 식품(육류, 생선, 해산물, 달걀, 두부 등)을 충분히 먹고 다양한 음식을 골고루 먹음으로써 나에게 알맞은 열량과 영양소를 섭취하는 것이 도움이 됩니다.

Q. 암 치료 중에는 음식을 싱겁게 먹어야 하나요?

A. 소금은 조미료, 국이나 찌개 국물, 염장식품, 가공식품 등에 많이 들어 있습니다. 연구에 따르면 소금에 절인 식품을 섭취하는 것은 위암의 발생 원인이 될 수 있으나, 암 치료 중인 환자에게 무조건 싱겁게 먹는 것을 권하지는 않습니다. 음식이 싱거우면 식욕을 잃을 수 있고, 그것이 지속되면 식사량이 감소하고 영양 상태가 나빠져 치료가 지연될 수 있기 때문입니다. 적절한 간으로 음식의 맛을 더함으로써 일정한 식사량을 유지하는 것이 중요합니다.

Q. 항암 효과가 높은 채소나 과일이 따로 있나요?

A. 여러 연구를 통해 채소와 과일 섭취가 암의 발생을 낮춰 준다는 사실이 밝혀졌습니다. 아직 연구가 부족하기는 하나, 암 경험자에게도 재발을 예방하고 생존 효과를 높이는 효과를 낸다고 추정하고 있습니다. 그러나 특정 채소나 과일에 더 좋은 성분이 들어 있다는 것은 명확히 밝혀진 바가 없습니다. 따라서 제철에 나는 채소와 과일을 다양하게 섭취할 것을 권합니다(86쪽 참조).

Q. 채소나 과일을 갈아 먹으면 영양소 흡수가 더 잘되나요?

A. 채소나 과일을 갈아서 먹으면 소화·흡수가 더 잘됩니다. 그러므로 항암 치료로 인해 소화가 잘되지 않는 경우나 치아에 문제가 있어 씹기 어려운 경우에는 갈아먹는 것을 권장합니다. 하지만 이런 문제가 없다면 비타민, 식이섬유 등의 소실이 적도록 직접 씹어 먹는 것을 권장합니다.

Q. 항암 치료 중에 운동해도 되나요?

A. 연구에 따르면 항암 치료 중에 운동하는 것은 안전할 뿐 아니라 신체 기능과 삶의 질 향상에 도움이 된다고 합니다. 적당한 운동은 피로, 불안, 우울증 및 수면 부족과 같은 암 관련 증상과 부작용을 개선하는 것으로

나타났습니다. 또한 심장 및 혈관 건강, 근력 및 신체 구성에도 도움이 됩니다.

Q. 신선, 냉동, 통조림에 들어 있는 채소와 과일은 영양가에 차이가 있나요?

A. 차이는 있지만, 모두 영양가가 있습니다. 일반적으로 신선식품이 가장 영양가가 높고 맛도 좋을 것으로 생각하지만, 냉동식품은 대체로 잘 숙성되었을 때 수확해 급속 동결하므로 신선식품보다 영양가가 더 높을 수 있습니다. 신선식품은 수확 후 섭취하기 전까지의 과정에서 영양소가 일부 소실될 수 있습니다.

통조림은 반드시 고온 열처리를 하므로 열에 약하거나 물에 녹는 영양소는 소실될 가능성이 큽니다. 또한 통조림은 제조 과정에서 다량의 당분이나 염분이 첨가될 수 있음을 유의합니다.

Q. 조리법이 채소의 영양가에 영향을 미치나요?

A. 채소를 물에 삶으면(특히 장시간) 수용성 비타민이 소실될 수 있습니다. 인체에 유익한 지용성 파이토케미컬(식물 속에 들어 있는 화학물질)은 기름에 살짝 볶으면 흡수율 및 체내 이용 효율이 높아집니다. 일반적으로 음식의 조리는 식물세포를 분해해 영양소 및 다른 파이토케미컬의 흡수를 돕습니다.

찜이나 전자레인지를 이용한 조리법은 채소의 영양 함량을 보존하는 가장 좋은 방법입니다. 샐러드처럼 생채소를 섭취하는 것도 영양소를 유지하는 방법 중 하나입니다. 여러 종류의 채소를 다양한 방법으로 조리하면 영양소와 파이토케미컬을 보존하면서 먹을 수 있습니다.

Q. 잡곡밥을 꼭 먹어야 하나요?

A. 잡곡밥을 먹는 이유는 백미보다 잡곡에 식이섬유가 더 많기 때문입니다. 식이섬유는 장운동을 원활하게 해 주고 발암물질이 장에 머무는 시간을 줄여 줍니다. 단, 식이섬유가 많이 포함된 식품을 먹으면 소화가 잘 안될 수도 있습니다. 항암 치료 때문에 소화가 잘 안되는 경우라면 백미밥을 섭취해 일정 식사량을 유지하는 것이 좋으며, 소화에 문제가 없다면 점차 식이섬유의 섭취를 늘립니다.

Q. 붉은색 고기는 먹지 말라고 하던데요?

A. 붉은색 고기도 적절히 먹는 것이 필요합니다. 단백질은 우리 신체의 재료가 되므로 꾸준히 섭취해야 합니다. 특히 항암 치료는 정상 세포에도 영향을 미치므로 평소보다 더 많은 세포가 만들어져야 하고, 그만큼 단백질을 많이 섭취해야 하지요. 면역체도 단백질로 구성되므로 면역력을 높이기 위해서라도 단백질 섭취는 중요합니다. 그러므로 적절한 단백질 섭취를 위해 붉은색 고기도 먹어야 하며 그 외에 달걀, 생선, 두부, 콩, 우

유 등의 섭취도 권장합니다. 이러한 단백질 급원 식품은 한 번에 많이 먹기보다는 매끼 꾸준히 섭취하는 것이 좋습니다.

Q. 커피를 마셔도 되나요?

A. 커피는 암과의 관련성이 거의 없다고 보고되었습니다. 하지만 설탕과 크림 등이 들어간 커피를 과다하게 섭취하면 열량 과잉이 될 수 있으므로 가급적이면 설탕과 크림이 없는 형태의 커피를 권합니다.

Q. 항산화제는 무엇이고, 암과는 어떤 관련이 있나요?

A. 대사가 정상적으로 이뤄지는 과정에서는 지속적인 조직 손상이 발생하는데, 우리 몸은 체내에서 생성되는 화학 성분과 식품에 함유된 특정 화합물인 항산화제를 이용해 이를 예방합니다. 지속적인 조직 손상은 암 위험을 높일 수 있으므로 특정 항산화제가 암 예방에 도움이 될 수 있습니다. 대표적인 항산화제로는 비타민 C, 비타민 E, 비타민 A 전구체인 카로티노이드, 셀레늄 등이 있습니다. 이러한 성분들은 영양 보충제를 통해서도 섭취할 수 있으나, 그보다는 채소나 과일을 통해 섭취하는 것이 암 예방 효과가 더욱 크므로 채소와 과일을 충분히 섭취할 것을 권장합니다.

다만 항암 치료 중에 채소나 과일을 많이 먹게 되면 열량 및 단백질이 포함된 음식의 섭취량이 줄어들 수 있습니다. 그러므로 주식 및 단백질이 포함된 음식의 섭취량이 줄지 않는 범위에서 채소나 과일을 먹도록 합니

항산화제가 풍부하게 함유된 식품과 기능

영양성분	식품 종류	체내 기능
비타민 C	채소(토마토, 풋고추, 브로콜리 등), 과일(감귤류, 딸기, 키위 등), 곡류	상처 회복 촉진 및 세포 손상 방지
비타민 E	견과류(아몬드, 호두, 땅콩 등), 식용유(옥수수유, 대두유, 해바라기씨유 등), 고구마 등	유방암 및 폐암 등의 예방
베타카로틴	녹황색 채소(고구마, 당근, 늙은 호박, 단호박, 망고, 시금치) 및 과일류(살구, 감귤류, 단감 등)	노화 지연, 폐 기능 증진 및 항암 효과
비타민 A	간, 우유, 달걀 노른자 등	시력 유지, 정상 세포 발달 증진, 항산화 작용
루테인	녹색 채소류(시금치, 케일 등)	시각 퇴화 속도 지연, 암 위험도 감소
라이코펜	토마토, 수박, 살구, 포도 등	심장병 예방
셀레늄	쌀, 밀가루, 닭, 생선 등	암세포가 종양으로 발전하는 것을 저지

출처 : 〈국민 암 예방 수칙 실천지침 : 식이〉, 보건복지부·국립암센터(2019년)

다. 항암 치료 중에는 채소나 과일의 양을 많이 먹기보다 다양하게 먹는 것을 권장하며, 암 치료 종료 후에는 채소나 과일을 충분히 섭취하는 식사를 계획하는 것이 좋겠습니다.

Q. 식물성 생리활성물질은 무엇이고, 어떤 좋은 점이 있나요?

A. 식물성 생리활성물질은 식물성 식품에 미량 함유된 성분입니다. 파이토케미컬Phytochemical이라 지칭하며 신체 내에서 항산화 작용, 해독 작용, 면역

기능 증진, 호르몬 조절 및 박테리아나 바이러스를 죽이는 작용을 합니다. 이 성분은 모든 채소와 과일, 콩류, 차류, 견과류 등에 함유되어 있습니다.

식물성 생리활성물질이 함유된 식품과 기능

영양성분		식품 종류	체내 기능
플라보노이드	퀘세틴	사과, 배, 체리, 포도, 양파, 케일, 아욱, 브로콜리, 잎상추, 마늘, 녹차	뇌암과 기관지암의 성장 저지 및 오염물질과 흡연으로부터 폐 보호 기능
	카테킨	녹차, 포도	항암 효과
페놀 화합물 (폴리페놀)		자두, 딸기, 적포도, 키위, 건포도, 토마토, 현미	발암물질의 활성 억제
이소플라본		대두, 두부, 된장, 청국장, 콩나물, 감자, 옥수수, 땅콩, 멜론, 건포도 등	유방암 예방 효과, 혈중 콜레스테롤 수치 감소, 골다공증 예방 효과
설포라펜		배추, 브로콜리, 케일, 양배추, 순무 등	대장암 위험도 감소
알릴 화합물		마늘, 양파, 부추, 파 등	간암, 유방암, 대장암, 위암 등의 예방 효과
리모넨		오렌지, 자몽, 귤, 레몬 등	폐 보호 및 암 예방 효과
인돌		브로콜리, 양배추 등	유방암 예방 효과, 발암물질 활성 억제
라그난		아마씨, 해조류, 마른 콩류, 곡류의 껍질	유방암 예방 효과
사포닌		마른 콩류, 전곡류 등	항암 효과

출처 : 〈국민 암 예방 수칙 실천지침 : 식이〉, 보건복지부·국립암센터(2019년)

Q. 식이섬유의 좋은 점은 무엇인가요?

A. 식이섬유는 체내 소화효소로는 분해되지 않아 소화할 수 없는 다당류입니다. 장의 운동량을 증가시켜 변비를 예방하고 발암물질의 장 통과시간을 단축합니다. 또한 발암물질의 배설을 촉진해 암을 예방하는 효과도 있습니다. 식이섬유는 식물성 식품인 곡류, 채소, 과일 등에 다량 함유되어 있습니다.

식이섬유가 함유된 식품과 기능

	영양성분	식품 종류	체내 기능
수용성 식이섬유	펙틴, 검 등	사과, 바나나, 감귤류, 보리, 귀리, 강낭콩 등	음식의 위장 통과 속도 지연, 포도당 흡수 속도 감소, 혈청 콜레스테롤 감소
불용성 식이섬유	셀룰로오스, 헤미셀룰로오스, 리그닌 등	밀제품, 현미, 호밀, 쌀, 채소, 식물의 줄기, 밀기울 등	분변량 증가, 장 통과시간 단축 (발암물질이 장 세포에 접촉할 기회를 줄임)

출처 : 〈국민 암 예방 수칙 실천지침 : 식이〉, 보건복지부·국립암센터(2019년)

PART 2
항암 치료 시 동반되는
증상별 식사 관리와 주의사항

항암 치료가 진행되면 입맛의 변화, 소화 불량 등 다양한 증상이 나타날 수 있으며 그로 인해 기본적인 식사를 하는 데도 어려움을 겪을 수 있습니다. 다행히 요즘은 건강식이나 치료식에 대한 인식이 확산됨에 따라 이와 관련한 다양한 식품이 나와 있으며, 이를 활용해 영양을 보충하는 방법이 있습니다. PART 2에서는 식사가 어려워져 영양 섭취에 문제가 생기는 여러 상황을 살펴보고 이에 대처할 수 있는 방안을 안내합니다.

식사가 힘들고 어려울 때
기본적인 관리 방법

항암 치료를 받는 동안 정상 식욕과 먹는 즐거움을 잃지 않는 분도 있지만, 반대로 먹는 것이 즐겁지 않고 음식을 떠올리는 것조차 힘들어지는 분도 있습니다. 이럴 때는 다음과 같은 점을 기억하고 관리합니다.

① **먹을 수 있을 때 열량과 단백질이 많이 함유된 음식을 충분히 먹습니다**

이렇게 섭취한 음식은 몸의 컨디션을 좋게 유지시키고, 조직이 파괴되는 것을 막아주며 항암 치료로 손상된 조직을 재생시킵니다.

② **컨디션이 좋지 않아 한두 가지 음식만 먹을 수 있다면, 그것이라도 충분히 먹습니다**

대신 가능하다면 해당 음식에 열량, 단백질을 보충해서 먹을 수 있는 방법을 궁리합니다. 여러 가지 재료를 넣거나 영양보충음료 등을 활용해 한 번에 더 많은 열량, 단백질을 먹을 수 있도록 합니다.

③ **수분을 충분히 섭취합니다**

물은 우리 몸의 기능 유지를 위해 필수적으로 섭취해야 합니다. 식사량이 적을지라도 순수한 물로만 하루 5~6컵 이상의 물을 먹도록 합니다. 물 외에도 국의 국물, 음료수 등을 섭취하게 되므로 이것을 물의 양으로 계산하면 1일 7~8컵 이상의 물을 먹는 셈입니다.

사람마다 잘 먹을 수 있는 시간이 다르므로 자신의 상태를 관찰해 식욕이 생길 때를 잘 활용합니다. 음식을 전혀 먹을 수 없는 경우에는 섭취에 대해 지나치게 걱정하기보다 기분 전환이 될 수 있게 본인이 좋아하는 것을 해봅니다. 만약 2일 이상 전혀 먹을 수 없을 때는 의사와 상의하세요.

식사량이 줄어든다면
영양보충식품을 활용해 보세요

영양보충식품은 일반적인 음식 섭취가 어렵거나 질병 치료로 인해 평소보다 더 많은 영양소가 필요할 때 식사 대용 또는 식사를 일부 대신할 수 있도록 고안된 제품입니다. 식사를 통해 영양소를 섭취하는 것이 가장 좋지만, 때로는 음식을 평소처럼 먹기 어려울 때가 있습니다. 식사량이 지속적으로 줄어든다면 영양보충식품을 적극 활용해 보세요.

영양보충식품 중 음료 형태의 제품은 보통 1개가 밥 1/3공기와 생선 1토막, 채소 반찬 1접시를 더한 것과 거의 비슷한 열량, 단백질을 지닙니다(약 200kcal, 단백질 9g). 자신의 식사량을 기준으로 영양보충음료 1개 정도의 식사량이 부족한지, 2개 정도의 식사량이 부족한지에 따라 먹어야 할 양을 결정하면 됩니다. 영양보충음료는 회사마다 맛이 조금씩 다르므로 다양한 제품을 먹어 보고 자기 입맛에 맞는 제품을 찾는 것이 중요합니다. 입맛에 맞는 것을 찾았다면 다음과 같이 활용해 보세요.

- 액상형 제품이나 젤리는 간식처럼 제품 그대로 먹습니다.
- 액상형 제품은 과일, 고구마, 단호박 등과 함께 갈아서 먹을 수 있으며, 기호에 따라 커피를 약간 넣어 먹어도 색다른 맛을 더할 수 있습니다.
- 분말형 제품은 우유, 두유, 셰이크, 요거트 등에 섞어서 먹을 수 있으며, 각

종 요리(반죽, 수프, 죽, 국, 드레싱 등)에 재료로 넣을 수 있습니다.
- 단, 단백질 제품이 주스, 요구르트 등 산미가 있는 음료와 섞이면 단백질 성분이 응고될 수 있으므로 주의합니다.

영양보충식품의 종류와 특징

환자용 균형영양식 | 균형 잡힌 영양 구성으로 제조된 제품

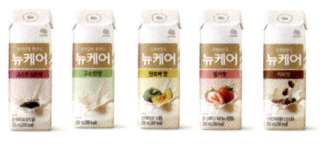

뉴케어 | 대상
검은깨맛, 구수한맛, 단호박맛, 딸기맛, 커피맛
용량 200㎖ | 열량 200kcal | 단백질 7g

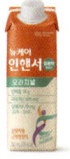

뉴케어 인핸서 | 대상
용량 200㎖ | 열량 200kcal | 단백질 10g
★ 암 환자용으로 개발된 영양조제식품

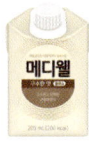

메디웰 | 매일유업
구수한맛
용량 200㎖ | 열량 200kcal | 단백질 8g

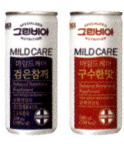

그린비아 마일드 케어 | 정식품
검은참깨맛, 구수한맛
용량 200㎖ | 열량 200kcal | 단백질 8g

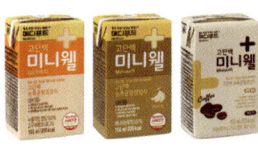

미니웰 | 한국메디칼푸드
고구마맛, 바나나맛, 커피맛
용량 150㎖ | 열량 200kcal | 단백질 9g

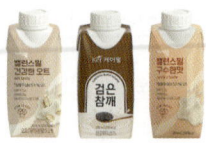

케어웰 | 한국엔테랄푸드

오트맛, 검은참깨맛, 구수한맛

용량 200㎖ | 열량 200kcal | 단백질 8g

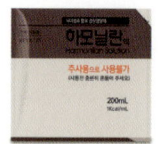

하모닐란 | 영진약품

커피맛

용량 200㎖ | 열량 200kcal | 단백질 10g

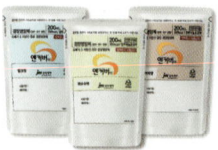

엔커버 | 중외제약

밀크맛, 옥수수맛, 커피맛

용량 200㎖ | 열량 200kcal | 단백질 8g

* '하모닐란'과 '엔커버'는 의약품으로 등록이 되어 있어 의사의 처방이 있어야 구매가 가능합니다.

고단백식 | 단백질 섭취가 부족한 경우, 수술·외상·면역기능 저하 등 단백질이 많이 필요한 경우

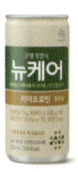

뉴케어 하이프로틴 | 대상

용량 200㎖ | 열량 200kcal | 단백질 13g

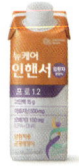

뉴케어 인핸서 프로 1.2 | 대상

용량 165㎖ | 열량 200kcal | 단백질 15g

★ 암 환자용으로 개발된 영양조제식품

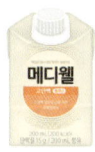

메디웰 고단백 플러스 | 매일유업

용량 200㎖ | 열량 200kcal | 단백질 15g

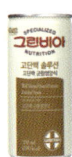

그린비아 고단백 솔루션 | 정식품
용량 200㎖ | 열량 200kcal | 단백질 13g

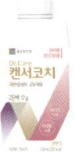

캔서코치 | 종근당건강
용량 200㎖ | 열량 200kcal | 단백질 12g
★ 암 환자용으로 개발된 영양조제식품

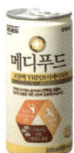

메디푸드 고단백 VHP | 한국메디칼푸드
용량 200㎖ | 열량 200kcal | 단백질 13g

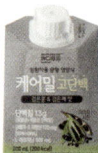

케어밀 고단백 | 한국메디칼푸드
용량 200㎖ | 열량 200kcal | 단백질 13g
★ 암 환자용으로 개발된 영양조제식품

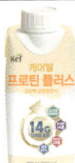

케어웰 프로틴 플러스 | 한국엔테랄푸드
용량 200㎖ | 열량 200kcal | 단백질 14g

고열량(농축)식 | 섭취 열량을 늘려야 하는 경우, 수분 제한이 필요한 경우

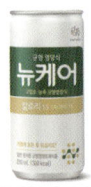

뉴케어 칼로리 1.5 | 대상
용량 200㎖ | 열량 300kcal | 단백질 13g

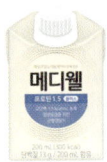

메디웰 프로틴 1.5 플러스 | 매일유업
용량 200㎖ | 열량 300kcal | 단백질 13g

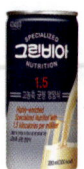

그린비아 1.5 | 정식품
용량 200㎖ | 열량 300kcal | 단백질 13g

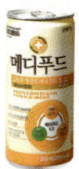

메디푸드 1.5 | 한국메디칼푸드
용량 200㎖ | 열량 300kcal | 단백질 12g

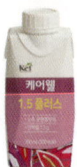

케어웰 1.5 플러스 | 한국엔테랄푸드
용량 200㎖ | 열량 300kcal | 단백질 13g

당뇨식 | 당뇨 환자의 균형 잡힌 식사 대용 또는 간식이 필요한 경우

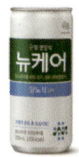

뉴케어 당뇨식 DM | 대상
용량 200㎖ | 열량 200kcal | 단백질 9g

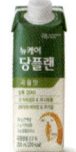

뉴케어 당플랜 | 대상
곡물맛, 호두맛
용량 200㎖ | 열량 200kcal | 단백질 9g

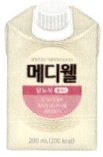

메디웰 당뇨식 플러스 | 매일유업
용량 200㎖ | 열량 200kcal | 단백질 10g

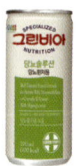

그린비아 당뇨솔루션 | 정식품
용량 200㎖ | 열량 200kcal | 단백질 10g

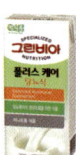
그린비아 플러스케어 당뇨식 | 정식품
용량 200㎖ | 열량 200kcal | 단백질 10g

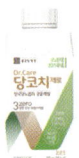
당코치 제로 | 종근당건강
용량 200㎖ | 열량 99kcal | 단백질 12g

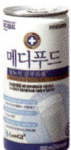
메디푸드 당뇨식 글루트롤 | 한국메디칼푸드
용량 200㎖ | 열량 200kcal | 단백질 9g

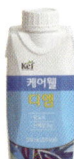
케어웰 디엠 | 한국엔테랄푸드
용량 200㎖ | 열량 200kcal | 단백질 9g

신장 질환식 | 만성 신부전, 투석 환자의 식사 대용 또는 간식이 필요한 경우

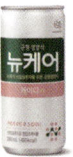
뉴케어 케이디 | 대상
비투석 신장 질환자용
용량 200㎖ | 열량 400kcal | 단백질 6g

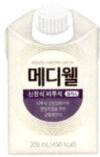
메디웰 신장식 비투석 플러스 | 매일유업
비투석 신장 질환자용
용량 200㎖ | 열량 400kcal | 단백질 8g

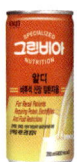
그린비아 알디 | 정식품
비투석 신장 질환자용
용량 200㎖ | 열량 400kcal | 단백질 8g

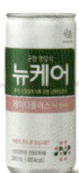

뉴케어 케이디 플러스 | 대상
투석 신장 질환자용
용량 200㎖ | 열량 400kcal | 단백질 17g

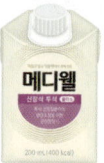

메디웰 신장식 투석 플러스 | 매일유업
투석 신장 질환자용
용량 200㎖ | 열량 400kcal | 단백질 15g

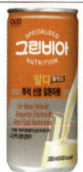

그린비아 알디 플러스 | 정식품
투석 신장 질환자용
용량 200㎖ | 열량 400kcal | 단백질 15g

단백질 보충 제품 | 단백질 섭취가 부족한 경우

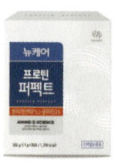

뉴케어 프로틴 퍼펙트 | 대상
용량 11g | 열량 40kcal | 단백질 9g

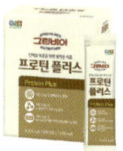

그린비아 프로틴 플러스 | 정식품
용량 10g | 열량 35kcal | 단백질 9g

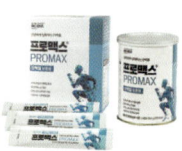

메디푸드 프로맥스 | 한국메디칼푸드
용량 10g | 열량 35kcal | 단백질 9g

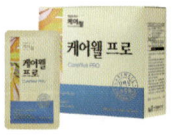

케어웰 프로 | 한국엔테랄푸드
용량 10g | 열량 35kcal | 단백질 9g

간편하게 영양을 보충하기 좋은 제품 | 젤리 또는 분말 형태

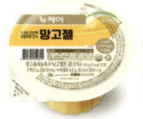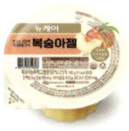

뉴케어 복숭아젤·망고젤 | 대상
젤리 형태
용량 100g | 열량 75kcal | 단백질 6g

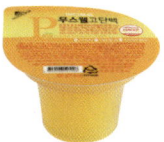

메디푸드 무스웰 | 한국메디칼푸드
젤리 형태
용량 100g | 열량 75kcal | 단백질 6g

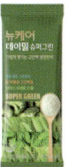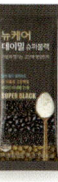

뉴케어 데이밀 | 대상
분말 형태
용량 35g | 열량 150kcal | 단백질 5g

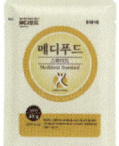

메디푸드 스탠다드 | 한국메디칼푸드
분말 형태
용량 49g | 열량 200kcal | 단백질 8g

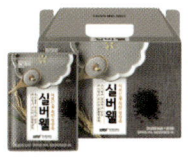

실버웰 | 한국메디칼푸드
분말 형태
용량 35g | 열량 150kcal | 단백질 4g

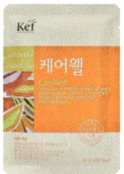

케어웰 | 한국엔테랄푸드
분말 형태
용량 47g | 열량 200kcal | 단백질 8g

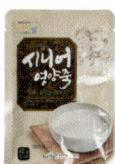

시니어 영양죽 | 한국엔테랄푸드
분말 형태
용량 40g | 열량 165kcal | 단백질 6g

항암 치료 시 나타날 수 있는
증상별 식사 요령

1.	식욕이 없을 때 (식욕 부진)	67
2.	속이 메슥거릴 때 (오심·구토)	68
3.	변비가 있을 때	70
4.	설사가 있을 때	71
5.	미각과 후각에 변화가 있을 때	72
6.	입과 목에 통증이 있을 때	75
7.	구강건조증이 있을 때	76
8.	조기 포만감이 있을 때	78
9.	면역력이 저하되었을 때 (호중구 수치가 낮아졌을 때)	78
10.	체중이 감소했을 때	79
11.	체중이 증가했을 때	81
12.	피로할 때	82

1. 식욕이 없을 때 (식욕 부진)

식욕 부진은 암 자체 혹은 항암 치료 때문에 나타날 수 있다고 하나, 아직 정확한 원인은 밝혀지지 않았습니다. 암에 대한 막연한 두려움이나 우울감 때문에 식욕이 저하될 수도 있습니다. 식욕이 없을 때는 다음의 식사 요령을 참고해 보세요.

- 식사 시간에 얽매이지 말고 먹고 싶을 때, 먹을 수 있을 때, 컨디션이 좋을 때 먹도록 합니다.
- 소량이라도 자주 먹도록 합니다.
- 적은 양이라도 열량이 많은 식품을 활용합니다.
  찜이나 구이 대신 기름이 충분히 들어간 볶음, 전, 튀김을 섭취합니다.
  물 대신 우유나 두유에 미숫가루, 영양보충식품(분말형)을 첨가하거나 수프, 과일을 섭취합니다.
  빵에 버터나 잼, 크림치즈 등을 발라서 먹습니다.
- 평소 좋아하는 음식을 먹거나, 음식 형태에 변화를 주는 등 식단을 다양하게 짜서 먹습니다.
- 식사 섭취가 힘들 경우 영양보충식품을 활용합니다(58쪽 참조).
- 입맛을 돋우도록 식탁의 분위기를 바꿉니다.
- 가벼운 산책이나 규칙적인 운동은 식욕 증진에 도움이 됩니다. 특히 식사 1시간 전 가벼운 산책은 입맛을 돋우는 데 좋습니다.
- 아메리카노나 차와 같이 열량이 없는 음료의 섭취는 주의합니다.
- 식사 중에 물을 마시면 포만감을 빨리 느껴 식사량이 더 줄어들 수 있으므로 식사 중에는 약간의 물만 섭취합니다. 다만 수분 섭취는 중요하므로 식간에 충분한 수분을 섭취합니다.

- 예쁜 식기로 식탁을 차리고 좋아하는 음악을 틀거나 누군가와 함께 식사를 하는 등의 방법으로 식사 시간을 더욱 즐겁게 만들어 봅니다.
- 시원한 음료와 주스는 환자의 손이 닿는 곳에 보관해 쉽게 먹을 수 있도록 합니다.
- 음식 냄새 때문에 힘든 경우라면 부드러운 음식을 차갑게 해서 먹거나 실온의 음식을 먹습니다.
- 때로는 배가 고프지 않을 수도 있습니다. 이런 경우에는 배고픔을 느낄 때까지 기다리지 말고 알람을 설정해 2~3시간마다 한 번씩 먹는 것이 도움이 됩니다.
- 바로 먹을 수 있는 음식을 준비해 이동 중에도 가지고 다니면서 먹습니다.
- 간이 너무 싱거우면 오히려 입맛을 떨어뜨리고 이로 인해 식사량이 감소할 수 있습니다. 기호에 맞게 적절히 간을 해 요리합니다.

2. 속이 메슥거릴 때 (오심·구토)

메스꺼움은 수술, 항암약물 치료, 방사선 치료의 일반적인 부작용입니다. 치료를 받은 직후 증상을 겪는 사람도 있지만, 치료 2~3일 후에 증상이 나타나기도 합니다. 증상이 심할 때는 억지로 먹거나 마시지 않도록 하며, 메스꺼움과 구토 증상을 완화시키는 항구토제를 미리 사용하는 것에 대해 의사와 상의합니다. 항암 치료 중 메스꺼움과 구토 증상이 있을 때는 다음의 식사 요령을 참고해 보세요.

- 식사는 소량씩 여러 차례 나누어 먹습니다. 이렇게 하면 포만감을 방지하고 하루 동안 더 많은 음식을 섭취할 수 있습니다.

- 공복일 때 메스꺼움이 더 심해질 수 있으므로 배가 고프기 전에 음식을 먹어서 속이 완전히 비지 않도록 합니다.
- 시원하고(샐러드 또는 샌드위치 등) 위에 부담이 적은 식품을 이용합니다.
- 토스트, 크래커, 떡과 같은 자극적이지 않은 음식을 먹습니다.
- 기름지거나 냄새가 강하고 뜨거운 음식, 사탕이나 쿠키, 케이크와 같이 매우 달거나 맵고 짠 음식은 피합니다.
- 음식은 천천히 먹고 충분히 씹어 소화가 잘되게 합니다.
- 치료받기 1~2시간 전에는 음식을 먹지 않도록 합니다.
- 치료의 영향으로 입맛이 변해서 좋아하던 음식이 싫어질 수도 있습니다. 메스꺼움 때문에 특정 음식을 먹을 수 없다면 마음에 드는 음식으로 더 많이 먹습니다.
- 음료는 식사할 때 마시지 말고 식간에 마십니다. 식사 중에 마시면 포만감을 빨리 느낄 수 있고, 속이 더부룩한 느낌을 받을 수 있습니다.
- 식후 1시간 정도는 휴식을 취하는 것이 좋습니다.
- 아침에 메스꺼움이 있다면 크래커나 토스트를 먹습니다.
- 메스꺼움을 느낄 때 얼마나 오래 지속되었는지, 무엇을 먹었는지, 어디에 있었는지, 어떤 상황이 증상을 유발했는지를 체크하고 가능하다면 식사나 스케줄을 조정해 봅니다.
- 헐렁하고 편안한 옷을 입습니다.
- 음식 냄새가 나지 않도록 실내를 자주 환기합니다. 실내는 통풍이 잘 되도록 조성하고 쾌적한 온도를 유지합니다.
- 음식을 조리하거나 식사를 준비하는 동안 메스꺼움이 발생할 수 있으므로 조리가 된 음식을 사서 먹거나, 다른 사람에게 요리를 부탁합니다.

구토를 할 때는 탈수에 주의하며 다음과 같은 식사 요령을 참고합니다.

- 구토가 멈출 때까지 아무것도 먹거나 마시지 않습니다.
- 구토 증상이 완화되면 입안을 헹구고, 30분 동안은 아무것도 먹지 않습니다. 이후에는 사과 주스, 육수, 얼음 조각 등 맑은 액체를 조금씩 먹어 봅니다.
- 구토 없이 맑은 액체를 마실 수 있게 되면 미음이나 부드러운 식사를 준비해 조금씩 자주 먹도록 합니다.
- 구토가 1~2일 지속되면 의료진과 상의합니다.
- 항암 치료 중 메스꺼움과 구토 증상이 있으면 충분한 열량 및 단백질 섭취가 어려울 수 있으므로 영양보충식품의 활용을 권장합니다(58쪽 참조).

3. 변비가 있을 때

진통제, 항암약물, 줄어든 식사량, 운동량 감소 등의 영향으로 변비가 생길 수 있습니다. 처방받은 약이 있다면 의사의 설명에 따른 복용법을 지켜 사용하고, 임의로 하제(장의 내용물을 배설시킬 목적으로 사용하는 약재)나 변 연하제(대변을 무르게 하거나 장관 운동을 활성화하는 약)를 사용하지 않습니다. 변비일 때는 다음과 같은 식사 요령을 참고해 보세요.

- 수분을 충분히 섭취합니다.
- 식이섬유가 많은 잡곡류, 채소, 과일, 해조류 등을 충분히 섭취합니다.
- 취침 전이나 아침에 일어나서 차가운 물을 먹어 장운동을 촉진합니다.
- 규칙적인 식사를 하며, 음식 섭취량이 감소되지 않도록 합니다.

- 가능한 범위에서 신체 움직임을 늘립니다.
- 껌을 씹거나 빨대를 사용하면 장내에 가스 발생을 유발할 수 있으므로 주의합니다.
- 식사 일기를 작성하고 이때 배변을 본 시간을 같이 기록합니다.
  식사 일기를 작성하면 식사량이 충분한지, 식이섬유가 함유된 식품도 잘 챙겨 먹었는지, 물 섭취는 적절했는지 등을 확인·관리할 수 있습니다.

식이섬유가 많이 함유된 식단은 일반적으로 변비에 도움이 되지만, 일시적으로 식이섬유를 권장하지 않는 경우도 있으므로 의료진을 통해 정확한 상황을 확인하세요.

4. 설사가 있을 때

설사는 항암약물 치료 외에도 복부에 시행하는 방사선 치료나 세균 감염 등이 원인이 되어 발생할 수 있습니다. 또한 단 음식, 매운 음식, 기름진 음식, 튀긴 음식 등 몸 상태에 맞지 않는 음식 때문에 발생할 수 있습니다. 처방받은 약이 있다면 의사의 설명에 따른 복용법을 지켜 사용하고, 임의로 약을 사용하지 않도록 합니다. 갑작스럽게 설사를 한다면 12~14시간 동안 물 외에는 아무것도 먹지 말고 장을 쉬게 합니다. 그 후에도 설사가 멈추지 않는다면 의료진과 상의하세요. 설사할 때는 다음의 식사 요령을 참고합니다.

- 수분 보충을 위해 맑은 음료를 충분히 마십니다.
  맑은 주스, 이온음료, 묽은 미음 또는 수프, 보리차 등

- 염분과 칼륨이 많이 들어 있는 식품을 먹습니다.

    육수, 이온음료, 바나나, 과일주스, 으깬 감자 등

- 다음과 같은 음식은 피합니다.

    양배추, 브로콜리, 콩, 탄산음료 등의 가스 발생 식품

    채소류, 잡곡류 등 식이섬유가 많은 식품

    우유 및 유제품

    기름진 음식이나 튀긴 음식

    너무 차가운 음식이나 매운 음식

    커피, 초콜릿 등 카페인이 함유된 음료나 식품

- 배변 일지(배변 횟수와 빈도)를 기록합니다.

1~2일이 경과하도록 설사 증상이 없다면 소화하기 쉬운 음식으로 소량씩 규칙적으로 식사를 시작합니다.

5. 미각과 후각에 변화가 있을 때

종양 자체 혹은 약물 때문에 입맛이 변하고 냄새에 민감해질 수 있습니다. 고기를 먹으면 쓴맛이나 금속성 맛이 느껴진다고 호소하는 분들도 있고, 예전에 먹던 음식 맛이 아니라고 느끼기도 합니다. 입안에 염증이 있는 경우, 개인에 따라 미각의 변화 정도가 다를 수 있으며 이는 치료하면 자연스럽게 해결됩니다. 또 구강 위생을 잘 유지하면 음식의 맛을 더 좋게 느낄 수 있습니다. 규칙적으로 입안을 헹구고 양치질을 해 구강 청결과 건강을 유지하세요. 입맛이 없을 때는 다음과 같은 식사 요령을 참고합니다.

- 음식의 질감을 바꾸어서 요리합니다.

    예를 들어 구운 감자보다 으깬 감자 요리를 활용합니다.

- 음식의 온도를 바꾸어 봅니다.

    어떤 음식은 차갑게 먹거나 실온에서 먹었을 때 더 맛있게 느껴질 수 있습니다.

- 보기에도 좋고, 냄새도 좋은 음식을 만들어서 먹습니다.
- 향신료에 거부감이 없다면 소스, 조미료 등을 추가해 먹습니다.
- 드레싱을 다양하게 만들어서 사용합니다.
- 고기에는 양파나 마늘을 사용해 풍미를 더합니다.
- 허브(로즈마리, 바질, 오레가노, 민트 등)를 이용합니다.
- 요거트, 아이스크림, 셰이크에 신선한 과일을 섞어서 먹습니다.
- 레몬껍질, 감귤류, 식초, 초절이 등 신맛을 이용해 미각을 자극해 봅니다. 단, 입이나 목이 헐었으면 하지 않습니다.

입안에서 쓴맛이나 금속성 맛이 난다면 다음 방법을 참고해 보세요.

- 식사 전에 물로 입을 헹굽니다.
- 고기에서 쓴맛이 나면 과일 또는 과일주스에 재워서 요리하거나 양파, 마늘, 케첩, 레몬즙 등을 사용합니다.
- 고기를 먹을 때 단맛이 나는 소스와 함께 먹습니다.
- 고기를 다른 단백질 식품(달걀, 두부, 콩, 유제품)으로 대체합니다.
- 스테인리스 식기 대신 사기나 유리, 플라스틱 식기를 사용합니다.
- 통조림 식품은 피하고 유리병이나 플라스틱에 담긴 식품을 이용합니다.
- 쓴맛이 강하게 느껴지면 약간의 단맛을 추가해 먹습니다.
- 무설탕 껌이나 민트를 이용합니다.

음식에서 단맛이 과도하게 날 때는 다음 방법을 참고해 보세요.

- 음식에 약간의 소금을 넣어서 먹습니다.
- 단 음료는 물로 희석해서 마십니다.
- 음식이 달게 느껴진다면 요리에 신맛을 더해 봅니다.

음식의 맛이나 냄새가 평소와 다를 때는 다음의 식사 요령을 참고합니다.

- 식사 전후에 입을 헹굽니다.
- 식사 중간중간 물을 조금씩 마셔 주어 입안에 남은 맛을 없애 줍니다.
- 입이 아프지 않다면 맛을 자극하기 위해 신맛이 나는 음식을 먹습니다.
  레몬 조각, 감귤류, 식초, 초절이 등
- 음식에 소스를 추가해서 먹습니다.
- 평소에 먹지 않던 조미료를 시도해 봅니다.
- 음식이 너무 짜게 느껴지면 단맛을 추가해 먹습니다.
- 차갑게 또는 실온에서 먹을 수 있는 음식을 선택합니다. 또는 음식을 먹기 직전에 식힙니다. 차갑거나 실온의 음식은 따뜻한 음식보다 냄새가 덜할 수 있습니다.
- 미각을 정화하기 위해 음식을 먹기 전에 셔벗(레몬 또는 라임)이나 냉동 과일을 먹습니다.
- 냄새가 강한 음식은 피합니다. 특히 생선의 경우 비린내 때문에 먹기 어렵다면 다른 단백질 식품(달걀, 두부, 콩, 유제품 등)을 선택합니다.
- 냄새를 줄이려면 음료수의 뚜껑을 덮고 빨대를 사용합니다.
- 냄비나 프라이팬의 뚜껑을 열고 요리를 확인하는 등의 행동을 할 때 냄새가

- 환자에게 가지 않도록 합니다.
- 음식 조리 시 냄새가 신경 쓰인다면 환기가 잘되도록 창문을 열어 둡니다.
- 냄새에 예민한 경우라면 조리할 필요가 없으면서 냄새가 없는 식품을 선택합니다.

  과일, 떡, 비스킷, 시리얼 등
- 너무 따뜻하거나 답답한 공간에서 식사하지 않습니다.

6. 입과 목에 통증이 있을 때

항암 치료 중 간혹 입이나 목에 심한 염증이 생겨서 음식을 씹거나 삼키기 어려운 경우가 있습니다. 머리, 목, 가슴 부위에 항암약물 치료 또는 방사선 치료를 받아 목에 염증이 생기기도 하고, 상황에 따라 흉통이나 위식도 역류를 경험하기도 합니다. 이처럼 입과 목에 통증이 있을 때는 다음과 같은 식사 요령을 참고해 보세요.

- 씹기 쉽고 삼키기 편한 부드러운 음식을 선택합니다.

  죽, 푹 익힌 곡류, 다진 고기, 부드러운 생선, 달걀찜, 과일·채소를 갈아 만든 음식 등
- 씹기 좋도록 음식을 작게 잘라 먹고, 작은 숟가락을 사용합니다.
- 소스, 국물, 수프 등을 이용해 부드럽게 만들어 먹습니다.
- 뜨거운 음식은 입과 목을 자극하므로 차갑게 식히거나 상온의 음식을 먹습니다.
- 얼음 조각을 이용해 입을 진정시킵니다.
- 토마토로 만든 음식, 과일주스처럼 신맛이 나는 음식, 맵고 짠 음식, 건조한

음식, 생채소 등은 피합니다.
- 소량씩 여러 번 나누어 먹습니다. 식사 섭취가 어렵다면 3번의 식사보다 5~6번의 간식을 섭취하는 것도 방법이 될 수 있습니다.
- 액체가 아픈 상처에 닿지 않도록 빨대를 사용합니다.
- 음식을 먹은 후 입안을 깨끗이 헹구어 청결하게 유지합니다.
- 식사량이 충분하지 않다면 영양보충식품을 활용합니다(58쪽 참조).
- 음식을 먹거나 마실 때는 똑바로 앉아서 섭취하고, 식사 후 몇 분간 그 자세를 유지하는 것도 도움이 됩니다.
- 걸쭉한 액체(요거트, 밀크 셰이크 등)가 묽은 액체(차, 음료 등)보다 먹기 쉬울 수 있으므로 시판용 점도증진제를 사용하는 것도 도움이 됩니다

  점도증진제란 갈아 놓은 고형 식품이나 액상 식품에 첨가해 점도를 높이는 식품입니다. 음식 섭취를 용이하게 하고 기도 흡인 위험을 감소시킵니다.
- 주치의나 치과의사의 의견을 듣고 입안 상처에 문제가 없다면 치아와 혀를 닦습니다.

7. 구강건조증이 있을 때

머리나 목 주위에 방사선 치료나 항암약물 치료를 받거나, 그 외에도 약물의 영향으로 입안이 건조해질 수 있습니다. 입안이 건조하면 음식물을 씹고 삼키는 것이 더욱 힘들어지고 음식의 맛도 다르게 느낄 수 있습니다. 입 마름이 너무 심하다면 의료진과 상의해 구강을 촉촉하게 유지하는 약품을 사용합니다. 입안이 건조할 때는 다음과 같은 식사 요령을 참고하세요.

- 가까운 장소에 물을 두고, 입이 마르지 않도록 물을 자주 마십니다. 평소 식사량이 적다면 물 대신 우유, 두유, 영양보충음료 등을 마셔서 열량 섭취를 늘리도록 합니다.
- 음식을 충분히 씹고 소량씩 먹습니다.
- 음식을 촉촉하게 만들어 섭취합니다.

  음식을 육수, 수프, 국물 등에 담그거나 적셔서 먹습니다.

  소스나 드레싱을 음식에 첨가해 촉촉하게 만듭니다.
- 무설탕 사탕을 빨거나 무설탕 껌을 씹어 침 분비를 자극합니다.

  무설탕 식품에 들어 있는 설탕 대용품인 솔비톨은 개인에 따라 설사를 유발할 수 있습니다. 만약 설사가 문제라면 사용에 주의하세요.
- 식사 중간에 물이나 음료를 한 모금씩 자주 마시면 음식을 더 쉽게 씹고 삼킬 수 있습니다.
- 카페인이 함유된 식품(커피, 홍차, 콜라, 초콜렛 등)을 제한합니다.
- 뜨겁거나 맵거나 건조하거나 거친 음식, 딱딱한 음식, 신 음식은 피합니다.
- 입술 연고를 사용해 입술을 촉촉하게 유지합니다.
- 1~2시간마다 입을 헹굽니다.

일부 항암 치료는 충치 및 치아와 잇몸 문제를 야기할 수 있습니다. 특히 치아나 잇몸에 병력이 있다면 감염이나 기타 문제를 예방하기 위해 치료 시작 전 의사와 상의하고, 정기적으로 치과 검진을 받는 것이 필요합니다. 두경부 방사선 치료처럼 구강에 영향을 미치는 치료를 할 때는 평소보다 더 자주 치과 진료를 받고 복용 중인 약을 치과의사에게 알립니다.

8. 조기 포만감이 있을 때

조기 포만감은 음식을 먹을 때 평소보다 더 빨리 포만감을 느끼는 증상을 말합니다. 예를 들어 식사를 절반만 먹었는데도 더 이상 먹을 수 없다고 느끼는 상태입니다. 조기 포만감은 위장 수술, 변비, 일부 약물 및 기타 요인 때문에 발생할 수 있습니다. 조기 포만감이 있을 때는 다음의 식사 요령을 참고하세요.

- 소량이라도 자주 먹도록 합니다.
- 식사 중에 물을 마시면 포만감을 더 빨리 느낄 수 있으므로 식사 전·후에 물을 마십니다.
- 열량이 높고 단백질이 풍부한 음식을 먹습니다.
- 지방은 탄수화물이나 단백질보다 위장에 더 오래 머물기 때문에 튀긴 음식과 기름진 음식을 피합니다.
- 가스를 발생시키는 음식은 피합니다.
- 식사 후 가벼운 신체 활동을 하면 소화에 도움이 됩니다.

9. 면역력이 저하되었을 때 (호중구 수치가 낮아졌을 때)

호중구는 백혈구의 하나로, 몸속 세균을 없애거나 방어하는 역할을 합니다. 호중구 수치가 낮아졌다는 것은 면역력이 저하되었음을 의미합니다. 항암 치료로 백혈구 수가 감소한 경우에는 감염에 특히 주의해야 하므로 음식을 통한 세균 감염 예방을 위해 익힌 음식을 먹도록 합니다. 면역력이 떨어졌을 때는 다음과 같은 식사 요령을 참고합니다.

- 모든 식품은 사용하기 전에 반드시 유효기간을 확인합니다.
- 음식을 준비하기 전후에 칼, 도마 등을 깨끗하게 씻고, 날고기를 다뤘을 때는 요리 도구를 소독제로 소독한 후 다른 식품을 취급해야 합니다. 특히 날달걀을 만진 후에는 반드시 손을 깨끗이 씻고 다른 식재료를 다룹니다.
- 위험 온도인 5~60℃에서는 박테리아가 잘 자랄 수 있으므로 음식은 조리 후 1~2시간 이내에 섭취하거나 냉장·냉동 보관합니다.
- 육류, 생선, 두부, 해산물 등 모든 음식은 불투명해질 때까지 완전히 익혀 먹습니다.
- 먹다 남은 음식은 반드시 재가열한 후 냉장고에 보관합니다.
- 냉장고에 보관해 둔 음식은 75℃ 이상에서 3분 이상 재가열해 섭취합니다.
- 포장된 제품은 먹기 직전에 개봉하고 남은 음식은 폐기합니다.
- 날음식을 다룬 도마나 그릇 위에 조리된 음식을 두지 않습니다.
- 개인 접시를 이용해 식사를 합니다.
- 가급적 외식을 삼갑니다.
- 위생이 의심되는 음식은 먹지 않습니다.
- 육회나 회와 같은 날음식은 호중구 수치와 상관없이 항암 치료 기간에는 섭취를 제한합니다.

10. 체중이 감소했을 때

체중 감소는 항암 치료 중 식욕 부진, 설사, 구토, 탈수 등의 증상이 원인이 되어 발생할 수 있습니다. 체중이 줄면 암에 대한 저항력과 치료 효과를 떨어뜨리며, 이로 인해 치료 기간이 연장될 수 있습니다. 환자의 체중이 감소한다는 것은 식사량이 부족하다는 의미이며, 일정한 식사량을 유지하는 것이 무엇보다 중요합니다. 규칙적인 식사 시간을 가지면서 다양한 음식을 만들어 먹고, 만약 식사량이 적다면 열량과 단백질을 보충할 수 있는 간식을 먹습니다. 체중이 감소했을 때는 다음과 같은 식사 요령을 참고하세요.

- 열량을 증가시키기 위해 다양한 부재료를 활용하거나 다른 식품들을 첨가해 먹습니다.

  밥을 먹을 때 → 김밥, 비빔밥, 볶음밥, 덮밥, 잡채밥, 오므라이스, 영양밥 등을 활용해 다양하게 조리해서 식욕을 자극해 봅니다.

  죽을 먹을 때 → 주식 대용으로는 전복죽, 달걀죽, 새우죽, 닭죽, 콩죽 등을 먹고, 간식 대용으로는 깨죽, 호박죽, 단팥죽, 잣죽, 땅콩죽 등을 먹습니다.

  빵을 먹을 때 → 잼, 버터, 크림치즈, 땅콩버터 등을 발라서 먹습니다.

  떡을 먹을 때 → 프라이팬에 기름을 두르고 구운 후 꿀을 찍어 먹습니다.

  감자, 고구마, 옥수수 등은 버터를 발라서 굽거나, 으깬 후 크림이나 마요네즈 등을 섞어서 먹습니다.

  우유나 두유에 설탕, 꿀, 미숫가루, 분유, 코코아분말, 영양보충식품(분말형)을 섞어서 먹습니다.

  샐러드 섭취 시 마요네즈, 드레싱을 충분히 사용합니다.

- 조리 시 기름을 충분히 사용합니다.

  나물을 무치거나 볶을 때 식용유, 참기름, 들기름, 들깻가루 등을 넉넉히 사용합니다.

- 과일을 우유, 아이스크림과 섞어서 셰이크로 먹습니다.
- 단백질 섭취를 증가시키는 조리법 및 간식을 잘 활용합니다.

  만두 재료에 고기, 두부를 충분히 넣습니다.

  피자에 토핑 재료로 닭고기, 치즈 등을 활용합니다.

샌드위치에는 불고기, 닭고기, 달걀, 치즈 등을 적절히 넣어서 먹습니다.

샐러드 섭취 시에는 채소와 함께 불고기, 닭고기, 달걀, 치즈 등을 넣어 먹습니다.

우유 또는 두유에 영양보충식품(분말형), 단백질 파우더, 분유 등을 타서 먹습니다.

요거트 또는 우유에 견과류(땅콩, 아몬드, 피스타치오 등)를 섞어 먹습니다.

11. 체중이 증가했을 때

항암 치료 기간 중 체중이 증가하는 환자도 있습니다. 체중 증가는 치료 중 복용하는 약물에 의한 체내 수분 보유나 식욕 증가 등이 원인일 수 있습니다. 체중이 증가했다고 바로 체중 조절을 하는 것은 바람직하지 않습니다. 먼저 의료진과 상의해 원인을 찾는 것이 필요합니다. 만약 항암제로 인한 수분 보유로 체중이 증가했다면 염분이 많이 함유된 식품(김치, 젓갈, 장아찌 등)의 섭취를 주의하며 가급적 싱겁게 먹는 것이 좋습니다. 소금은 우리 몸에서 수분을 축적시키는 작용을 하기 때문입니다.

그리고 식욕이 증가한 경우라면 열량 또는 지방 함량이 높은 음식이나 간식 섭취량이 과한 것은 아닌지 확인하고, 식사 섭취량을 조절하며 가능한 범위에서 활동량을 늘립니다. 체중이 증가했을 때는 다음과 같은 식사 요령을 참고해 보세요.

- 영양 균형이 맞으면서 칼로리가 적은 음식을 선택합니다.

  새우전, 완자전 대신 새우찜, 수육 형태로 조리해 먹습니다.

  잡채밥, 볶음밥보다는 백반 차림의 담백한 반찬 위주로 섭취합니다.
- 설탕이 첨가된 음료의 섭취를 주의합니다.
- 영양 밀도가 높은 음식의 섭취 또한 주의합니다.

빵 섭취 시 잼, 버터, 크림치즈 등을 바르지 말고 담백한 토스트, 모닝빵 등을 그대로 먹습니다.

미숫가루나 영양보충식품(분말형) 섭취 시 우유나 두유보다는 물에 타서 먹습니다.
- 식품 겉면에 적힌 영양성분표를 비교해 자신에게 유리한 제품을 선택합니다.

12. 피로할 때

피로감은 항암 치료를 받을 때 가장 흔히 경험하는 증상 중 하나입니다. 암 치료가 끝난 후에도 피로감이 계속되는 사례도 더러 있습니다. 피로는 일상적인 활동을 방해하고 삶의 질에 영향을 미치며, 치료를 어렵게 만들 수 있습니다. 피로는 식욕 부진, 우울증, 메스꺼움과 구토, 설사 또는 변비가 원인이 되어 생길 수 있으므로 해당 증상을 관리하면 도움이 될 수 있습니다. 피로할 때는 다음과 같은 식사 요령을 참고하세요.

- 컨디션이 좋은 날이면 더 많은 양의 음식을 미리 만들어 놓습니다.
   요리하기 싫은 날을 위해 냉동실에 1인분씩 보관해 두고 해동해서 먹는 것도 방법 중 하나입니다.
- 가족과 친구에게 장보기와 요리하는 것에 대해 도움을 요청합니다.
- 너무 피로한 경우에는 조리된 음식을 구입해 먹습니다.
- 자주 사용하는 재료와 도구를 가까이 둡니다.
- 요리할 때 서 있는 것보다 앉아 있는 것이 피로가 덜할 수 있습니다.
- 소량씩 자주 먹고 고열량, 고단백의 식사와 간식을 먹습니다.
- 규칙적인 운동은 좋지만, 저녁 운동은 권장하지 않습니다.

- 가능하면 낮잠을 제한하고, 기상 이후에는 활발히 활동합니다.
- 규칙적인 수면을 유지합니다.

PART 3

식단 준비에 앞서 알아둘
유용한 영양 정보

············
이번 파트에서는 식단 준비에 앞서 알아두면 좋은 유용한 정보를 소개합니다. 최근 연구 결과에서 항암 효과가 높다고 보고된 식품에 대해 알아보고 PART 4의 요리 레시피에 나오는 소스와 드레싱 만드는 법, 재료 계량법을 간단히 알려 드립니다.
············

미국암연구소에서 권장하는
항암 효과가 뛰어난 식품

식품과 영양소는 다양한 방식으로 암의 발생 위험을 높이거나 낮출 수 있습니다. 하지만 단일한 식품 내에서도 발암물질이 될 수 있는 위험인자와 항암기능을 할 수 있는 보호인자(항산화물질, 생리활성물질 등)가 함께 존재할 수 있기에 어떤 식품도 그것 하나만으로 암을 예방하거나 치료할 수는 없습니다. '단일 식품'보다는 '건강한 식단'에 집중하는 것이 훨씬 효과적입니다. 이에 미국암연구소American Institute for Cancer Research, AICR에서 권장하는 항암 효과가 뛰어난 채소와 과일, 통곡물을 소개합니다. 항암 식단을 계획하는 데 참고하시기 바랍니다.

브로콜리

식이섬유와 철분, 비타민 C를 풍부하게 함유한 브로콜리는 전 세계에서 즐기는 대표적인 십자화과 채소입니다. 레몬보다도 비타민 C가 풍부해 브로콜리 두세 송이면 하루에 필요한 비타민 C를 모두 섭취할 수 있습니다.

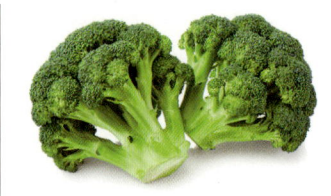

> **TIP** 브로콜리는 얼음물에 담가두면 색이 진해지고 싱싱함이 유지됩니다. 또한 조리 전 소금물에 30분 정도 담갔다가 흐르는 물에 씻으면 오염물질이 효과적으로 제거됩니다. 브로콜리는 생으로 먹으면 가스가 찰 수 있으므로 익혀 먹는 것을 권장하며, 물에 넣고 가열하면 비타민이나 일부 항암 물질이 파괴될 수 있으므로 찌거나 기름에 볶아 먹는 것이 소화와 흡수에 더 좋습니다.

마늘

마늘은 강한 냄새를 제외하고는 100가지 이로움이 있다고 해서 일해백리(一害百利)라고도 불립니다. 마늘의 항암 효과에 대해서는 아직 더 많은 연구가 필요하지만, 미국 주간지 〈타임〉에서는 마늘을 세계 10대 건강식품으로 선정하며 다양한 음식의 재료로 이용할 것을 권장하고 있습니다.

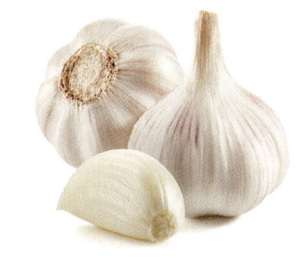

> **TIP** 마늘의 매운맛을 내는 알리신은 위벽을 자극하기 때문에 위가 약하거나 속쓰림이 있다면 주의해 섭취하고, 항응고제(와파린 등)를 복용하고 있다면 출혈 위험을 높일 수 있으므로 과도한 마늘 섭취는 주의해야 합니다.

케일

케일처럼 짙은 녹색잎 채소에는 항산화제 역할을 하는 카로티노이드(베타카로틴, 루테인 및 제아잔틴)가 풍부해 DNA 손상을 막는 효과가 있습니다. 또 비타민 C도 풍부해 발암물질 형성을 억제하는 효과가 있습니다.

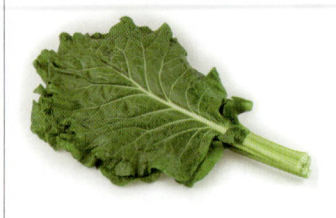

🅣🅘🅟 비타민이 풍부한 케일은 가열하면 영양소가 많이 파괴될 수 있으므로 가급적 쌈 채소나 샐러드로 준비해 생채소를 먹는 것을 권합니다. 단, 혈액을 응고시키는 비타민 K가 많기 때문에 항응고제(와파린 등)를 복용하는 분들은 섭취에 주의합니다.

시금치

무기질과 비타민 함량이 높은 시금치는 성장기 아이부터 가임기 여성과 임산부, 노인에 이르기까지 남녀노소 모두에게 좋은 슈퍼푸드로 잘 알려져 있습니다. 사계절 내내 쉽게 접할 수 있지만, 특히 겨울에 재배한 시금치는 영양가가 더욱 풍부하고 싱싱합니다.

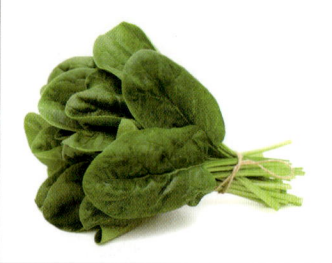

🅣🅘🅟 시금치는 실온에 오래 보관할수록 비타민 C가 소실되므로 밀봉해 냉장 보관하고 가급적 빨리 먹는 것이 좋습니다.

아스파라거스

봄을 알리는 야채인 아스파라거스는 항산화·항염증 효과가 있는 플라보

놀과 사포닌이 풍부하고, 유산균의 먹이인 프리바이오틱스 기능을 하는 이눌린(식이섬유의 일종)이 풍부합니다. 프리바이오틱스는 인체의 염증 수치를 낮추고, 유익한 장내 미생물의 성장을 촉진해 암 발생을 예방하는 데 도움이 됩니다.

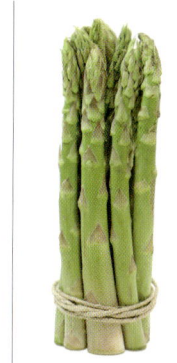

TIP 아스파라거스에 들어 있는 비타민은 데치기보다는 기름을 뿌리거나 볶아 먹을 때 흡수율이 더 좋습니다. 프라이팬에 기름을 두르고 소금을 넣어 살짝 볶으면 아삭한 식감과 함께 담백한 맛을 냅니다.

당근

당근은 녹황색 식품에 함유된 베타카로틴이 풍부해서 면역력을 높이고 암을 예방하는 데 도움을 줍니다. 언제나 쉽게 구할 수 있는 재료이지만, 겨울이 가장 제철입니다.

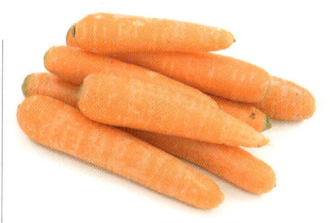

TIP 당근은 주황색이 선명하고 진할수록 베타카로틴이 풍부합니다. 특히 껍질에는 베타카로틴을 포함한 많은 영양성분이 있기 때문에 깨끗이 씻어서 껍질째 먹는 것이 좋고, 기름을 이용해 조리하면 체내 흡수율이 더욱 높아집니다.

포도

여름철 대표 과일인 포도에 함유된 폴리페놀 성분은 몸에 쌓인 유해물질을 제거해 암 예방과 노화 방지에 도움이 된다고 알려져 있습니다. 또한 강력한 항산화 기능을 하는 레스베라트롤, 안토시아닌도 풍부해 염증과 암세포의 성장·확산을 억제하는 효과가 있습니다.

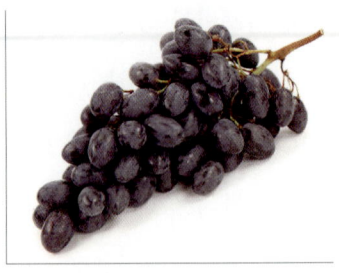

> **TIP** 포도의 껍질과 씨에 함유된 폴리페놀 성분을 섭취하기 위해서는 통째로 먹는 것이 가장 좋고, 이를 위해 농약을 잘 제거하는 것이 중요합니다. 포도송이는 흐르는 물에 꼼꼼히 세척하는데, 이때 밀가루나 베이킹소다를 이용하면 유해 성분을 효과적으로 제거할 수 있습니다(밀가루나 베이킹소다를 물에 풀고 3~5분 정도 포도송이를 담가 두었다가 흐르는 물에 깨끗이 씻습니다).

딸기

새콤달콤한 맛과 부드러운 과육으로 남녀노소 모두에게 인기 있는 딸기는 암세포의 성장을 억제하는 안토시아닌과 페놀산, 비타민 C가 풍부한 건강식품입니다.

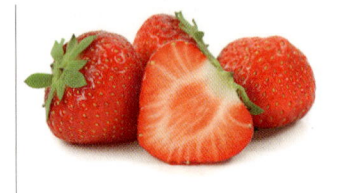

> **TIP** 딸기는 보관기한이 길지 않으므로 되도록 빨리 먹는 것이 좋습니다. 보관할 때는 비닐에 넣어 냉장 보관하거나, 냉동실에 보관해 잼이나 주스를 만들어 먹어도 좋습니다. 딸기는 우유와 함께 먹으면 신맛이 적어지고, 딸기에 부족한 단백질을 보충할 수 있습니다. 딸기의 유기산과 비타민 C는 우유의 칼슘과 철분의 흡수를 돕기 때문에 영양 궁합도 좋습니다.

토마토

토마토는 강력한 항산화 효과가 있는 채소입니다. 토마토의 붉은색을 내는 라이코펜(리코펜)은 카로티노이드의 일종으로 활성산소를 배출시키고, 암을 예방하는 효과가 있다고 알려져 있습니다.

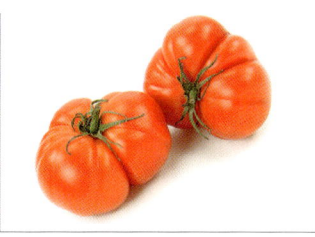

TIP 토마토는 붉은색이 진할수록 라이코펜의 함량이 높고, 살짝 볶거나 데쳐서 먹으면 체내 흡수율을 더 높일 수 있습니다. 오일이나 견과류와 함께 먹는 것도 좋습니다.

블루베리

신이 내린 보랏빛 선물이라고 불리는 블루베리는 안토시아닌 성분으로 인해 푸른색을 띱니다. 안토시아닌은 활성산소를 제거해 항산화 작용을 하고, 눈 건강에 도움을 줍니다. 블루베리는 푸른색이 선명하면서 과육이 단단하고 표면에 은백색의 가루가 묻어 있는 것이 좋습니다.

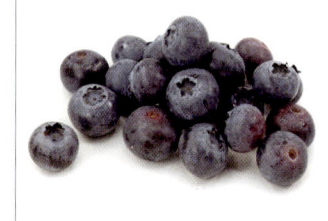

TIP 건블루베리는 블루베리를 말리는 과정에서 방부제 등 많은 첨가물이 들어가므로 되도록 생블루베리나 냉동블루베리를 구입하는 것이 좋습니다.

영양의 보고(寶庫), 제철 식품

하우스 재배로 인해 사시사철 다양한 농산물을 즐길 수 있게 되면서 과거보다는 제철 식품의 의미가 줄어든 것이 사실입니다. 하지만 제철 식품은 하우스 재배에 비해 농작과 운송, 보관 과정에서 발생하는 비용과 환경오염의 위험이 낮아 친환경적이고, 맛과 영양면에서도 더 우수합니다.

대표적인 슈퍼푸드인 토마토도 1년 내내 쉽게 구할 수 있으나 사실 토마토의 제철은 7~9월입니다. 여름의 뜨거운 햇빛을 받으며 영양분이 풍부한 노지에서 자란 토마토가 한겨울 하우스에서 재배된 토마토보다 맛과 영양이 풍부하고 식감도 더 탄력적입니다. 아래에 정리한 월별 제철 식품을 참고해서 건강한 식단을 꾸려 보세요.

월별 제철 식품

1월	영양부추, 취청오이, 방울양배추, 팽이버섯, 우엉, 레드향, 레몬, 감귤
2월	봄동, 유채나물, 시금치, 연근, 딸기, 천혜향, 한라봉

월	제철 식재료
3월	목이버섯, 머윗대, 세발나물, 돌나물, 미나리, 달래, 호박씨, 비트
4월	머위, 냉이, 쑥, 더덕, 고사리, 두릅, 씀바귀, 마늘, 아스파라거스, 노각, 산마늘, 파인애플
5월	곰취, 숙주나물, 상추, 오이, 피망, 호박잎, 쪽파, 쑥갓, 취나물, 양배추, 마늘종, 고구마순, 방풍나물, 피망, 하귤, 오디
6월	부추, 근대, 곤드레, 열무, 적채, 엉겅퀴, 울외, 삼채, 매실, 참외, 방울토마토, 산딸기, 애플망고, 복분자, 체리, 앵두, 살구, 보리, 보리수열매
7월	아욱, 깻잎, 셀러리, 고추냉이, 옥수수, 강낭콩, 밤콩, 양파, 비름나물, 도라지, 애호박, 꽈리고추, 감자, 가지, 수박, 자두, 용과, 아로니아, 토마토, 블루베리, 구기자
8월	방아잎, 치커리, 홍고추, 참나물, 여주, 알로에, 신선초, 복숭아, 멜론, 청귤, 포도, 호밀
9월	토란대, 칡, 노루궁뎅이버섯, 영지버섯, 능이버섯, 표고버섯, 사과, 배, 오미자, 대추, 고구마, 야콘, 참깨
10월	생강, 들깨, 청경채, 갓, 고들빼기, 콩잎, 대파, 느타리버섯, 새송이버섯, 양송이버섯, 머루, 수세미, 모과, 순무, 밤
11월	배추, 단호박, 무, 마, 파프리카, 늙은 호박, 감, 석류, 강황, 울금, 가지버섯, 쥐눈이콩, 결명자, 섬초, 유자, 총각무
12월	당근, 브로콜리, 콜라비, 콜리플라워, 키위, 돼지감자, 상황버섯

출처 : 농림축산식품부 농식품정보누리(https://www.foodnuri.go.kr)

요리 맛을 살리는
소스 · 드레싱 만들기

음식을 더욱 맛있고 풍미 있게 만들어 주는 소스와 드레싱 만드는 법을 소개합니다. PART 4의 어떤 요리에 사용했는지도 표기해 두었으니 해당 요리를 만들 때 참고하세요.

1. 토마토 소스

재료 토마토 250g, 토마토페이스트 100g, 양파 60g, 다진 마늘 15g, 파마산치즈가루 20g, 후추 2g, 소금 5g, 설탕 10g, 올리브유 15g, 물 150㎖, 월계수잎 1g, 바질가루 0.5g

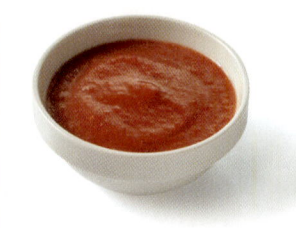

1. 토마토는 깨끗이 씻은 후 대략 1×1cm 크기로 깍둑 썬다.
2. 양파는 깨끗이 씻은 후 다진다.
3. 팬에 올리브유를 두르고 다진 양파, 다진 마늘, 토마토페이스트를 넣어 약불에 충분히 볶는다.
4. 양파가 익으면 준비한 토마토를 넣고 볶는다.
5. 토마토가 어느 정도 익으면 물 150㎖를 붓고 소금, 후추, 설탕, 월계수잎, 바질가루를 넣은 다음 중불에서 10분간 끓인다.
6. 불을 끄고 월계수잎을 건지고 파마산치즈가루를 넣고 섞어 준다.

- 토마토 숙성도, 기호에 맞게 설탕을 가감해 신맛을 조절할 수 있습니다.
- 냉장 보관하면 1주일 동안 보관 가능합니다.

- 라타투이소이누들(164쪽), 쥬키니누들미트볼(170쪽), 해물순두부그라탕(232쪽), 토마토소스안심조림(234쪽), 가지불고기피자(240쪽), 쥬키니롤그라탕(242쪽), 레인보우피자(288쪽), 두부컵피자(294쪽), 김치볶음밥그라탕(300쪽)

2. 두부마요네즈 소스

재료 두부 200g, 두유 50g, 식초 10g, 설탕 15g, 소금 3g

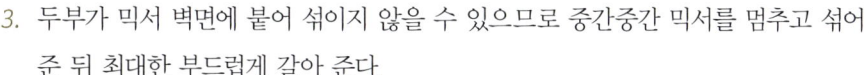

1. 두부는 끓는 물에 살짝 데친 뒤 면보에 넣어 물기를 뺀다.
2. 두부를 조각 내어 믹서에 넣고 두유, 소금, 설탕, 식초를 넣고 곱게 간다.
3. 두부가 믹서 벽면에 붙어 섞이지 않을 수 있으므로 중간중간 믹서를 멈추고 섞어 준 뒤 최대한 부드럽게 갈아 준다.
4. 간을 보면서 부족한 부분은 소금을 넣어 맞춘다.

- 두부스프링롤(244쪽)

> 샐러드 및 월남쌈 요리에 활용합니다.

3. 무침 소스

재료 사과 30g, 양파 30g, 사과주스 100g, 토마토 60g, 식초 20g, 설탕 20g, 고추장 60g, 다진 마늘 10g, 고춧가루 30g

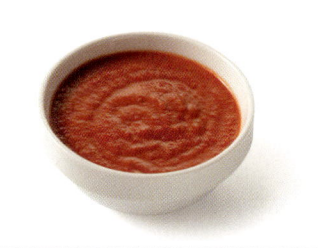

1. 분량의 재료를 믹서에 넣고 곱게 간다.
2. 냉장고에서 1일 숙성 후 사용한다.

- 낙지시금치무침&소면(150쪽)

4. 깻잎페스토 소스

재료 깻잎 50g, 아몬드 30g, 호두 30g, 잣 30g,
올리브유 200g, 소금 2g, 파마산치즈가루 20g,
마늘 10g

1. 분량의 재료를 믹서에 넣고 곱게 간다.
2. 용기에 담아 냉장 보관한다.

· 견과깻잎페스토냉파스타(174쪽)

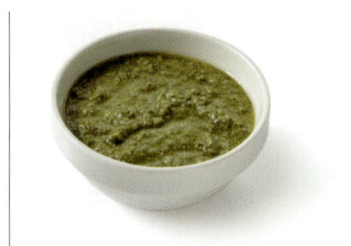

5. 저염 간장

재료 간장 300g, 물 600㎖, 레몬 30g, 사과 100g,
대파 100g, 양파 100g, 통마늘 50g, 표고버섯 30g,
건다시마 8g

1. 냄비에 분량의 재료를 모두 넣고 약불에서 15분간 끓인다.
2. 완전히 식혀 체로 거른 후 용기에 담아 냉장 보관한다.

· 두부컵피자(294쪽), 두부소보로비빔밥(296쪽), 김치볶음밥그라탕(300쪽), 치즈가츠동(304쪽)

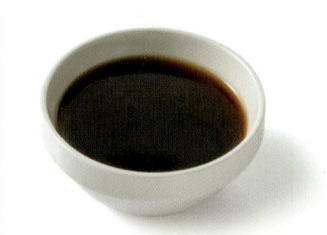

6. 데리야끼 소스

재료 간장 40g, 맛술 20g, 양파 10g, 설탕 10g,
올리고당 10g, 물 30㎖

1. 팬에 재료를 넣고 한소끔 끓인 다음 식힌다.

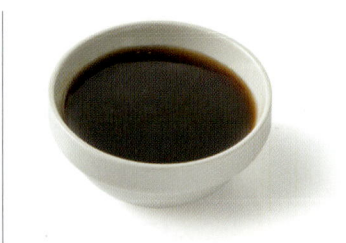

2. 용기에 담아 냉장 보관한다.

- 가지찹스테이크데리야끼덮밥(126쪽)

7. 저염데리야끼 소스

재료 저염 간장 30g, 맛술 30g, 올리고당 15g, 설탕 7g, 물 30㎖

1. 냄비에 저염 간장, 맛술, 올리고당, 설탕, 물을 넣고 센불로 끓인다.
2. 끓어오르면 약불로 줄여 5분간 졸인다.

- 힘나는버거(302쪽)

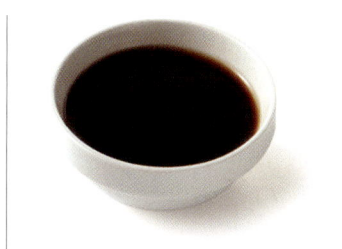

8. 잣 소스

재료 배 80g, 잣 10g, 식초 10g, 마요네즈 15g, 올리고당 15g, 설탕 5g, 소금 1g

1. 믹서에 분량의 재료를 넣고 곱게 간다.
2. 용기에 담아 냉장 보관한다.

- 소고기과일편채(224쪽)

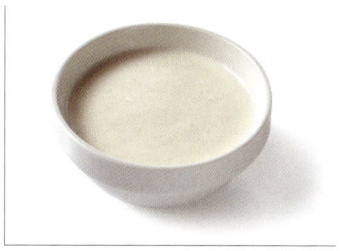

9. 함박스테이크 소스

재료 우스터소스 80g, 양파 50g, 양송이버섯 30g,
버터 15g, 케첩 15g, 다진 마늘 5g, 맛술 15g,
올리고당 15g, 후추 0.5g, 물 8㎖

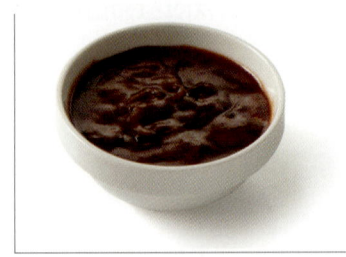

1. 양파는 채 썰고, 양송이버섯은 얇게 편 썬다.
2. 팬에 버터를 넣고 약불에 녹인 다음 마늘을 볶아 향을 낸다.
3. 양파를 넣고 옅은 갈색이 나도록 약불에서 볶다가 나머지 소스 재료와 양송이버섯을 넣고 끓인다.

- 타워함박스테이크(236쪽)

10. 겨자 소스

재료 설탕 15g, 간장 15g, 식초 15g, 연겨자 5g, 물 15㎖

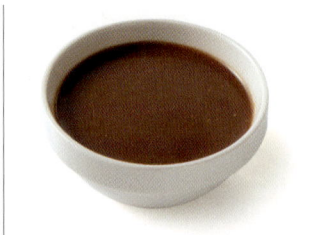

1. 분량의 재료를 그릇에 담고 잘 섞는다.

- 노루궁뎅이버섯들깨닭찜(216쪽)

11. 생강 고기 양념

재료 간장 30g, 맛술 30g, 설탕 15g, 다진 생강 10g,
후추 0.5g

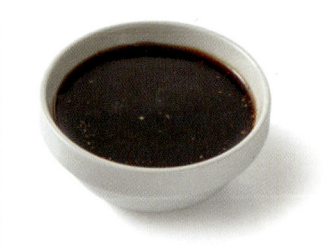

1. 분량의 재료를 잘 섞는다.
2. 용기에 담아 냉장 보관한다.

- 돼지고기생강찜과 숙채쌈(210쪽)

12. 발사믹 드레싱

재료 올리브유 40g, 발사믹식초 30g, 양파 10g, 소금 1g, 후추 0.5g

1. 양파는 곱게 다진다.
2. 분량의 재료를 잘 섞는다.

· **프로틴그레인샐러드(230쪽)**

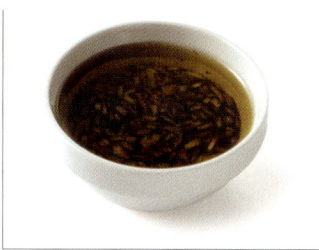

13. 유자 드레싱

재료 유자청 60g, 올리브유 45g, 식초 20g, 소금 2g

1. 분량의 재료를 잘 섞는다.
2. 용기에 담아 냉장 보관한다.

· **참나물문어샐러드(228쪽)**

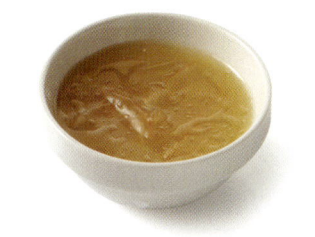

· 해산물이 들어간 샐러드에 사용하면 맛이 잘 어우러집니다.

흔히 이용하는 어·육류군의
단백질 함량과 식품별 목측량

항암 치료 기간 중에는 충분한 열량 및 단백질 섭취가 중요합니다. 선호하는 식재료를 활용해 매끼 적정량의 단백질을 섭취할 수 있도록 메뉴를 구성합니다. 아래는 단백질 약 8g을 섭취할 수 있는 어·육류 식품별 무게와 목측량입니다. 식단을 계획할 때 참고하시기 바랍니다.

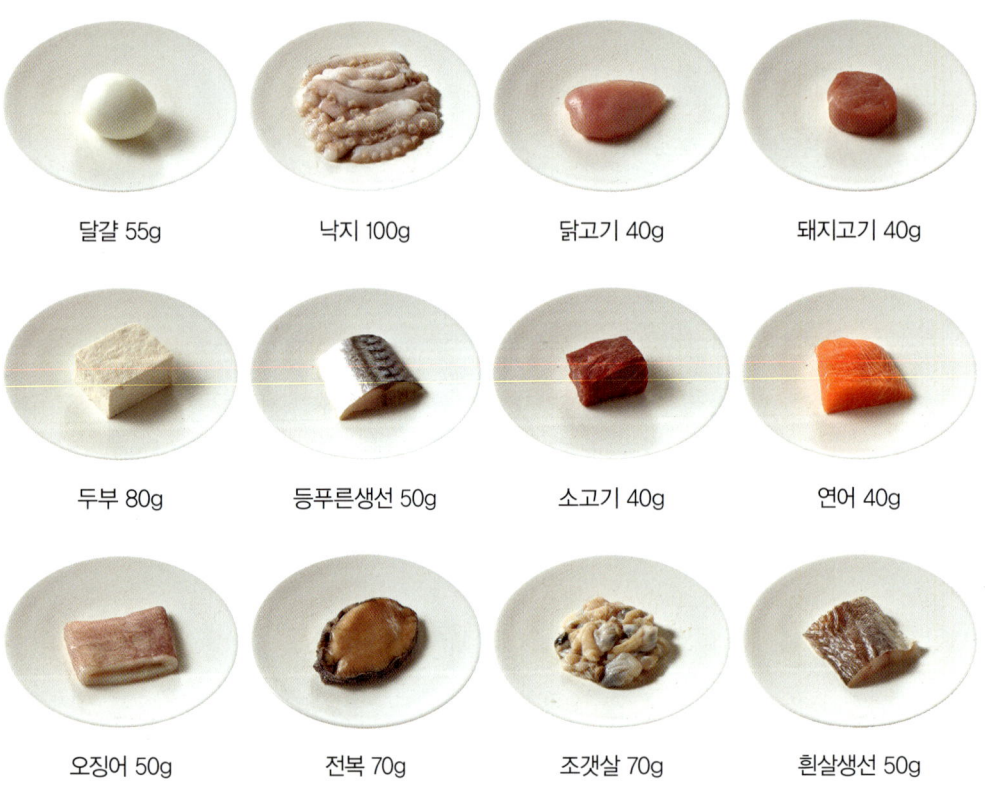

달걀 55g 낙지 100g 닭고기 40g 돼지고기 40g

두부 80g 등푸른생선 50g 소고기 40g 연어 40g

오징어 50g 전복 70g 조갯살 70g 흰살생선 50g

계량 도구 및 계량법

이 책에서는 정확한 계량을 위해 레시피의 양을 '그램(g)' 단위로 표기했습니다. 계량 도구를 사용하면 정확한 계량이 가능해 균일한 맛을 내고 영양 균형을 맞출 수 있습니다. 레시피에 따라 조리할 때는 정확한 계량을 권장합니다.

저울

전자저울은 가장 정확하게 계량할 수 있는 도구입니다. 저울은 1g 단위로 측정할 수 있는 것을 선택합니다.

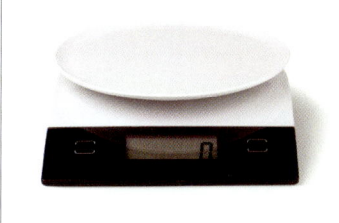

계량스푼

- 1큰술 = 1T = 15g
- 1작은술 = 1t = 5g

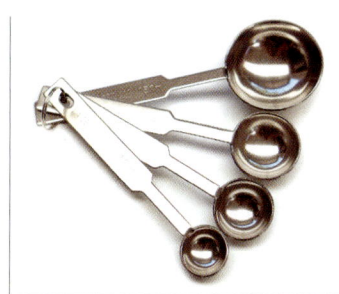

- 소금, 설탕 등 가루류는 가득 담은 후 윗부분을 편편하게 깎아 계량합니다.
- 간장, 식용류 등의 액체류는 계량스푼의 가장자리가 넘치지 않을 정도로 담아 계량합니다.
- 고추장, 된장 등의 장류도 가득 담은 후 윗부분을 편편하게 깎아 계량합니다.

밥숟가락을 이용할 때의 계량 기준

계량스푼이 없을 때는 밥숟가락으로 대체 가능합니다. 눈대중으로 계량할 수 있도록 사진을 제시했으니 참고하세요.

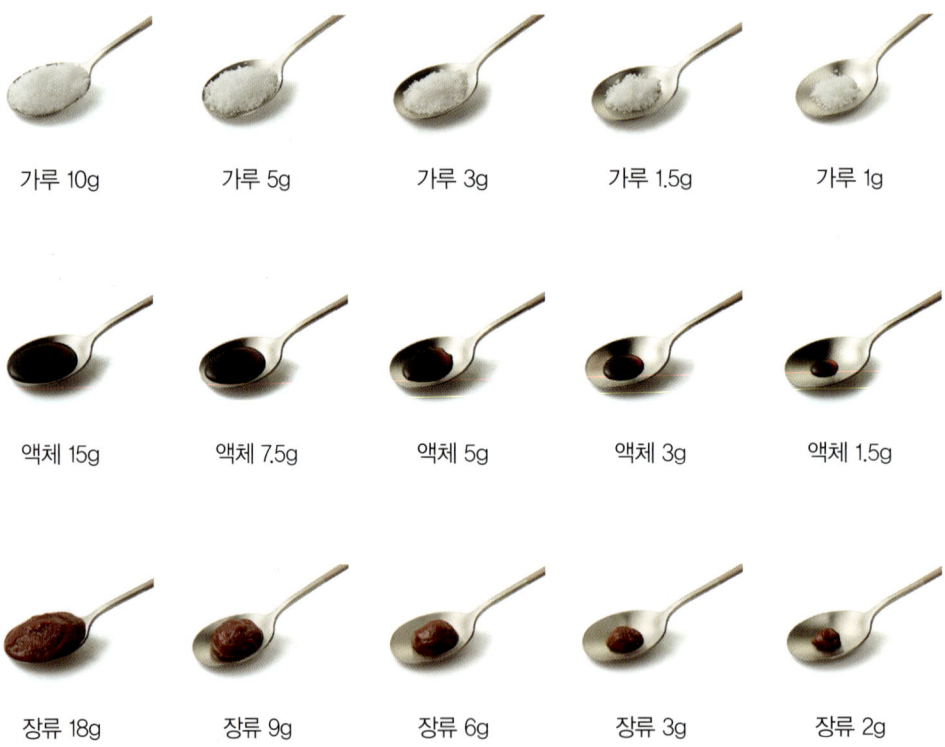

계량컵

계량컵은 편편한 곳에서 가장자리가 넘치지 않을 정도로 담아 계량합니다. 유리 재질이나 투명한 내열 플라스틱의 계량컵을 사용하면 눈금과 내용물 확인이 편리합니다.

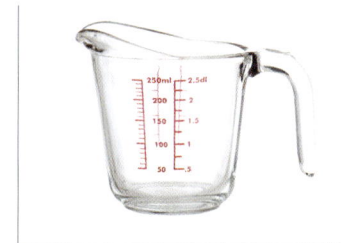

PART 4

암을 이기고 회복을 돕는
**최고의
요리 레시피**

··················

이제부터 구체적인 요리 레시피를 소개합니다. 메뉴는 밥, 국수, 죽, 일품 요리, 간식, 소아용 요리 이렇게 여섯 종류로 구성함으로써 환자분들의 입맛과 몸 상태에 따라 선택할 수 있게 했습니다. 단백질을 충분히 포함하면서 한 그릇에 필요한 영양소를 고루 담을 수 있도록 했습니다(개인마다 필요한 영양 요구량이 다르므로 본인에게 필요한 영양 요구량에 대한 정확한 평가는 병원의 임상영양사와 상담할 것을 권장합니다).

제시된 레시피는 1인분 기준인 것도 있고, 2인분 기준인 것도 있습니다. 메뉴 선택 후 몇 인분을 만들지 정한 다음 제시된 양을 참고해 만들면 재료의 낭비 없이 맛과 영양을 충족한 식사를 할 수 있습니다. 간식은 가급적 쉽고 간단하게 만들 수 있으면서 열량 및 단백질을 챙길 수 있는 메뉴를 담았습니다. 또 기존에는 없던 어린이 메뉴도 소개했습니다. 맛과 영양은 기본이고 음식의 색과 모양에 아기자기한 재미를 더한 어린이 메뉴는 소아암 치료를 받는 환아에게 도움이 되리라 기대합니다.

··················

따뜻하고 든든하게 속을 채우는
밥과 탕 요리

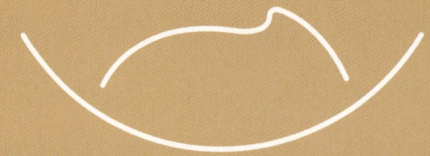

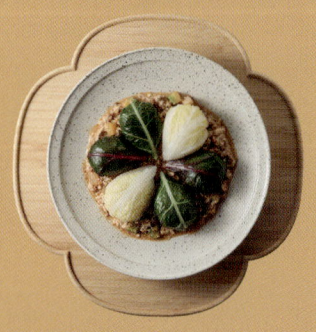 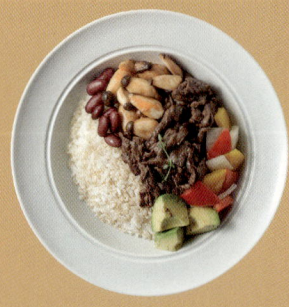 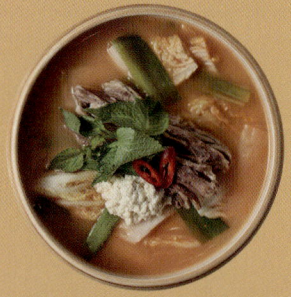

밥·탕 요리

항암 과정 중에는 어느 특정 영양소를 집중적으로 섭취하는 것보다 여러 종류의 식품을 골고루 먹어 충분한 영양 공급이 이뤄지도록 하는 것이 중요합니다. 밥과 탕 요리는 솥밥, 덮밥, 비빔밥, 쌈밥 등의 별미밥 그리고 따뜻한 밥과 어울리는 영양가 높은 탕으로 구성했습니다. 영양 밀도가 높고 다양한 영양소가 골고루 들어 있어 식사량이 적은 분들에게 도움이 됩니다.

* 밥 요리 레시피는 1인분 기준이고, 탕 요리는 조리 특성상 4인분 기준입니다.

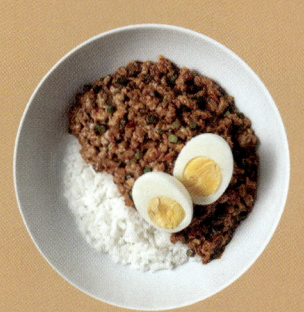 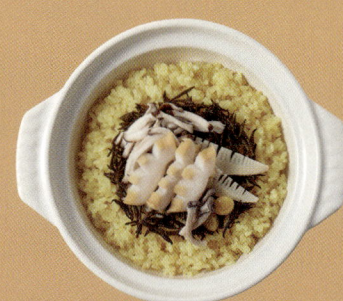 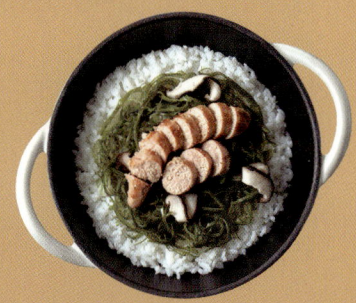

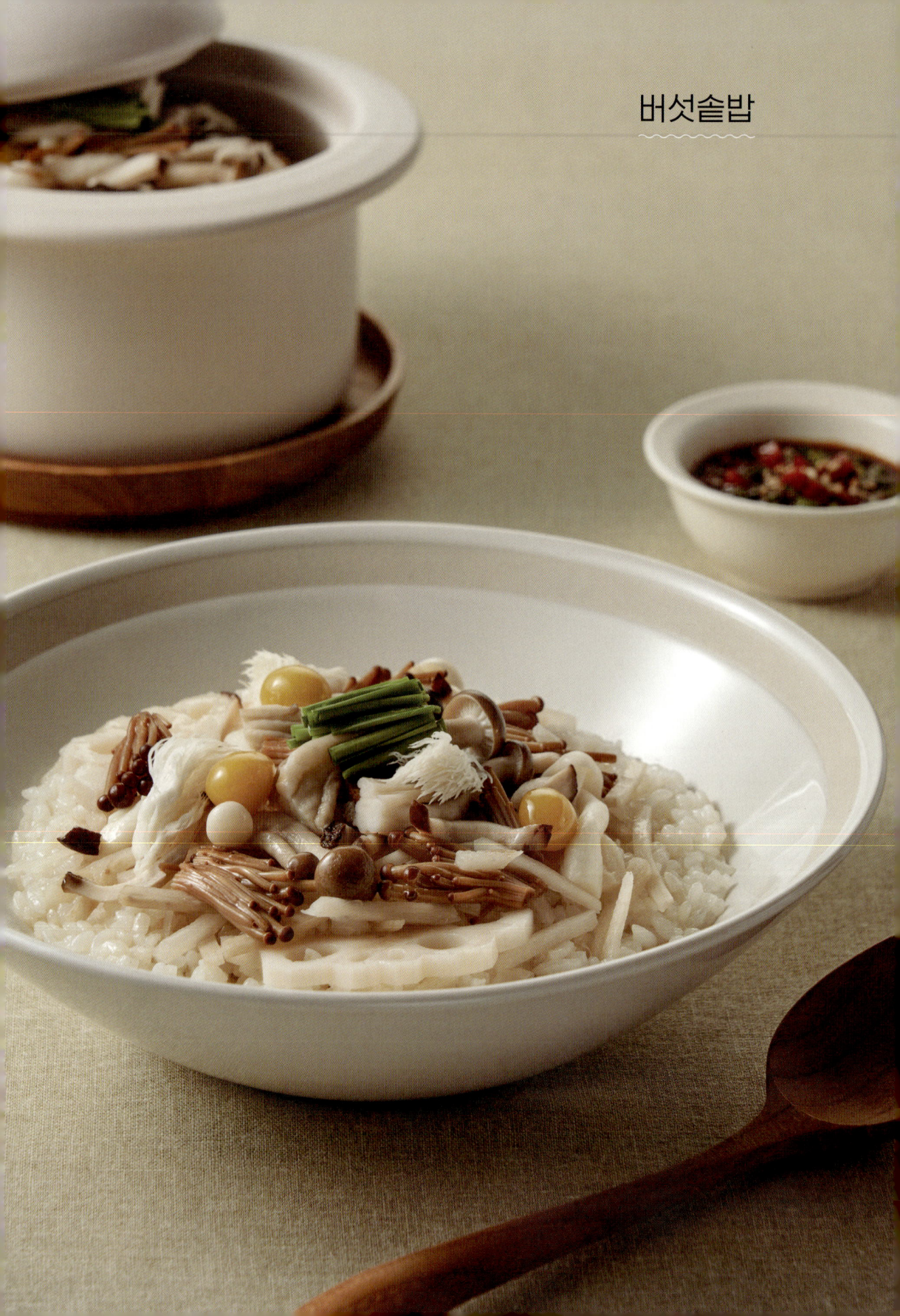

버섯솥밥

맛과 향이 다른 다섯 가지 버섯과 아삭한 식감의 뿌리채소인 연근, 우엉채를 넣어 지은 영양밥입니다. 건강한 향미와 씹는 맛이 좋아 맛깔난 양념장을 곁들여 먹으면 입맛을 돋우는 데 제격입니다.

주재료 효능

버섯은 잎채소에 비해 단백질 함유량이 높고 비타민 B, 무기질, 식이섬유가 풍부합니다. 또한 면역세포의 활성화를 촉진해 항염증 및 항암 효과를 기대할 수 있습니다.

재료 (1인분)

쌀 90g (불린 쌀 110g)
물 110㎖
표고버섯 5g
황금팽이버섯 40g
만가닥버섯 30g
느타리버섯 20g
노루궁뎅이버섯 30g
연근 20g
우엉채 20g
깐 은행 3g
영양부추 5g

양념장

무장아찌 15g
간장 15g, 물 15㎖
홍고추 4g
쪽파 4g
고춧가루 3g
설탕 5g
참기름 3g, 참깨 5g

요리 만들기

1. 쌀은 씻어서 30분 이상 불린다.
2. 표고버섯은 채 썰고 황금팽이버섯은 밑동을 잘라 결대로 찢는다. 만가닥버섯, 느타리버섯, 노루궁뎅이버섯도 결대로 찢는다.
3. 연근은 은행잎 모양으로 자르고, 우엉채, 영양부추는 2cm 길이로 썬다.
4. 뚝배기에 불린 쌀을 넣고, 그 위에 노루궁뎅이버섯을 제외한 나머지 버섯과 연근, 우엉채, 깐 은행을 넣는다.
5. 4에 물 110㎖를 붓고 센불에 올린다.
6. 뚝배기가 끓기 시작하면 뚜껑을 덮어 약불에 11분간 더 끓인 후 불을 끄고, 노루궁뎅이버섯을 넣은 다음 3분간 뜸들인다.
7. 고명으로 영양부추를 밥 위에 올린다.
8. 무장아찌는 다져서 준비하고, 나머지 양념장 재료를 섞어 양념장을 만들어 곁들인다.

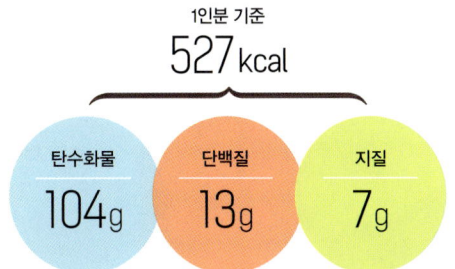

- 양념장을 만들 때 짠지류를 넣으면 아삭한 식감을 살릴 수 있습니다.
- 생선 반찬을 곁들여 먹으면 단백질을 보충할 수 있습니다.

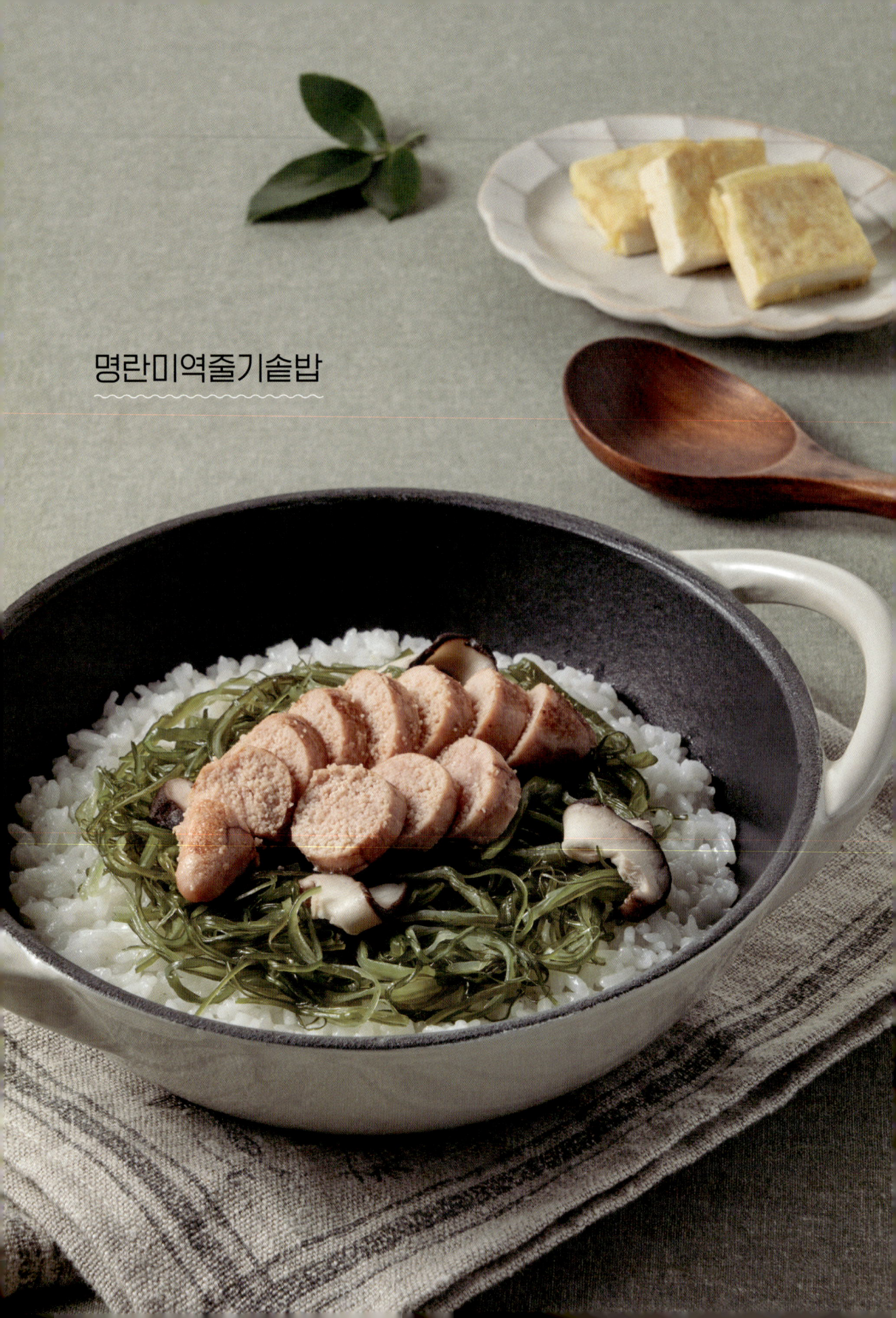

명란미역줄기솥밥

표고버섯을 넣어 지은 밥에 염분을 제거한 미역줄기와 백명란을 넣어 섞으니 양념장이 없어도 간이 적당합니다. 입맛이 없을 때 간단하게 만들어 먹을 수 있는 별미밥입니다.

주재료 효능

미역줄기에는 칼슘 및 식이섬유가 풍부하게 함유되어 있습니다. 식이섬유는 체내 소화효소로 분해되지는 않지만, 장운동을 원활하게 해 발암물질이 장에 머무는 시간을 줄여 줍니다.

재료 (1인분)

쌀 90g (불린 쌀 110g)
물 110㎖
염장 미역줄기 40g
백명란 50g
표고버섯 15g
참기름 2g
식용유 5g

요리 만들기

1. 쌀은 씻어서 30분 이상 불린다.
2. 염장 미역줄기는 흐르는 물에 씻어 소금을 제거하고, 찬물에 30분 담가 짠기를 충분히 뺀 후 약 3cm 길이로 잘라 기름에 볶아 둔다.
   미역줄기는 볶으면 오독오독 씹히는 맛이 있고, 끓는 물에 3분 데치면 식감이 부드럽다.
3. 표고버섯은 채 썬다.
4. 명란은 팬에 기름을 두른 후 뚜껑을 덮고 약불에 굽는다. 겉면이 앞뒤로 노릇하게 구워지면 먹기 좋은 크기로 자른다.
5. 뚝배기에 불린 쌀과 채 썬 표고버섯, 물을 넣고 센불로 끓인다.
6. 뚝배기가 끓기 시작하면 뚜껑을 덮고 약불로 10분간 더 끓인 후 불을 끈다. 볶은 미역줄기와 구운 명란을 넣고 뚜껑을 덮어 3분간 뜸을 들인다.
   구운 명란에 밥 뜸을 한 번 더 들여 주면 명란의 비린내가 잡힌다.
7. 뜸이 다 들면 참기름을 둘러 마무리한다.

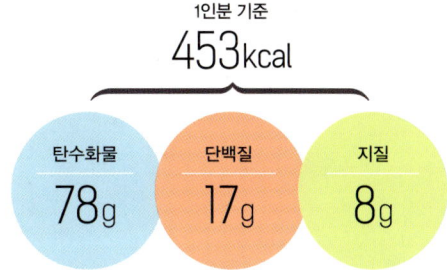

- 두부구이나 메추리알곤약조림 등 단백질 반찬을 곁들이면 단백질 보충에 도움이 됩니다.

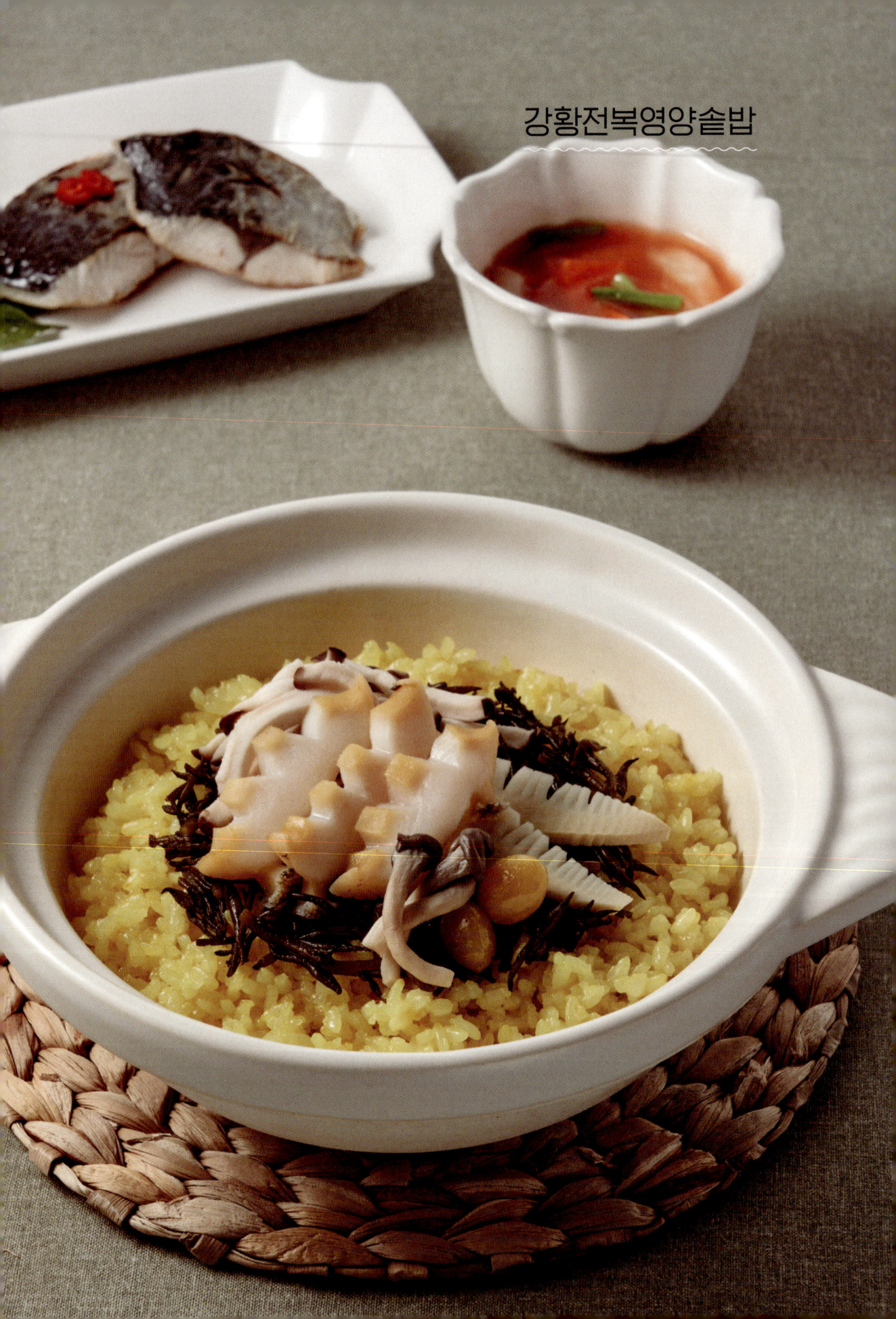

강황전복영양솥밥

강황이 들어가 맛깔스러운 황금빛이 돌고, 톳과 쫄깃한 전복이 더해져 바다향을 가득 품은 영양밥입니다. 강황 특유의 향이 톳과 전복의 풍미와 조화를 잘 이룹니다.

주재료 효능

전복은 고단백, 저지방 식품으로 회복기 환자나 노약자의 원기를 회복하는 식재료로 많이 쓰입니다. 전복에 함유된 타우린, 아르기닌 등의 아미노산은 특유의 감칠맛으로 요리의 맛을 더합니다.

재료 (1인분)

전복살 100g
쌀 90g (불린 쌀 110g)
물 110㎖
염장 톳 40g
표고버섯 10g
새송이버섯 30g
느타리버섯 10g
죽순 10g
강황가루 1g
깐 은행 5g

양념장

양파 10g
부추 5g
홍고추 3g
간장 30g
물 15㎖
참기름 5g
볶은 참깨 5g

요리 만들기

1. 쌀은 씻어서 30분 이상 불린다.
2. 염장 톳은 흐르는 물에 씻어 소금을 제거하고 찬물에 서너 번 헹군다. 추가로 30분 정도 찬물에 담가 짠기를 뺀 후 1cm 길이로 잘라 준비한다.
3. 표고버섯, 새송이버섯, 죽순은 채 썰어 준비하고 느타리버섯은 결대로 찢는다.
4. 전복은 솔로 문질러 닦아 깨끗이 씻은 다음 숟가락으로 살과 껍질을 분리하는데, 이때 내장이 터지지 않게 한다. 내장과 이빨을 제거하고 전복살은 채 썰어 둔다.
5. 냄비에 분량의 물을 붓고 강황가루를 풀어 준 다음 불린 쌀을 넣는다. 손질한 버섯, 전복, 죽순, 톳, 깐 은행도 함께 넣어 센불로 끓인다.
6. 끓기 시작하면 뚜껑을 덮고 약불로 낮춰 10분간 더 끓인 후 불을 끄고 3분간 뜸을 들인다.
7. 양념장에 들어갈 양파, 홍고추는 다지고 부추는 0.5cm 길이로 송송 썰어 나머지 재료와 섞어 양념장을 만든다.
8. 완성된 솥밥을 그릇에 소담하게 담고, 양념장을 곁들인다.

· 생선구이나 육류 반찬을 곁들여 단백질을 추가하면 좋습니다.

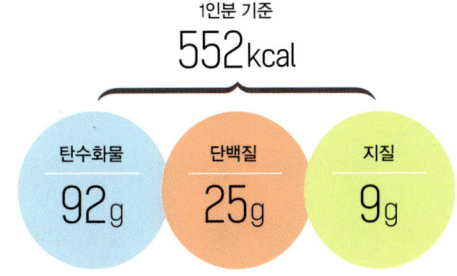

1인분 기준
552kcal

탄수화물 92g
단백질 25g
지질 9g

PART 4 암을 이기고 회복을 돕는 최고의 요리 레시피

잔멸치시래기밥

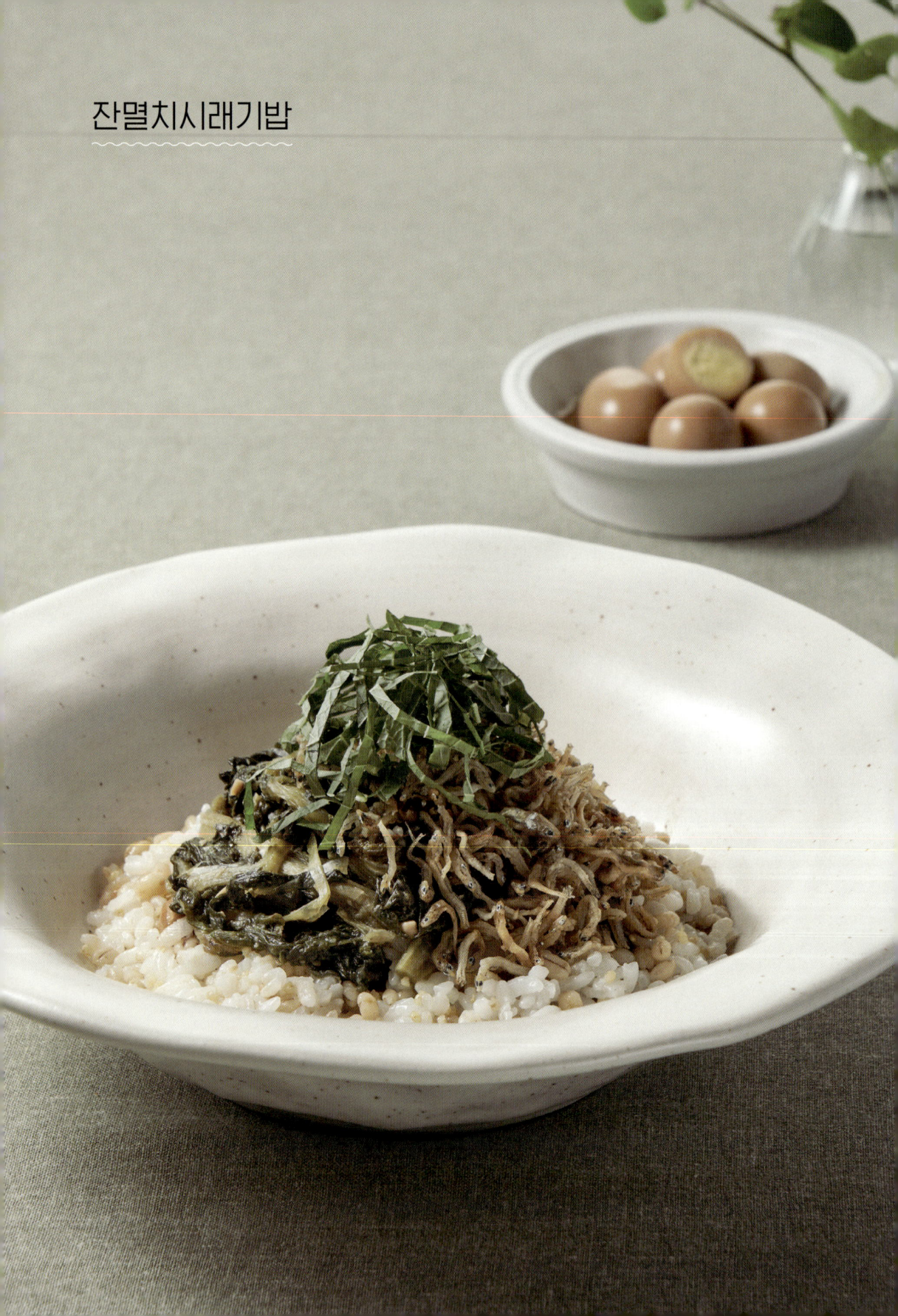

겨우내 말린 푸른 무청을 푹 삶아 부드럽게 만든 시래기를 된장으로 양념해 졸였습니다. 갓 지은 따끈한 밥 위에 듬뿍 올려 먹으면 구수한 맛이 식욕을 돋우고, 곁들인 바삭한 멸치가 맛깔스러운 식감을 더합니다.

주재료 효능

시래기는 비타민, 철분, 칼슘, 식이섬유가 풍부합니다. 식이섬유는 특히 변비 예방에 좋습니다. 또 시래기에 함유된 인돌은 파이토케미컬의 하나로 발암물질의 활성을 억제하는 효과가 있습니다.

재료 (1인분)

- 잡곡밥 180g
- 데친 시래기 80g
- 세멸치 20g
- 된장 10g
- 국간장 3g
- 다진 마늘 2g
- 들기름 5g
- 물 200㎖
- 식용유 5g
- 깻잎 2g
- 볶은 참깨 2g

요리 만들기

1. 데친 시래기는 3cm 길이로 썰어 된장, 국간장, 다진 마늘, 들기름을 넣고 무쳐 준비한다.
2. 양념한 시래기를 냄비에 담고 분량의 물을 넣은 후 시래기가 부드러워질 때까지 약불로 졸인다.
   시래기를 졸일 때 쌀뜨물을 사용하면 구수한 맛이 배가된다.
3. 깻잎은 깨끗하게 씻어 물기를 제거한 뒤 얇게 채 썬다.
4. 세멸치(잔멸치)는 물에 여러 번 씻어 짠기를 제거한다. 많이 짤 경우에는 물에 10분 이상 담갔다가 물기를 제거한다.
5. 마른 팬에 세멸치를 넣고 약불에서 볶듯이 뒤섞으며 물기를 제거한 다음, 기름을 넣어 바삭해지도록 볶는다.
6. 그릇에 밥을 담고 시래기조림과 세멸치를 올린다. 깨를 뿌린 후 깻잎채를 올려 마무리한다.

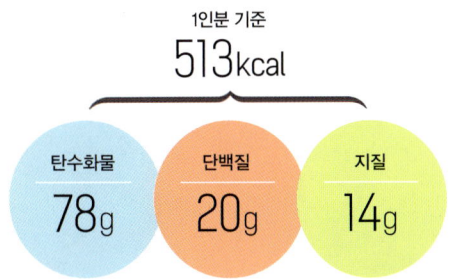

1인분 기준
513kcal

탄수화물 **78g** · 단백질 **20g** · 지질 **14g**

- 건시래기는 밀가루를 넣고 삶으면 불순물 제거에 도움이 됩니다.
- 메추리알장조림이나 완자전 등을 반찬으로 곁들이면 단백질 보충에 도움이 됩니다.

아보카도명란비빔밥

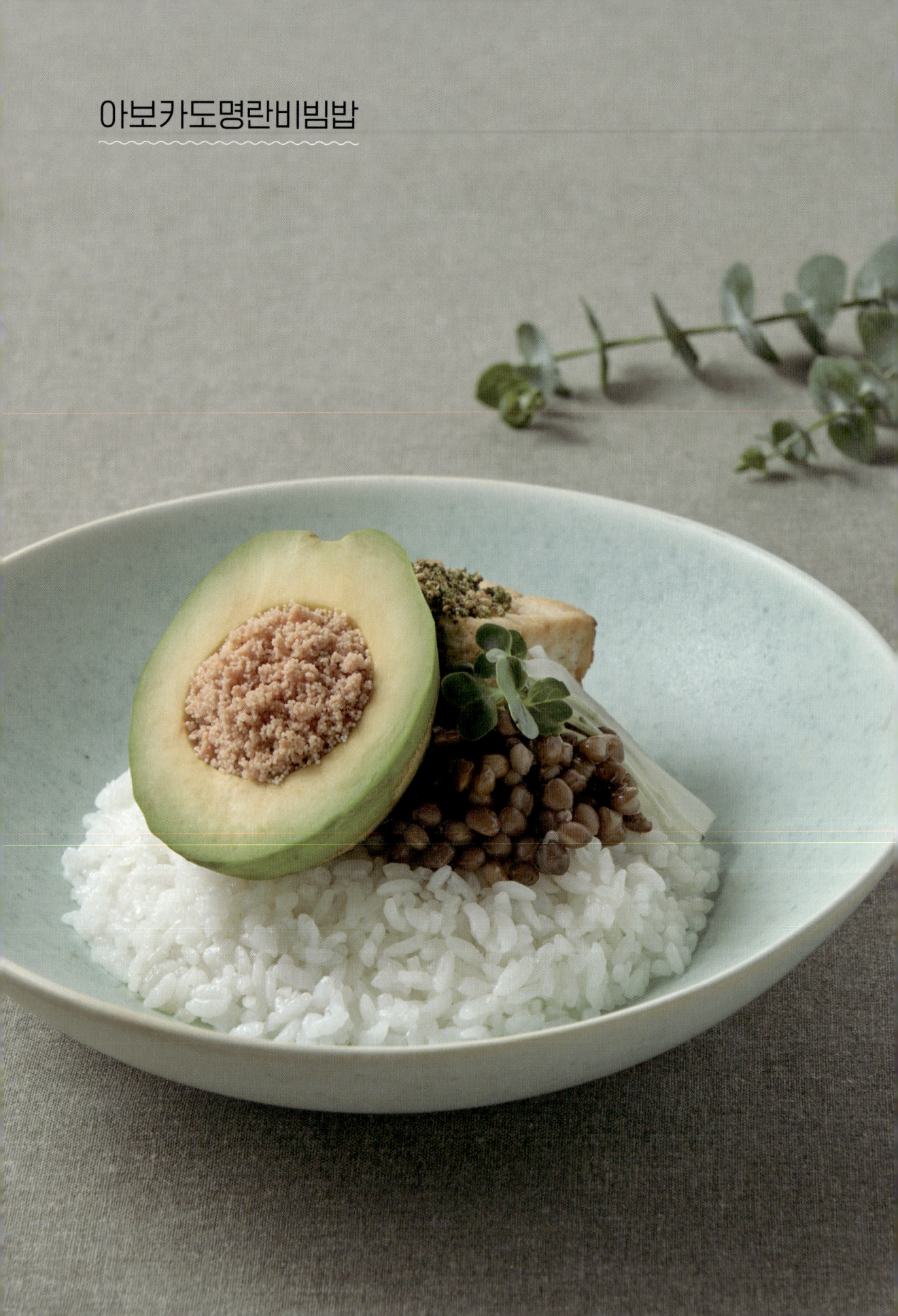

잘 익어 부드럽고 고소한 아보카도에 단백질이 풍부한 두부와 렌틸콩을 곁들임으로써 담백하게 먹을 수 있는 메뉴입니다. 열량도 높아 자칫 부족해질 수 있는 에너지원을 보충하기에도 그만입니다.

주재료 효능

아보카도에 들어 있는 베타카로틴, 토코페롤 같은 성분은 체내 활성산소를 제거하는 데 도움이 됩니다. 아보카도는 지방 함량이 높은 식품이지만 그중 상당 부분이 우리 몸에 이로운 불포화지방산입니다. 불포화지방산은 체내 합성이 불가능해 반드시 음식을 통해 섭취해야 하기 때문에 필수 지방산이라고 하지요.

재료 (1인분)

아보카도 80g
쌀밥 180g
백명란(속살) 30g
두부 50g
렌틸콩조림 20g
양파 20g
무순 3g
후리가케 10g
참기름 3g
유자폰즈 소스(시판용) 10g
식용유 5g

렌틸콩조림

렌틸콩 100g
물 250㎖
간장 50g
설탕 50g
다시마 1g

요리 만들기

1. 렌틸콩은 2~3회 물에 헹군 다음 분량의 조림 양념을 넣고 12~15분간 중불로 졸인다.
2. 양파는 얇게 채 썰고 물에 10분 정도 담가 매운맛을 뺀다. 무순도 아삭함이 살도록 찬물에 담가 둔다.
3. 백명란은 속살만 발라낸 후 참기름과 섞어 마른 팬에 약불로 익힌다.
4. 아보카도는 반으로 잘라 껍질과 씨를 제거한다.
   아보카도는 말랑하게 잘 익은 것으로 사용한다. 덜 익은 아보카도는 쌀에 묻어 이틀 정도 익히면 좋다.
5. 두부는 정사각형으로 잘라 물기를 제거하고 기름을 두른 팬에 노릇하게 굽는다.
6. 그릇에 밥을 담고, 아보카도와 구운 두부를 올리고 볶은 명란과 후리가케를 소복하게 올린다.
7. 렌틸콩조림, 양파, 무순을 올리고 유자폰즈 소스를 두른다.

· 아보카도를 으깨지 않고 잘라가면서 다른 재료와 섞어 먹으면 더욱 맛있게 즐길 수 있습니다.

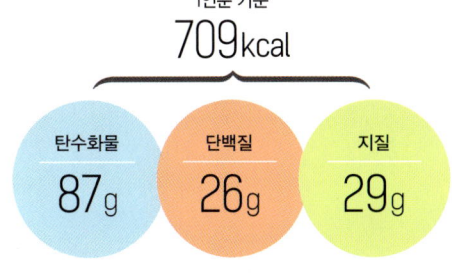

1인분 기준
709kcal
탄수화물 87g | 단백질 26g | 지질 29g

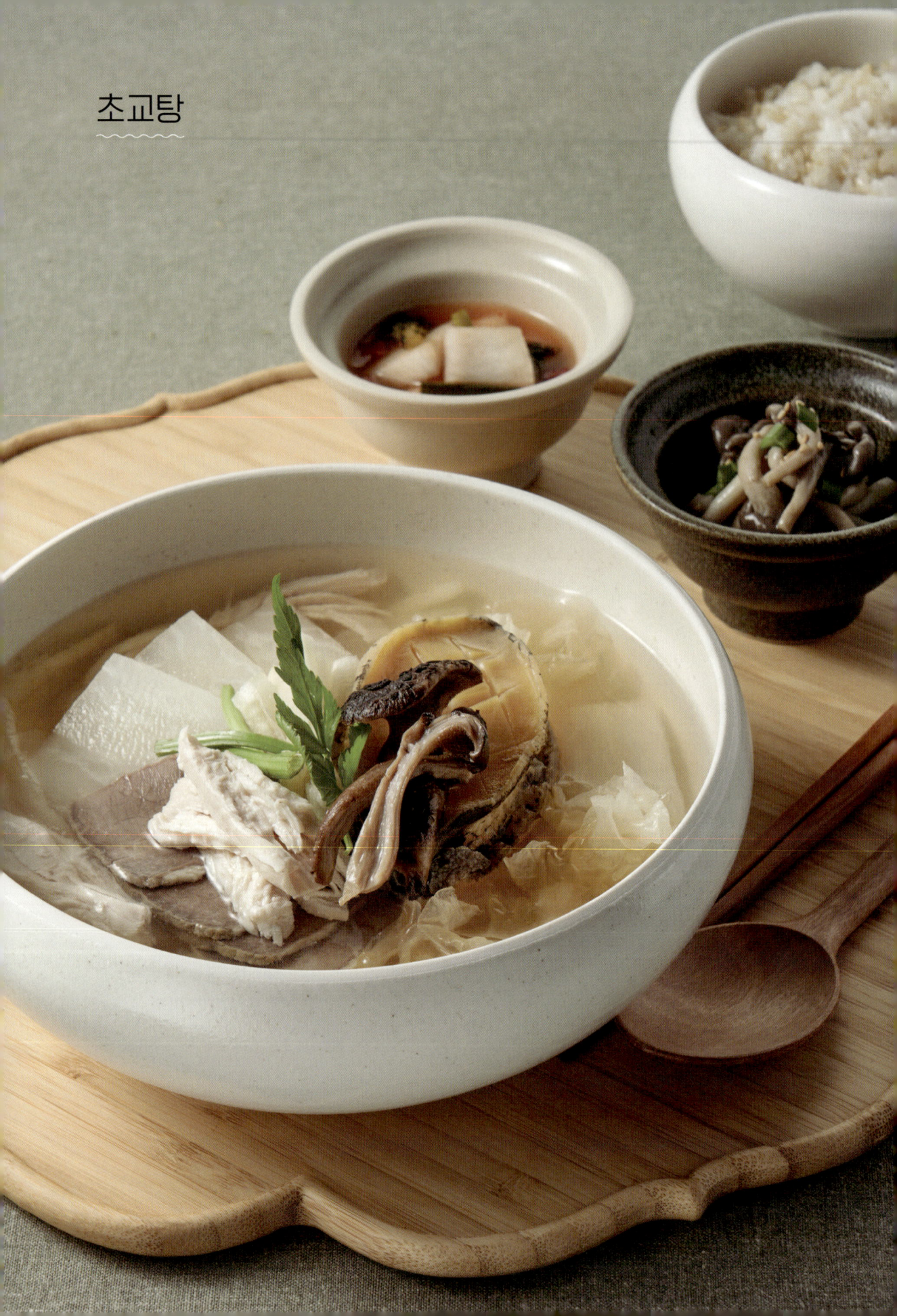

초교탕

초교탕은 맑고 진한 육수에 소고기와 닭고기, 도라지 등을 넣고 끓여 낸 탕입니다. 단백질이 풍부한 소고기와 닭고기, 전복까지 총집합해 체력 회복을 돕는 든든한 요리입니다. 마늘, 도라지로 잡내를 제거해 깔끔한 맛을 살리고, 능이버섯으로 진한 향을 내었습니다.

주재료 효능

능이버섯은 독특한 향을 가지고 있어 향버섯이라 불리는데, 건조시키면 그 향이 더욱 진해집니다. 능이버섯은 혈중 콜레스테롤을 감소시키는 효능이 있습니다.

재료 (4인분)

소고기 양지(덩어리) 160g
생닭 240g
전복살 120g
국간장 40g
능이버섯 40g
무 200g
불린 백목이버섯 40g
미나리 40g
도라지채 60g
표고버섯 40g
홍고추 10g

육수용

물 6400㎖
건다시마 12g
통마늘 40g
대파 40g

요리 만들기

1. 양지와 닭은 핏물을 제거한 후 끓는 물에 3분 정도 데친다.
2. 냄비에 육수용 물, 건다시마, 통마늘, 대파를 넣고 팔팔 끓인다.
3. 물이 끓기 시작하면 다시마를 건지고, 데친 양지를 넣은 다음 센불에서 50분간 끓인다.
4. 닭을 넣고, 중불에서 40분 더 끓인다.
5. 양지와 닭을 건져, 양지는 편으로 얇게 썰고 닭은 살을 발라 먹기 좋은 크기로 찢는다. 남은 육수는 체로 거른다.
6. 무는 나박썰기한다.
7. 전복은 깨끗이 씻어 내장과 이빨을 제거한다.
8. 능이버섯, 표고버섯은 편 썰고, 백목이버섯은 밑둥을 잘라 먹기 좋은 크기로 썬다.
9. 홍고추는 어슷 썰고, 미나리는 3cm 길이로 썬다.
10. 도라지채는 4cm 길이로 썰고, 소금과 소량의 물로 15회 정도 주물러 쓴맛을 제거한 다음 찬물에 헹군다.
11. 육수에 전복, 무, 도라지, 능이버섯, 백목이버섯, 표고버섯을 넣고 국간장으로 간해 센불에 15분간 끓인다.
12. 11을 그릇에 담고 양지와 닭고기, 미나리와 홍고추를 올린다.

- 밥 180g을 추가하면 한 끼 식사 칼로리를 충족할 수 있습니다.
- 능이버섯은 냉동을 사용해도 괜찮습니다.
- 버섯의 종류는 선호하는 버섯으로 바꿔 조리해도 좋습니다.

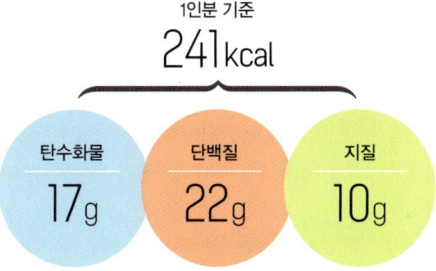

1인분 기준
241 kcal

탄수화물	단백질	지질
17g	22g	10g

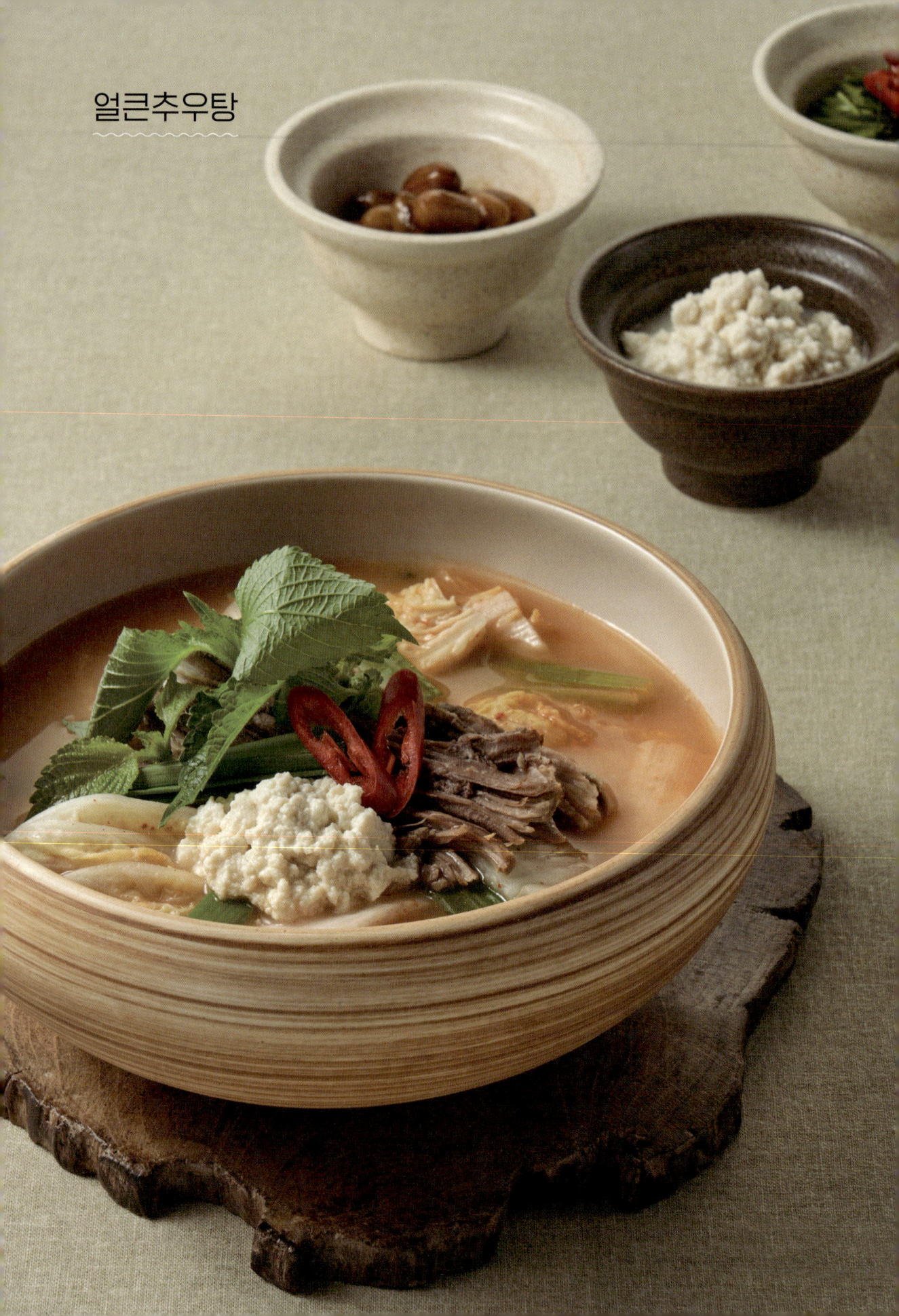

얼큰추우탕

추어탕과 비슷한 조리법으로 소고기를 푹 끓여 얼큰하면서 구수한 맛을 살린 추우탕입니다. 갓 지은 밥과 함께 먹으면 식욕을 돋워 속을 든든히 채우고, 체력 회복에 도움이 됩니다.

주재료 효능

항암 치료 중 적절한 단백질 섭취는 체력과 면역력 유지를 위해 꼭 필요합니다. 얼큰추우탕은 소고기와 두부를 넣어 단백질을 적당량 섭취할 수 있는 메뉴입니다.

재료 (4인분)

두부 320g
양지 240g
배추 320g
대파 140g
부추(고명) 40g
깻잎순(고명) 20g
물 2ℓ

육수용

된장 80g
고춧가루 40g
다진 마늘 20g
국간장 8g
두유(무가당) 120g
사골육수 600g

요리 만들기

1. 두부는 으깨어 물 200㎖를 넣고 한소끔 끓인 후 데친 물과 함께 그릇에 담아 준비한다.
2. 양지는 핏물을 제거한 후 부드러워질 때까지 삶는데, 처음에는 물 1ℓ를 넣고 삶다가 물이 줄어들면 끓는 물 1ℓ를 첨가해 삶는다.
3. 삶은 양지는 결대로 찢는다.
4. 배추는 2cm, 부추와 대파는 5cm 길이로 자르고 깻잎순은 0.5cm 두께로 채 썬다.
5. 냄비에 2의 양지 삶은 물 400㎖를 넣고 된장, 고춧가루, 다진 마늘, 국간장, 두유, 사골육수를 함께 끓여 육수 베이스를 만든다.
6. 끓인 육수에 배추와 대파를 넣고 끓인다.
7. 그릇에 담기 전에 데친 물과 함께 담아 뒀던 두부를 채반으로 건져낸다.
8. 찢어놓은 고기와 육수를 그릇에 담은 후 물기를 뺀 두부를 한쪽에 담는다.
9. 그 위에 부추와 깻잎순을 고명으로 올린다.

- 두부의 물기를 미리 제거하면 두부가 단단해지기 때문에 그릇에 담기 직전 채반으로 건져내야 포슬포슬한 두부 형태를 유지할 수 있습니다.
- 깻잎순 대신 깻잎을 사용해도 좋습니다.

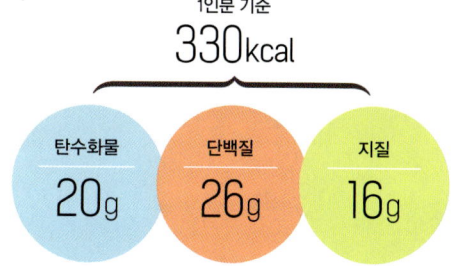

1인분 기준
330kcal

탄수화물 20g | 단백질 26g | 지질 16g

흑임자두부제육비빔밥

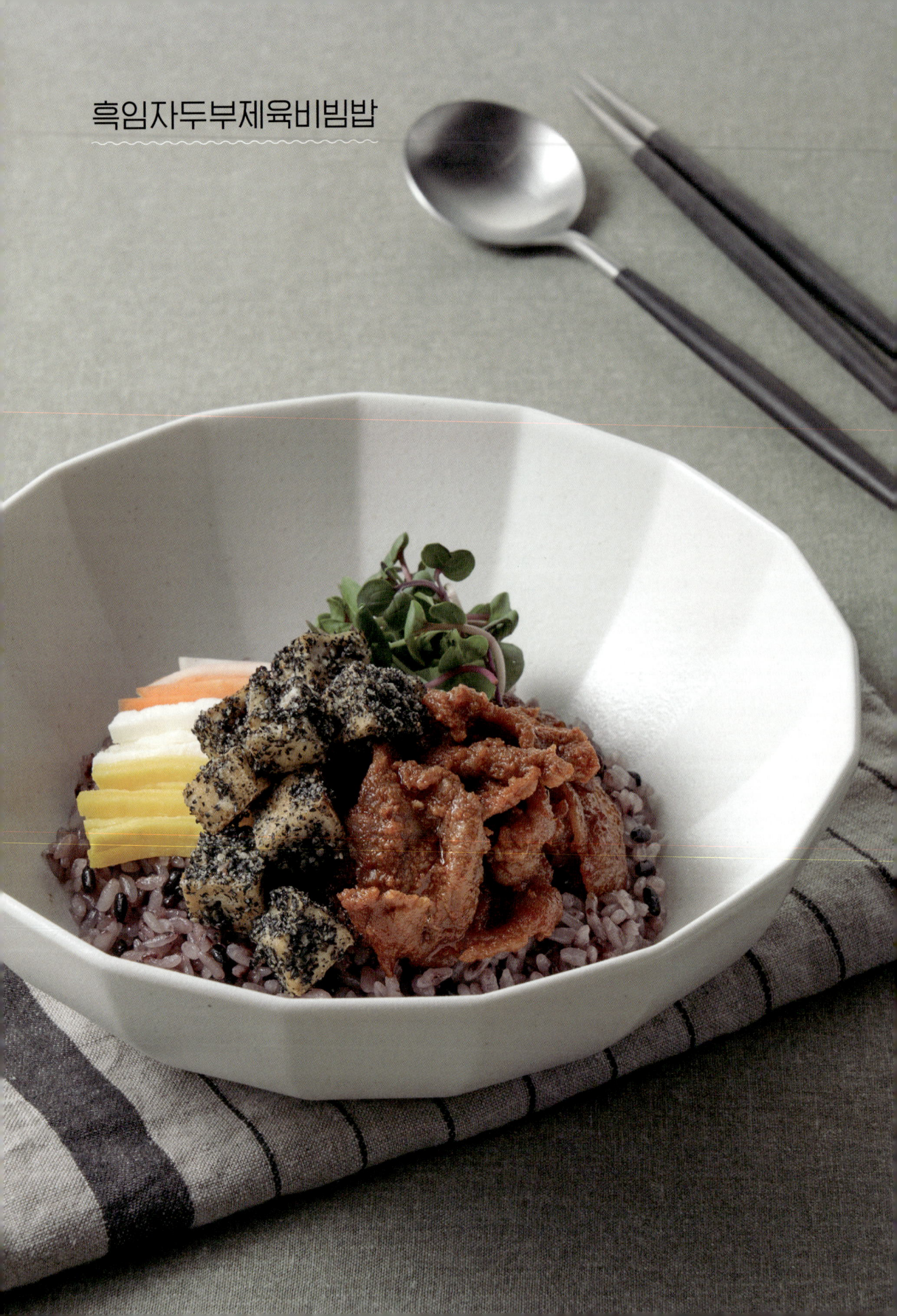

매콤하게 양념한 제육과 비타민, 무기질이 풍부한 채소를 함께 비벼 영양소를 골고루 섭취할 수 있도록 한 푸짐한 비빔밥입니다. 담백한 두부에 고소한 흑임자를 묻혀 풍미를 더했습니다.

주재료 효능

돼지고기에는 비타민 B1이 풍부하게 함유되어 있습니다. 비타민 B1은 탄수화물과 에너지 대사에 꼭 필요한 영양소입니다. 콜라비에 함유된 글루코시놀레이트라는 성분은 암세포 증식을 억제하고 발암물질로부터 DNA를 보호하는 효과가 있습니다. 비타민 C도 다른 엽채류와 비교해 함유량이 높아 겨울에 이용하면 좋은 채소입니다.

재료 (1인분)

두부 50g
돼지고기(앞다리살) 60g
상추 15g
당근 15g
콜라비 50g
어린잎채소 7g
흑임자 5g
달걀 20g
소금 5g
흑미밥 180g
식용유 5g

고기 양념

설탕 5g
올리고당 3g
간장 3g
다진 마늘 5g
생강 0.5g
참기름 1g
고춧가루 5g
고추장 5g
물 30㎖
후추 약간

요리 만들기

1. 두부는 1.5×1.5cm 크기로 깍둑 썰고 상추, 당근, 콜라비는 채 썬다.
2. 콜라비, 당근은 소금 5g을 넣어 10분간 살짝 절이고, 어린잎채소는 흐르는 물에 씻어 물기를 빼 둔다.
   콜라비는 무로 대신해도 괜찮다.
3. 흑임자는 곱게 간다.
4. 고기 양념을 잘 섞은 뒤 돼지고기를 버무려 10분간 재운다.
5. 달걀을 부쳐 곱게 채 썬다.
   기호에 따라 달걀 지단은 달걀 프라이로 대체해도 좋다.
6. 두부는 팬에 기름을 살짝 둘러 약불에 구운 다음, 갈아 놓은 흑임자 가루를 묻힌다.
7. 재워 둔 고기는 기름을 두른 팬에 촉촉하게 익도록 볶는다.
8. 그릇에 밥을 담고 어린잎채소, 상추, 당근, 콜라비, 지단, 두부를 둘러 담는다. 가운데에는 볶은 고기를 올려 마무리한다.

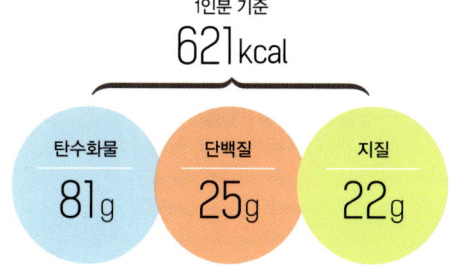

봄나물된장닭갈비덮밥

구수한 된장으로 감칠맛을 낸 닭갈비에 비타민과 무기질, 봄 기운까지 가득한 제철 봄나물이 어우러진 별미 요리입니다. 나물류를 푹 삶아 조리하면 소화·흡수가 용이해져 넉넉히 섭취할 수 있습니다.

주재료 효능

원추리는 베타카로틴 성분이 풍부해 활성산소를 억제하고, 노화 방지, 암 예방에도 좋은 효과를 보입니다. 냉이에는 비타민과 각종 무기질 성분이 다양하게 들어 있고, 부지깽이나물에는 비타민 C가 풍부합니다.

재료 (1인분)

닭다리살 60g
양파 40g
당근 10g
원추리 20g
부지깽이나물 20g
미나리 20g
냉이 20g
달래 10g
식용유 5g
참기름 10g
소금 1g
기장밥 180g

된장 양념

물 30㎖
된장 5g
굴소스 1g
설탕 1g
올리고당 2g
간장 5g
다진 마늘 2g
다진 생강 1g
참기름 1g
후추 약간

요리 만들기

1. 양파, 당근은 채 썰어 준비한다.
2. 원추리, 부지깽이나물, 미나리, 냉이, 달래는 데친 후 참기름, 소금으로 약하게 밑간한다.
3. 닭다리살은 2×2cm 크기로 깍둑 썰고, 된장 양념에 재운다.
4. 팬에 기름을 두르고 된장 양념에 재워둔 닭다리살과 양파, 당근을 넣고 중불에 볶는다.
5. 밥 위에 준비한 봄나물들을 가지런히 둘러 담고, 볶은 닭갈비를 올린다.

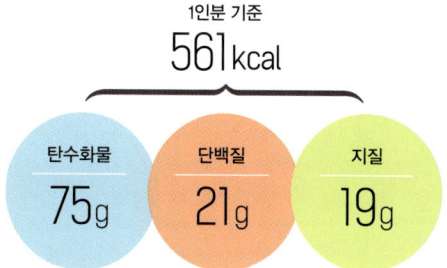

1인분 기준
561 kcal

탄수화물 75g | 단백질 21g | 지질 19g

· 봄이 아닐 때는 참나물, 시금치, 취나물, 미나리, 곤드레나물 등을 활용합니다.

가지찹스테이크데리야끼덮밥

데리야끼 소스로 양념한 소고기와 살짝 볶아 낸 가지, 피망을 곁들인 든든하고 먹음직스러운 덮밥입니다. 소고기와 여러 가지 익힌 채소를 맛있게 먹을 수 있는 한 그릇 요리입니다.

주재료 효능

가지 속의 안토시아닌은 활성산소를 억제하는 효과가 있습니다. 또한 혈액 속의 중성지방을 낮추고 좋은 콜레스테롤(HDL 콜레스테롤)을 높여 주어 고혈압과 동맥경화 예방에도 좋습니다.

재료 (1인분)

- 소고기(안심) 60g
- 가지 50g
- 양파 10g
- 홍피망 20g
- 아스파라거스 20g
- 새송이버섯 60g
- 래디시 2g
- 무순 2g
- 소금 1g
- 후추 약간
- 쌀밥 180g
- 올리브유 15g

데리야끼 소스

- 간장 40g
- 맛술 20g
- 올리고당 10g
- 양파 10g
- 설탕 10g
- 물 30㎖

요리 만들기

1. 소고기는 키친타올로 핏물을 제거한 후 2.5×2.5cm 크기로 깍둑 썰고, 올리브유 10g, 소금, 후추로 마리네이드한다.
   소고기를 마리네이드한 후 냉장고에서 6시간 정도 숙성시키면 육질이 부드러워진다.
2. 가지, 홍피망, 새송이버섯은 2×2cm 크기로 썰고, 아스파라거스는 2등분한다.
3. 양파와 래디시는 채칼로 얇게 편 썰고, 찬물에 10분 정도 담가 매운맛을 제거한다.
4. 팬에 데리야끼 소스 재료를 넣고 한소끔 끓인 후 식힌다.
5. 달군 팬에 소고기와 새송이를 센불에 볶다가 고기가 어느 정도 익으면 데리야끼 소스 20g을 넣고 볶는다.
6. 팬에 올리브유를 살짝 두르고 가지, 홍피망, 아스파라거스를 센불에 볶은 다음 소금, 후추로 간한다.
7. 그릇에 밥을 담고, 데리야끼 소스 15g(1큰술)을 뿌린 후 고기와 볶은 채소를 담는다.
8. 양파와 래디시, 무순을 올려 마무리한다.

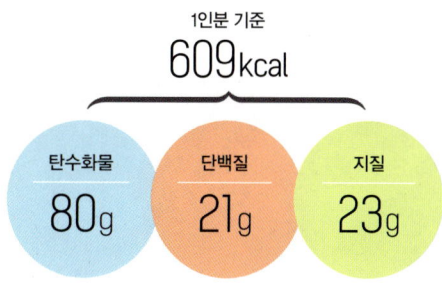

1인분 기준
609kcal

- 탄수화물 80g
- 단백질 21g
- 지질 23g

뿌리채소카레덮밥

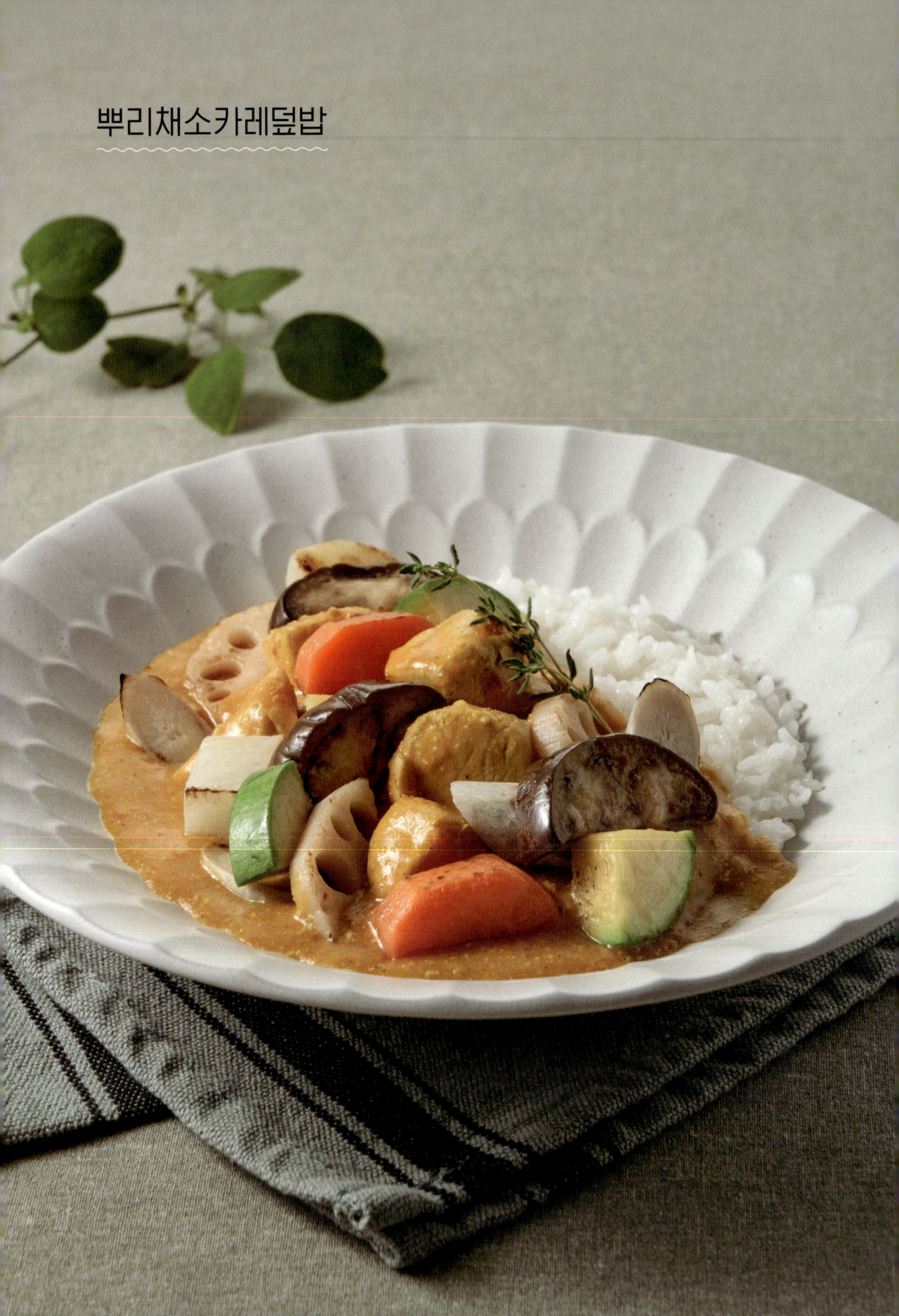

흙의 영양분을 흡수해 비타민, 무기질, 항산화 성분이 풍부한 뿌리채소를 듬뿍 넣은 카레 덮밥입니다. 카레 소스에 토마토와 캐슈넛, 통깨가 들어가 맛이 진합니다.

주재료 효능

연근은 비타민 C가 풍부해 면역력 강화와 피로 개선에 좋고, 플라보노이드가 많아 활성산소 제거에도 도움이 됩니다. 우엉의 하얀 부분에는 플라보노이드 계열인 폴리페놀이 함유되어 있는데, 폴리페놀은 항암, 항염, 면역기능 조절 등의 효능이 있습니다. 또 우엉은 식이섬유가 풍부하고, 우엉을 잘랐을 때 나오는 끈적한 성분인 리그닌은 불용성 식이섬유로 장내 발암물질을 흡착해 체외로 배출시킵니다.

재료 (1인분)

- 통연근 15g
- 통우엉 20g
- 양파 20g
- 당근 20g
- 콜라비 20g
- 미니양배추 30g
- 가지 20g
- 애호박 20g
- 감자 20g
- 닭가슴살 60g
- 토마토 100g
- 캐슈넛 10g
- 볶은 참깨 2g
- 카레가루 30g
- 꿀 10g
- 물 300㎖
- 식용유 5g
- 쌀밥 180g

요리 만들기

1. 통연근, 통우엉, 당근, 콜라비, 애호박, 가지, 감자, 닭가슴살은 2×2cm 크기로 썰고, 미니양배추는 반으로 자른다.
2. 토마토, 캐슈넛, 볶은 참깨, 꿀, 물 200㎖를 믹서로 곱게 갈고, 카레가루는 물 100㎖를 넣어 개어 놓는다.
3. 냄비에 기름을 두르고 닭가슴살, 연근, 우엉, 당근, 콜라비, 감자를 넣고 센불에 볶는다.
4. 닭가슴살 겉면이 익으면 준비한 2를 넣고, 끓어오르면 중불로 낮춰 푹 끓인다. 재료가 익으면 마지막에 미니양배추, 애호박, 가지를 넣고 끓인다.
5. 재료가 다 익고 농도가 적당해지면 그릇에 밥을 담고 카레를 얹어 낸다.

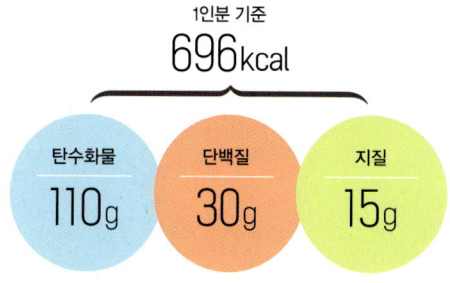

1인분 기준
696kcal

탄수화물 110g | 단백질 30g | 지질 15g

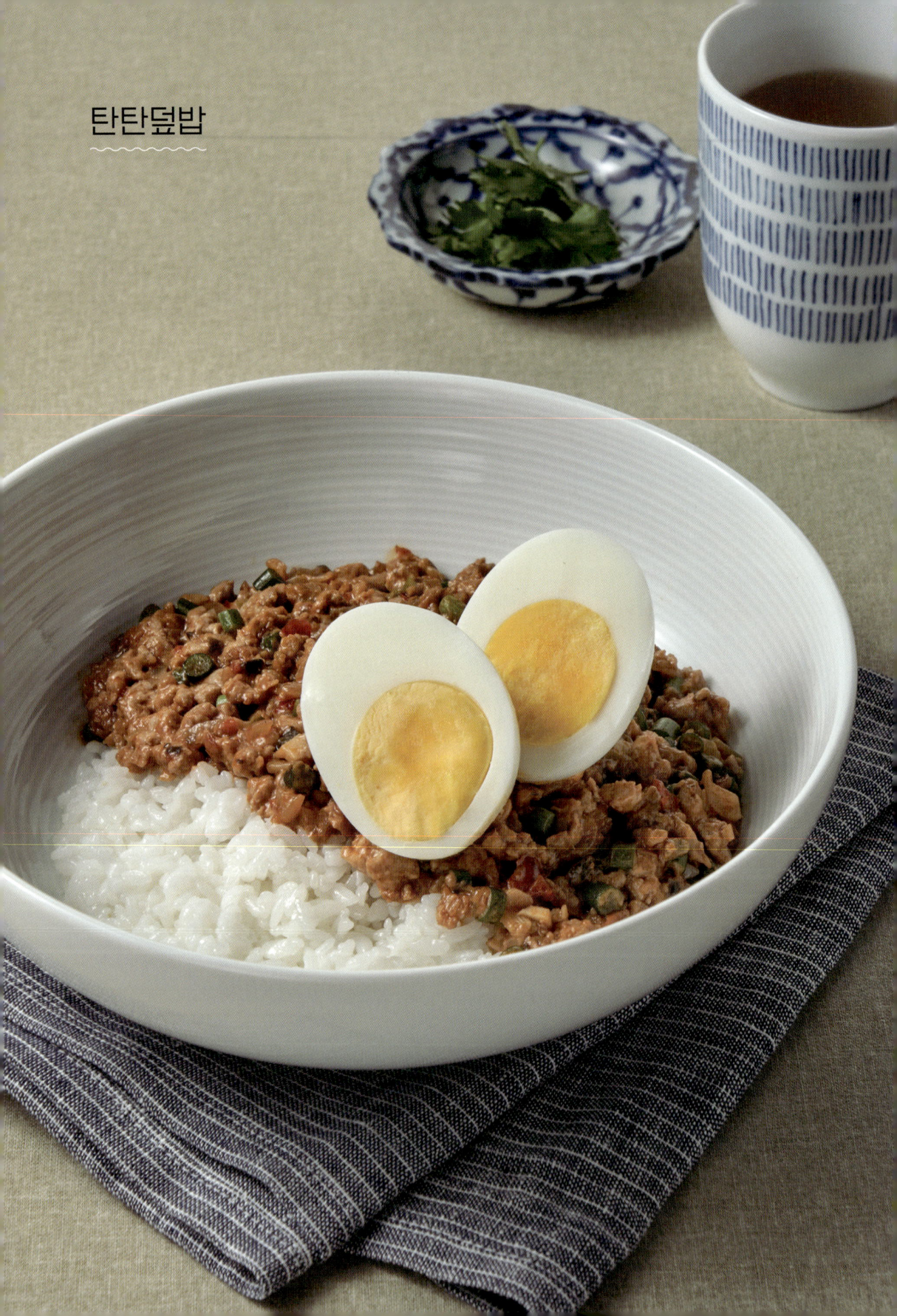

탄탄덮밥

매콤하고 고소한 탄탄소스로 돼지고기를 양념해 만드는 중화식 덮밥입니다. 이국적인 맛이 당길 때 안성맞춤인 메뉴입니다. 돼지고기, 달걀, 버섯이 들어가 다양한 단백질을 균형 있게 섭취할 수 있습니다.

주재료 효능

양송이버섯은 식이섬유, 비타민 D 등의 영양소가 함유되어 있고 트립신, 프로테아제 등 여러 소화효소가 들어 있어 소화 기능을 활성화시킵니다.

재료 (1인분)

돼지고기(다짐육) 50g
현미밥 180g
달걀 50g
양송이버섯 30g
표고버섯 10g
양파 35g
대파 20g
마늘종 20g
고추기름 10g
다진 마늘 10g

탄탄 소스

두반장 7g
굴소스 5g
땅콩버터 10g
간장 2g
설탕 5g
물 50㎖

요리 만들기

1. 양송이버섯, 표고버섯, 양파, 대파는 다지고 마늘종은 0.5cm로 송송 썬다.
2. 달걀은 완숙으로 삶아 찬물에 담갔다가 껍질을 벗겨 2등분한다.
3. 팬에 고추기름을 두르고 다진 마늘, 대파를 볶아 향을 낸다.
4. 3에 돼지고기와 양파를 넣고 센불에 볶다가 돼지고기가 어느 정도 익으면 양송이버섯, 표고버섯, 마늘종을 넣고 재료가 익어 어우러질 때까지 볶는다.
   마늘종은 식감을 위해 마지막에 넣고 조리한다.
5. 볶은 재료에 탄탄소스를 넣어 간한다.
6. 밥 위에 완성된 소스를 얹고 달걀을 곁들인다.

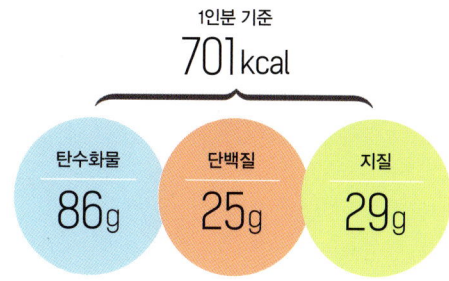

1인분 기준
701 kcal
탄수화물 86g | 단백질 25g | 지질 29g

강된장케일쌈밥

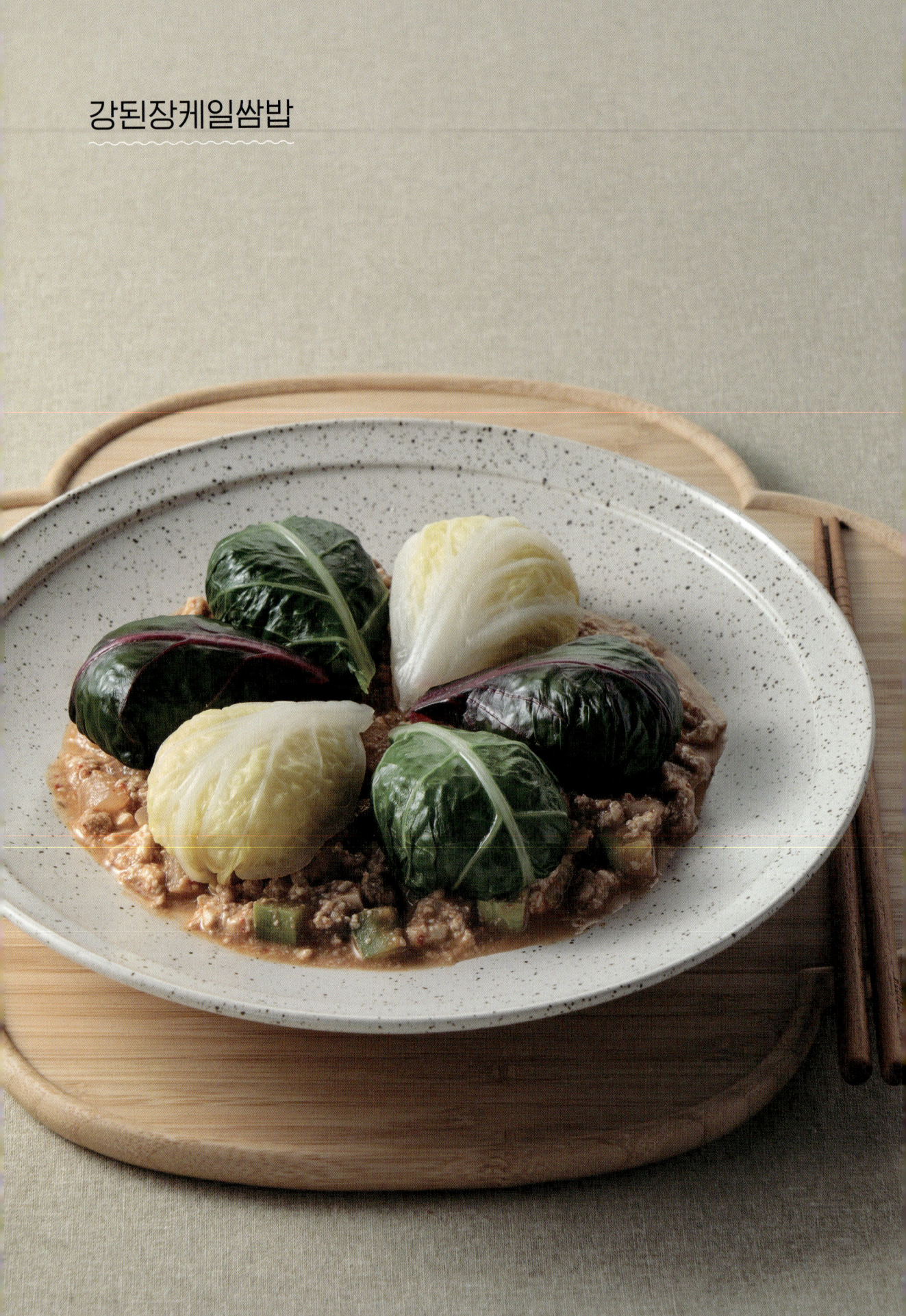

부드럽게 데친 채소로 쌈을 만들어, 입안이 까끌까끌할 때 먹기 좋습니다. 구수하고 담백한 강된장은 두부와 돼지고기를 넣고 삼삼하게 끓여 부담 없이 먹을 수 있습니다.

주재료 효능

케일은 녹황색 채소 중에서도 베타카로틴 함량이 높습니다. 베타카로틴은 항산화 기능이 있어 항암 효과 및 면역력 향상, 각종 암 예방에 도움을 줍니다. 루테인도 풍부하게 들어 있어 눈 건강에도 좋습니다.

재료 (1인분)

- 케일 30g
- 알배추 50g
- 적근대 30g
- 애호박 30g
- 양파 30g
- 표고버섯 10g
- 연근 30g
- 두부 80g
- 돼지고기(다짐육) 40g
- 다진 마늘 10g
- 된장 30g
- 고춧가루 10g
- 물 200㎖
- 식용유 5g
- 잡곡밥 180g

요리 만들기

1. 케일, 알배추, 적근대는 끓는 물에 살짝 데친 후 찬물에 담가 식힌다.
2. 애호박, 양파, 표고버섯, 연근은 1×1cm 크기로 깍둑 썰어 준비한다.
3. 두부는 면보에 싸서 물기를 뺀 뒤 으깬다.
4. 팬에 기름을 살짝 두르고 돼지고기, 다진 마늘, 애호박, 양파, 표고버섯, 연근, 으깬 두부를 넣고 센불에 볶다가 된장, 고춧가루, 물을 넣고 자작하게 끓여 강된장 소스를 만든다.
5. 데친 케일, 알배추, 적근대는 물기를 제거한 후 밥을 넣어 한입 크기의 쌈밥을 만든다.
6. 그릇에 완성된 강된장을 담고 그 위에 쌈밥을 올린다.

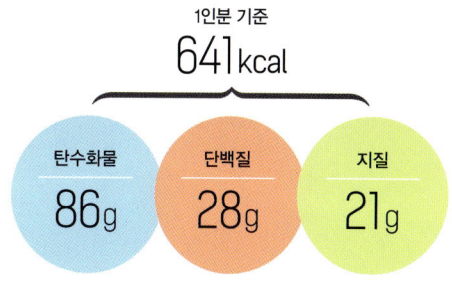

보슬두부채소김밥

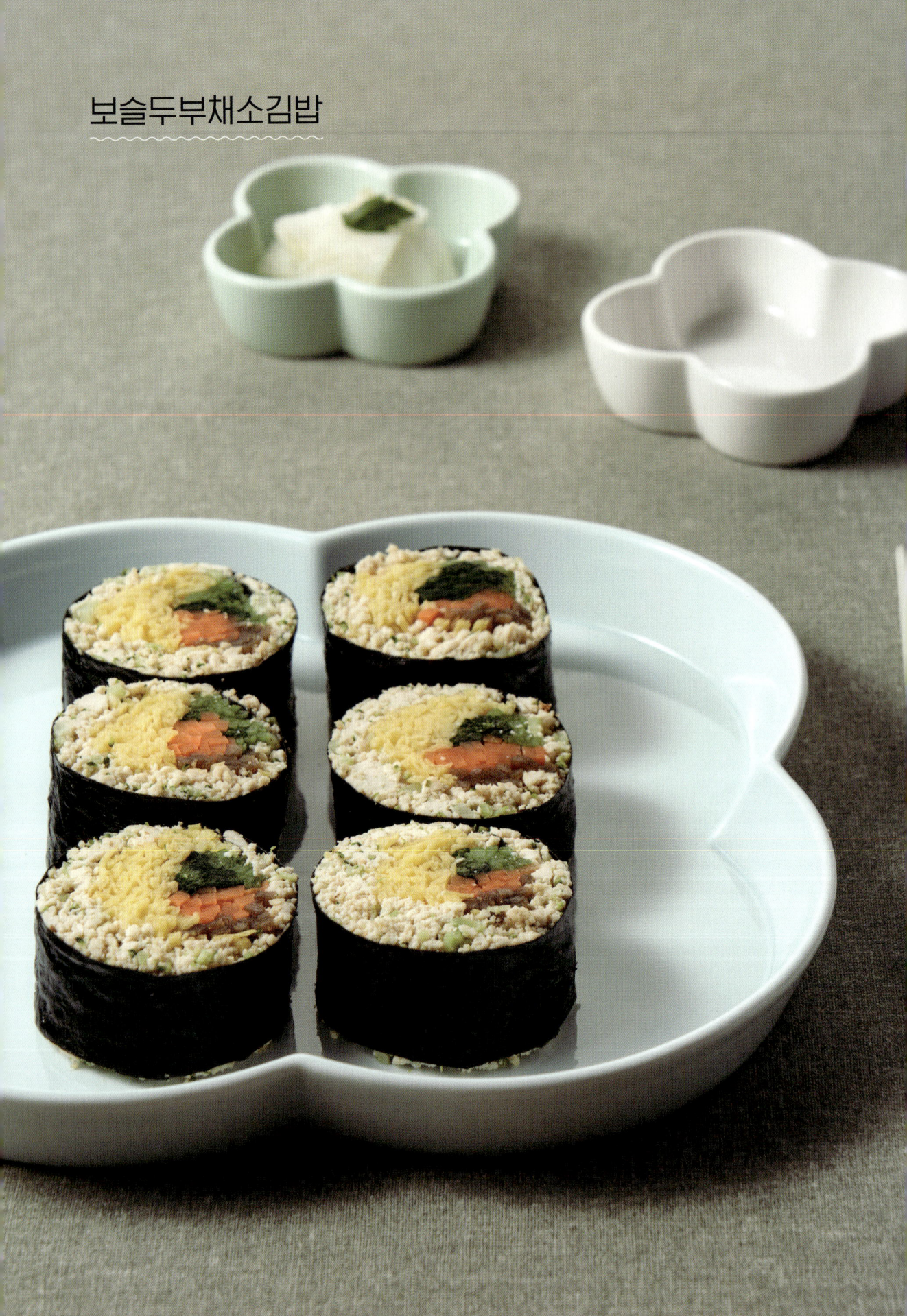

식물성 단백질이 풍부한 두부를 브로콜리와 볶아 보슬보슬하게 만든 속을 밥 대신 가득 넣은 채소김밥입니다. 단무지 대신 무장아찌를 넣고 참나물을 더해 맛이 더욱 색다릅니다.

주재료 효능

두부에 들어 있는 펩타이드 성분은 혈압 조절에 도움을 주고, 리놀레산 성분은 콜레스테롤 수치를 낮춰 주어 혈관 질환을 예방하는 효과가 있습니다. 두부는 콩에 비해 식감이 부드럽고 향도 강하지 않아 먹기 좋고, 흡수율도 콩보다 높아 소화도 잘 됩니다. 당근에 풍부한 베타카로틴과 비타민 A는 면역력 강화에 도움이 됩니다.

재료 (1인분)

- 두부 250g
- 브로콜리 40g
- 참나물 30g
- 당근 20g
- 달걀 50g
- 무장아찌 10g
- 참기름 10g
- 소금 1g
- 볶은 참깨 2g
- 김밥 김 2g(1장)
- 우엉 조림 20g
- 후추 약간

우엉 조림
- 우엉채 100g
- 물 300㎖
- 간장 25g
- 설탕 40g

요리 만들기

1. 두부는 으깨어 물기를 제거하고 브로콜리는 다진다.
2. 두부, 브로콜리, 소금, 후추를 섞은 후 달군 팬에 약불로 볶아 물기를 제거한다.
3. 우엉채는 찬물에 20분 정도 담가 쓴맛을 빼고, 참나물은 끓는 물에 줄기부터 넣어 30초 정도 유지하다가 잎까지 다 넣고 숨이 죽을 정도로 데친다.
4. 당근은 채 썰어 끓는 물에 살짝 데친다.
5. 달걀을 풀어 지단을 만들고, 식힌 후 얇게 채 썬다.
6. 팬에 우엉채와 조림 양념을 넣고 10분간 졸인다.
7. 무장아찌는 물기를 제거한 후 얇게 채 썬다.
8. 물기를 제거하고 식힌 두부를 김밥 김에 펴 주고 손바닥으로 살짝 눌러 흐트러지지 않게 만든 다음, 준비한 김밥 재료를 가운데에 가지런히 올려 돌돌 만다.
9. 김밥 겉면에 참기름을 살짝 바르고 먹기 좋은 크기로 자른 후 참깨를 뿌린다.

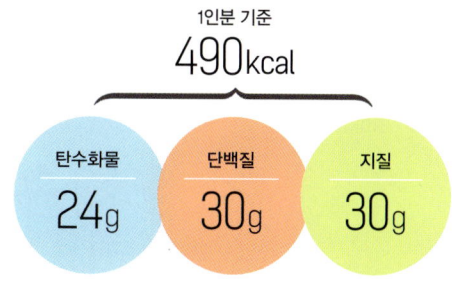

비프라이스

소고기를 은은한 허브향이 나는 달짝지근한 양념에 마리네이드해 부드럽게 만들고, 미니 새송이버섯을 곁들여 다양한 식감과 맛을 더했습니다. 비타민과 무기질이 풍부한 파프리카, 아보카도를 곁들여 영양소를 고루 섭취할 수 있습니다.

주재료 효능

현미는 백미에 비해 비타민, 무기질, 식이섬유를 많이 함유하고 있습니다. 식이섬유는 당분이 서서히 흡수되도록 해 혈당 조절에 도움이 되며, 변비를 예방합니다.

재료 (1인분)

찰현미밥 180g
소고기(불고기용) 60g
영양부추 5g
미니 새송이버섯 50g
아보카도 50g
키드니빈 10g
양파 15g
빨강파프리카 15g
노랑파프리카 15g
올리브유 10g
후추 후레이크 1g

버섯 양념

굴소스 2g
간장 5g, 설탕 2g
맛술 5g
고추기름 3g
참기름 2g

고기 양념

기꼬만 간장 7g
물 8㎖, 설탕 2g
맛술 5g, 레몬 5g
로즈마리 0.5g
꿀 5g
후추 후레이크 0.5g

요리 만들기

1. 미니 새송이버섯은 큰 것은 반으로 자르고, 팬에 버섯 양념과 함께 넣어 중불에 살짝 볶는다.
2. 고기 양념을 팬에 넣고 설탕이 녹을 때까지 약불로 끓인 후 식혀서 소고기를 버무려 마리네이드한다.
3. 양파와 파프리카는 큼직하게 썰고 팬에 올리브유 5g을 두르고 소금으로 간하여 살짝 볶는다.
4. 아보카도는 껍질과 씨를 제거하고 큼직하게 썰고 올리브유 5g, 후추 후레이크(또는 통후추 간 것)를 넣어 마리네이드한다.
5. 영양부추는 깨끗이 씻어 3cm 길이로 자르고, 키드니빈은 흐르는 물에 헹구어 준비한다.
6. 팬에 2의 소고기(양념까지 모두)를 넣고 양념이 배어 윤기가 나도록 중불에서 볶다가 고기가 다 익으면 불을 끄고 영양부추를 섞는다.
7. 그릇에 찰현미밥을 담고 준비한 재료를 소담하게 담는다.

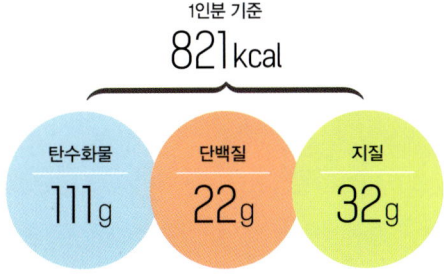

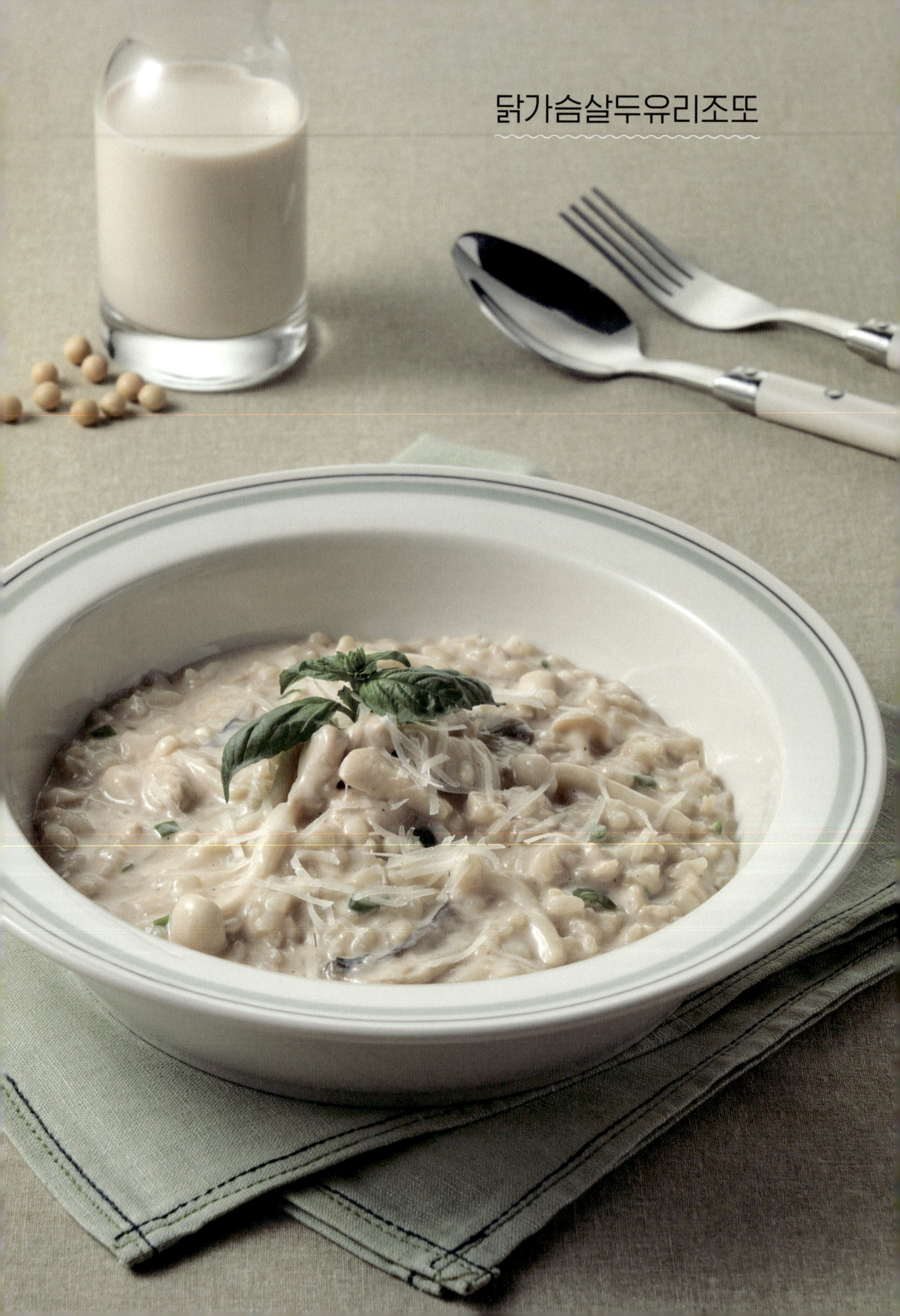

닭가슴살두유리조또

기름기가 적고 단백질 함량이 높은 닭가슴살을 충분히 넣고, 식물성 단백질이 풍부한 두유로 맛을 낸 고소한 리조또입니다. 청양고추를 넣어 매콤함을 살짝 더해 입맛을 돋우고, 버섯으로 씹는 맛을 가미했습니다.

주재료 효능

항암 치료 중에는 면역력 유지를 위해 단백질 섭취가 필수입니다. 닭고기는 단백질 섭취를 위해 권장되는 대표적인 식품 중 하나입니다.

재료 (1인분)

닭가슴살 60g
쌀밥 100g
무첨가두유 200㎖
양송이버섯 30g
만가닥버섯 15g
팽이버섯 15g
양파 20g
청양고추 3g
다진 마늘 15g
치킨스톡 3g
물 50g
소금 1g
후추 약간
파마산치즈 15g
그라나파다노치즈 5g
생바질 2g
식용유 5g

요리 만들기

1. 닭가슴살을 다진다.
2. 양송이버섯은 얇게 편 썰고, 만가닥버섯은 결대로 찢는다. 팽이버섯은 3cm 길이로 자른다.
3. 양파, 청양고추를 다진다.
4. 팬에 기름을 두른 후 다진 마늘을 볶아 향을 낸다. 마늘 향이 올라오면 닭가슴살, 양파, 양송이버섯을 넣어 센불에 볶는다.
5. 4에 밥을 넣고 볶다가 두유, 물, 치킨스톡을 넣고 끓어오르면 팽이버섯, 만가닥버섯, 다진 청양고추, 후추를 넣고 자작자작해질 때까지 잘 저어 주며 끓인다.
6. 파마산치즈, 소금으로 간한다.
7. 완성된 리조또를 그릇에 담고 그라나파다노치즈를 갈아 위에 뿌린 다음 생바질을 고명으로 올린다.

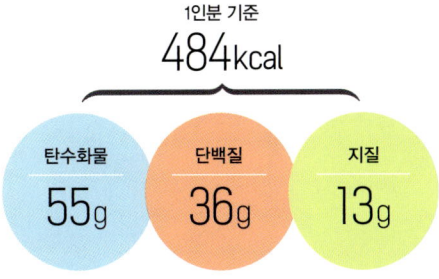

1인분 기준
484kcal

탄수화물 55g | 단백질 36g | 지질 13g

- 기호에 따라 트러플오일을 뿌려 먹어도 좋습니다.
- 그라나파다노치즈 대신 파마산치즈를 사용해도 좋습니다.

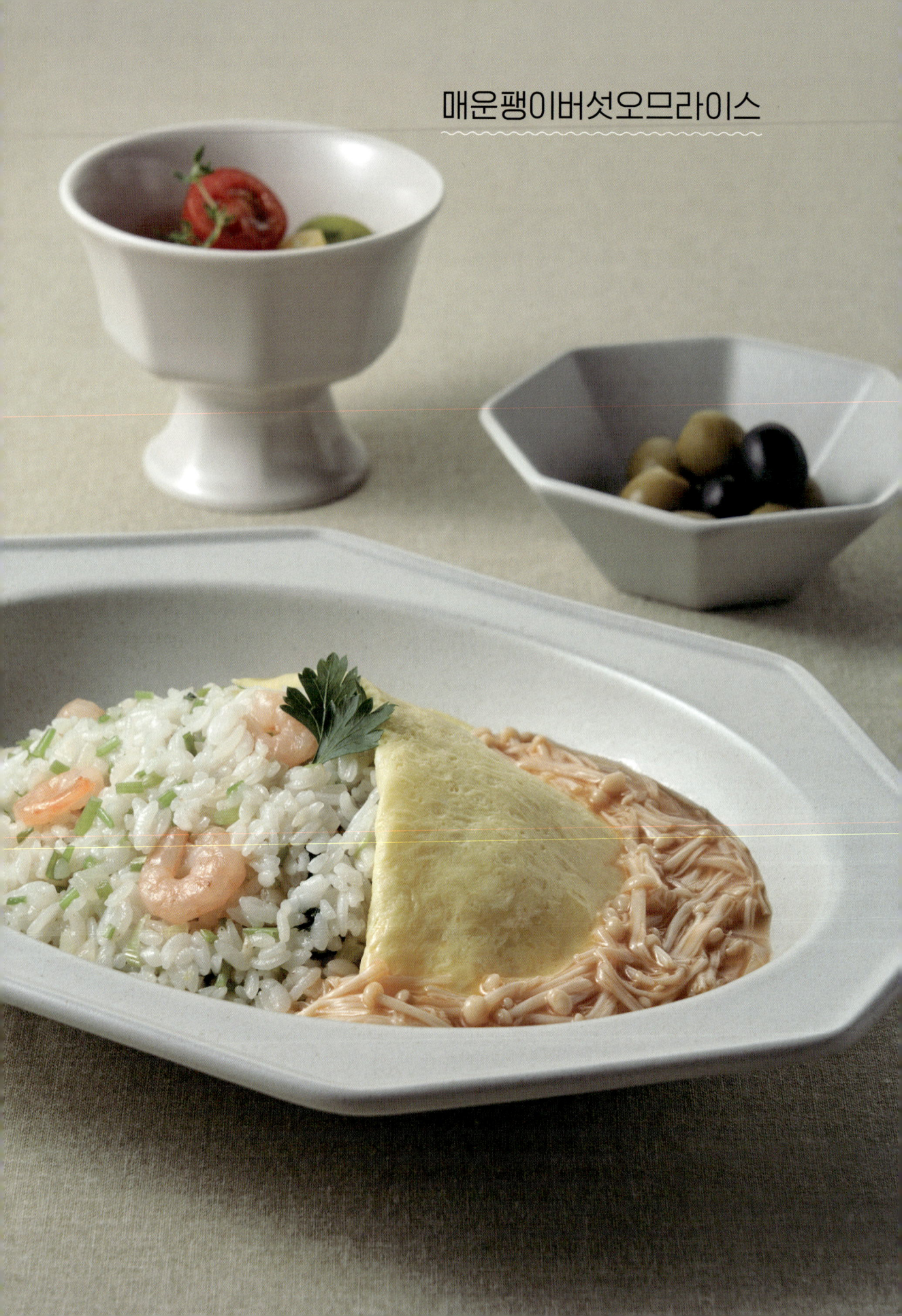

매운팽이버섯오므라이스

향긋한 참나물과 감칠맛이 좋은 새우살을 밥과 함께 볶고, 부드러운 달걀을 덮어 매콤한 소스를 곁들인 이색 오므라이스입니다. 소스에 팽이버섯을 넣어 식감을 살리고 매콤한 맛으로 식욕을 돋웁니다.

주재료 효능

새우에 풍부하게 함유된 타우린은 체내 콜레스테롤을 낮춰 동맥경화 같은 성인병을 예방하고 노화를 방지하는 효과가 있습니다. 영양을 고루 갖춘 완전식품으로 잘 알려진 달걀은 단백질 함량이 높을 뿐 아니라, 종양 성장을 억제하는 효과가 있는 셀레늄도 풍부하게 함유되어 있습니다.

재료 (1인분)

쌀밥 180g
참나물 30g
양파 30g
대파 10g
새우살 50g
달걀 50g
식용유 10g
소금 1g
후추 약간

매운팽이버섯 소스

팽이버섯 40g
양파 30g
고추기름 10g
참기름 2g
물 40㎖
간장 10g
설탕 3g
전분물 5g

요리 만들기

1. 참나물은 1cm 길이로 송송 썰고, 양파와 대파는 다진다.
2. 새우가 큰 경우 1cm 길이로 썬다.
3. 팽이버섯은 반으로 자르고, 양파는 채 썬다.
4. 팬에 기름을 두르고 다진 대파를 볶아 파기름을 만든 다음 양파, 새우살을 넣고 센불에 볶다가 밥을 넣어 볶는다. 마지막에 참나물을 넣고 살짝 더 볶은 다음 소금, 후추로 간한다.
5. 팬에 고추기름을 두르고 양파와 팽이버섯을 센불에 볶다가 전분물을 제외한 소스 양념을 넣고 볶는다. 한소끔 끓으면 전분물을 넣고 덩어리지지 않게 잘 섞는다.
6. 팬에 기름을 약간 두르고 달걀 지단을 얇게 부친다.
7. 그릇에 볶음밥을 담은 후 달걀 지단으로 감싸듯이 덮고, 매운팽이버섯소스를 얹는다.

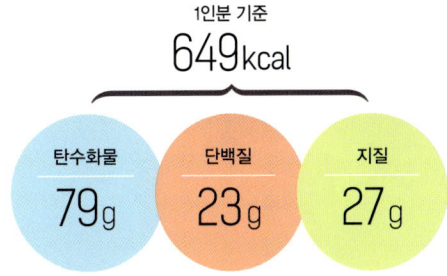

1인분 기준
649kcal

탄수화물 79g · 단백질 23g · 지질 27g

별식이 당길 때 후루룩 즐기는
국수 요리

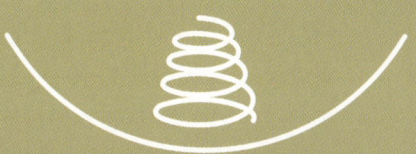

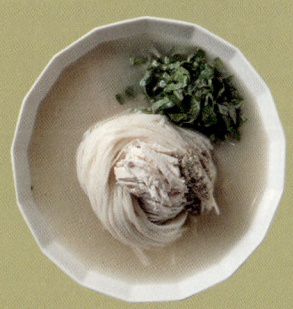 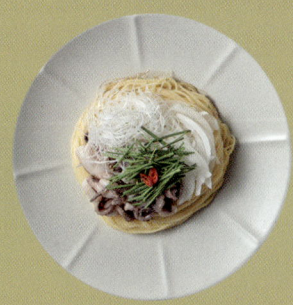 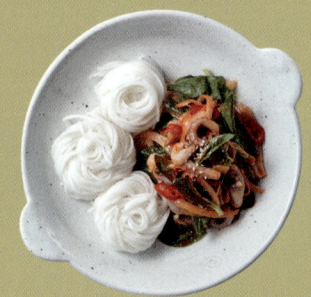

국수 요리

쌀국수, 현미소면, 메밀면, 옥수수면 등 여러 가지 면을 활용한 다채로운 메뉴를 소개합니다. 한식, 양식, 동남아식 등 다양한 문화에서 즐겨 먹는 대표적인 면 요리를 응용해 조금은 특별한 음식이 당길 때 활용할 수 있도록 했습니다.

* 면 요리 레시피는 1인분 기준입니다.

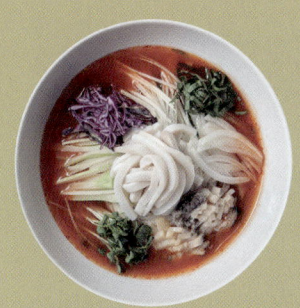 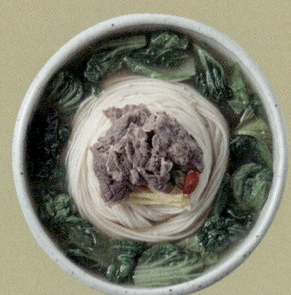 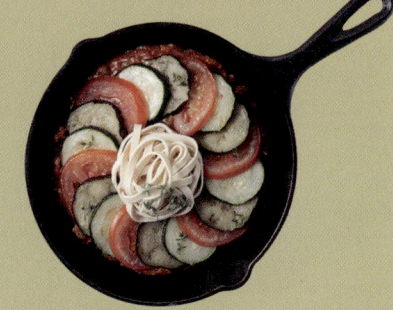

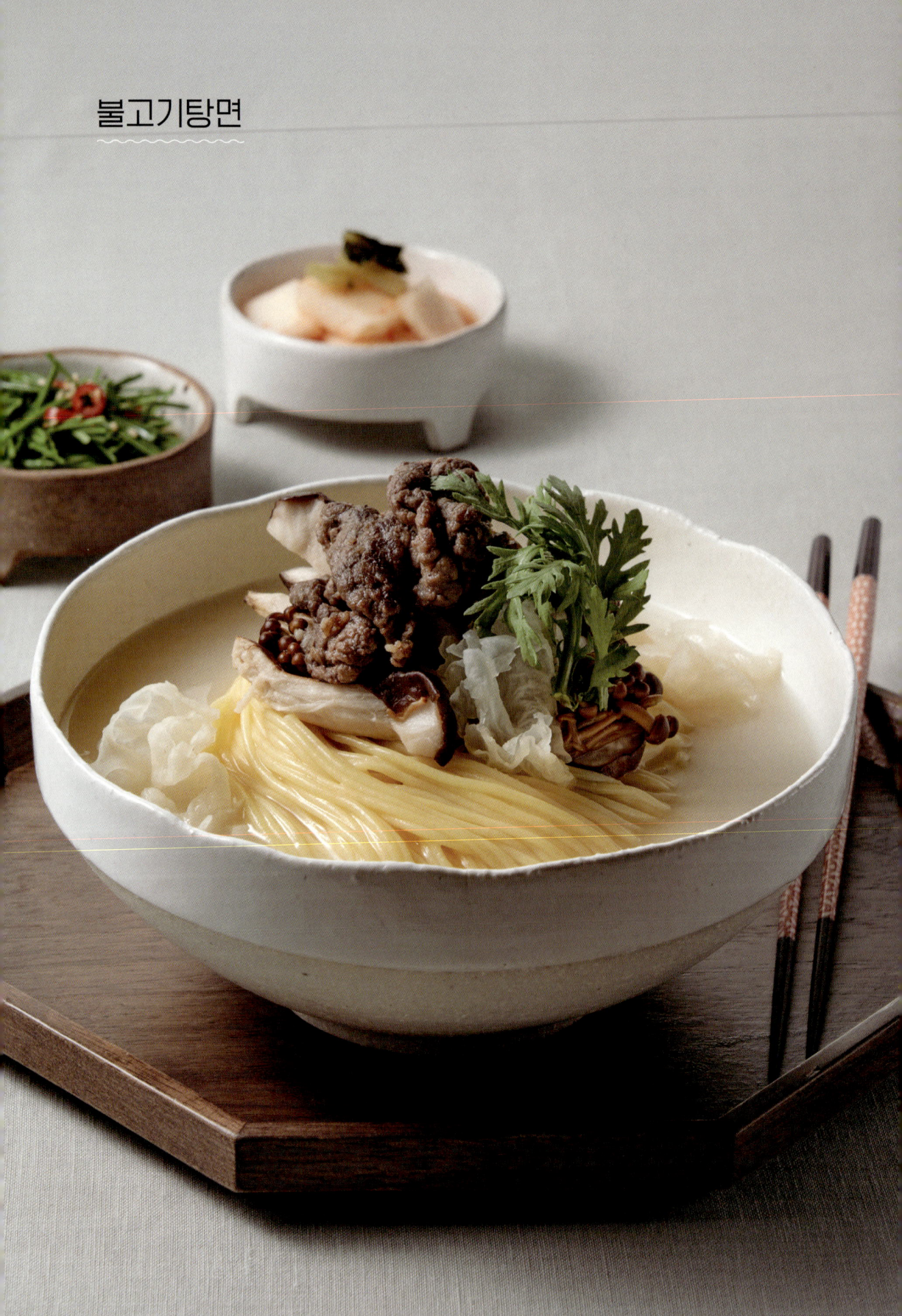

불고기탕면

얇고 부드러운 샤부샤부용 소고기를 불고기 양념으로 맛을 내어 고명으로 올린 뜨끈하고 진한 국수입니다. 진한 사골육수에 항암 효과가 뛰어난 버섯을 다양하게 넣어 향긋함을 더했습니다. 옥수수면은 면발이 부드러워 입안이 깔끄러울 때 먹기 좋습니다.

주재료 효능

참송이버섯은 표고버섯과 송이버섯을 배합해 만든 품종으로 식감은 송이버섯과 비슷하지만 향이 진합니다. 참송이버섯은 베타글루칸 성분을 함유하고 있는데 이 성분은 면역력을 높이는 효능이 있어 항암에 도움이 됩니다.

재료 (1인분)

- 샤부샤부용 소고기 60g
- 참송이버섯 60g
- 표고버섯 15g
- 황금팽이버섯 15g
- 불린 백건목이버섯 20g
- 양파 20g
- 대파 5g
- 쑥갓 3g
- 옥수수면 (건면) 80g
- 사골육수 200㎖
- 물 200㎖
- 소금 2g
- 후추 1g

소고기 양념

- 간장 10g
- 설탕 5g
- 물 15g
- 생강즙 1g
- 후추 약간
- 다진 마늘 1g
- 참기름 1g

요리 만들기

1. 소고기는 키친타올로 핏물을 제거하고 양념장에 재워 둔다.
2. 양파와 대파는 채 썰고, 쑥갓은 2cm 길이로 잘라 찬물에 담가 놓는다.
3. 표고버섯은 채 썰고, 황금팽이버섯, 참송이버섯, 불린 백건목이버섯은 찢어 끓는 물에 살짝 데친다.
   버섯은 따로 데쳐 곁들여야 국물이 깔끔하다.
4. 재워 둔 소고기는 달군 팬에 양념까지 넣고 약불로 볶는다.
5. 옥수수면은 끓는 물에 10분간 삶은 후 찬물에 헹궈 물기를 뺀다.
6. 사골육수에 물과 양파를 넣고 팔팔 끓인 다음 소금, 후추로 간한다.
   사골육수 대신 양지육수를 사용하면 맑고 깔끔한 국물 맛을 낼 수 있다.
7. 그릇에 옥수수면과 데친 버섯을 둘러 담은 후 볶은 소고기와 쑥갓, 대파를 고명으로 올려 마무리한다.

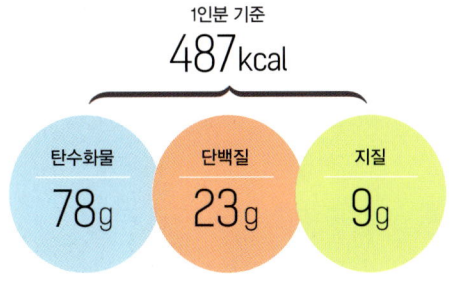

1인분 기준
487 kcal

탄수화물	단백질	지질
78g	23g	9g

PART 4 암을 이기고 회복을 돕는 최고의 요리 레시피

바지락두부면국수

바지락으로 국물을 내어 진하고 담백한 육수에 식물성 단백질을 함유한 두부면과 쫄깃한 버섯을 듬뿍 넣었습니다. 단백질을 넉넉히 섭취할 수 있는 메뉴입니다.

주재료 효능

바지락은 단백질 함량이 높고, 소고기와 비슷한 수준의 철분을 함유하고 있습니다. 철분은 헤모글로빈의 구성 성분으로 폐에서 조직으로 산소를 전달하는 데 꼭 필요한 영양소입니다.

재료 (1인분)

피바지락 200g
바지락살 50g
넓은 두부면 100g
건다시마 5g
애호박 30g
당근 10g
양파 10g
표고버섯 10g
만가닥버섯 10g
물 800㎖
소금 2g
다진 마늘 5g

양념장

간장 15g
물 7㎖
고춧가루 5g
다진 대파 10g
볶은 참깨 2g

요리 만들기

1. 피바지락은 해감해 이물질을 제거한다.
2. 애호박, 당근, 양파는 채 썬다. 표고버섯도 얇게 채 썰고, 만가닥버섯은 밑둥을 자른다.
3. 두부면은 흐르는 물에 헹군 후 물기를 뺀다.
4. 냄비에 물 800㎖와 건다시마를 넣고 끓어오르면 다시마를 건져 낸다.
5. 다시마 육수에 피바지락을 넣어 끓이다가 바지락이 입을 벌리면 건져 둔다.
6. 우려낸 육수는 이물질 제거를 위해 체로 한 번 걸러 준다.
7. 준비된 육수에 채 썬 애호박, 양파, 당근, 표고버섯, 만가닥버섯 그리고 두부면, 바지락살, 다진 마늘을 넣고 끓인다.
8. 육수가 끓어오르면 건져 두었던 익힌 피바지락을 넣고 소금으로 간해 마무리한다. 기호에 따라 양념장을 곁들인다.

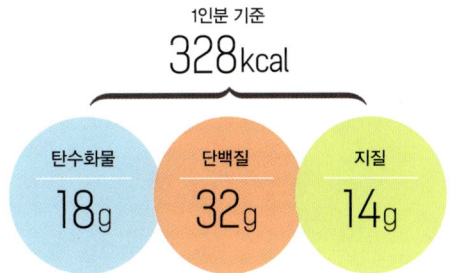

1인분 기준
328kcal

탄수화물 18g | 단백질 32g | 지질 14g

· 기호와 편의에 따라 바지락살만 사용할 때는 바지락살 100g을 사용합니다.

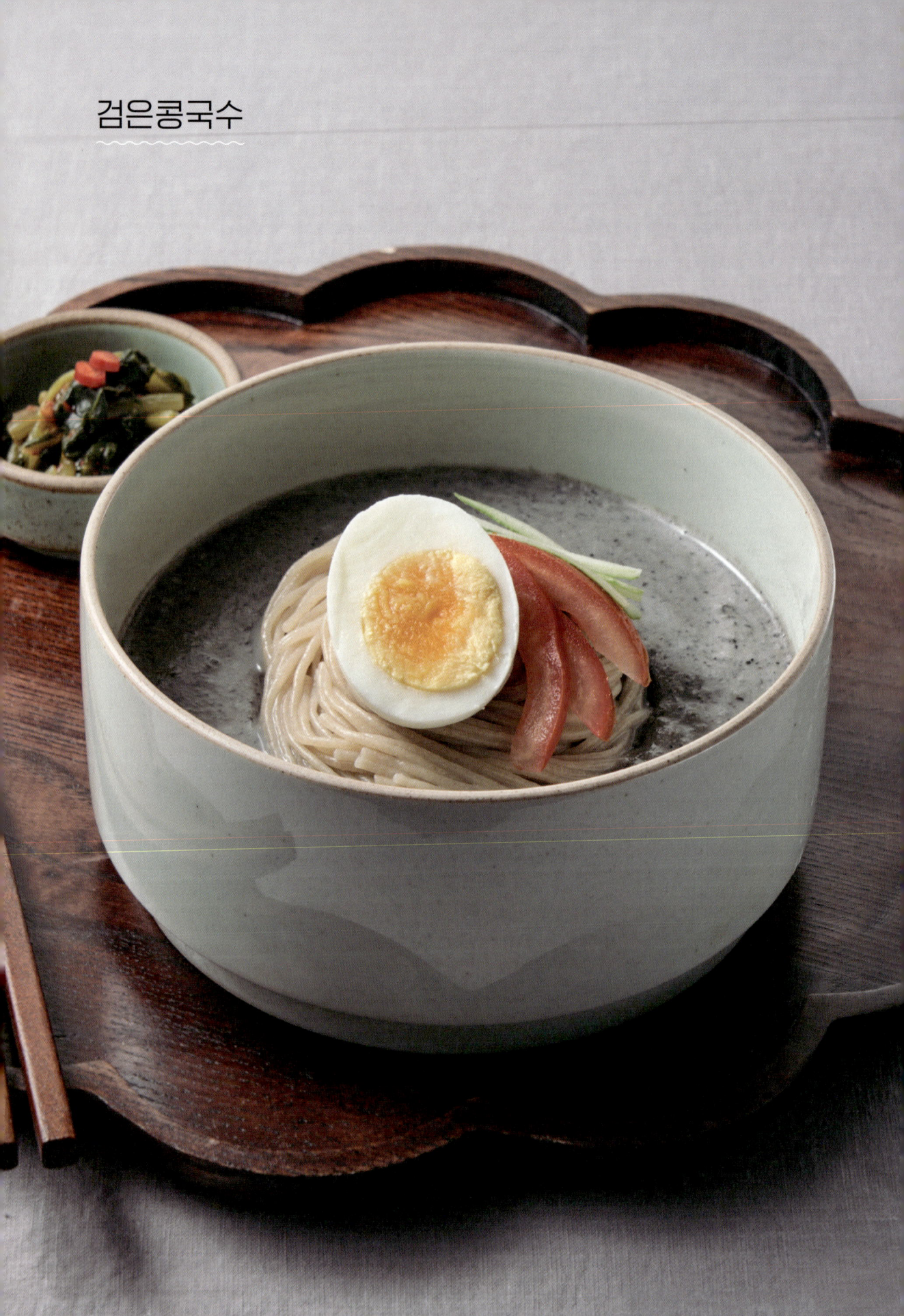

검은콩국수

검은콩으로 만든 진한 콩국물에 검은깨와 잣을 넣어 고소한 맛을 배가했습니다. 보리면은 충분히 삶아 찬물에 씻어 내면 면발이 탱글탱글하고 쫄깃합니다.

주재료 효능

검은콩에는 안토시아닌과 이소플라본(에스트로겐 유사물질)이 풍부하게 함유되어 있는데, 항산화 성분인 안토시아닌은 주로 콩 겉껍질에 많이 들어 있습니다. 또한 양질의 단백질과 식이섬유, 칼슘 등의 미네랄도 풍부해 두뇌 활동 촉진, 호르몬 분비 조절, 노화 방지, 항암, 항산화 작용에 도움을 줍니다.

재료 (1인분)

- 검은콩 60g
- 물(콩 삶는 물) 500㎖
- 토마토 30g
- 오이 20g
- 달걀 30g
- 검은깨 5g
- 잣 5g
- 보리면(건면) 90g
- 소금 2g

요리 만들기

1. 검은콩은 흐르는 물에 헹군 후 6시간 이상 찬물에 불린다.
2. 냄비에 물 500㎖와 콩을 넣고 10분간 삶은 후 불을 끄고 뚜껑을 덮어 10분간 뜸들인다.
   오래 삶으면 메주 냄새가 날 수 있으니 시간을 맞춰 삶는다.
3. 한 김 식힌 콩은 체로 거르고 삶은 물은 버리지 않고 식혀 둔다.
4. 믹서에 삶은 콩, 검은깨, 잣, 소금, 2의 콩 삶은 물 250㎖를 넣고 갈아 준다.
5. 보리면은 끓는 물에 6분 삶고, 불을 끈 후 6분간 뚜껑을 덮어 뜸을 들인다.
6. 보리면은 미끌거리지 않도록 전분물이 나오지 않을 때까지 찬물에 여러 번 씻는다.
7. 토마토는 씨를 제거하고 0.5cm 두께로 채 썬다.
8. 오이는 돌려깎기해서 얇게 채 썬다.
9. 달걀은 삶아서 준비한다.
10. 보리면을 그릇에 담고 토마토, 오이, 달걀을 올린 후 만들어 놓은 검은콩 국물을 부어 완성한다.

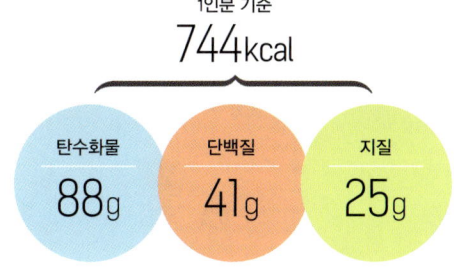

1인분 기준
744kcal

탄수화물 88g | 단백질 41g | 지질 25g

· 쫄깃한 식감이 강한 보리면을 좀 더 부드럽게 즐기고 싶다면 끓는 물에 20분간 푹 삶습니다.

낙지시금치무침&소면

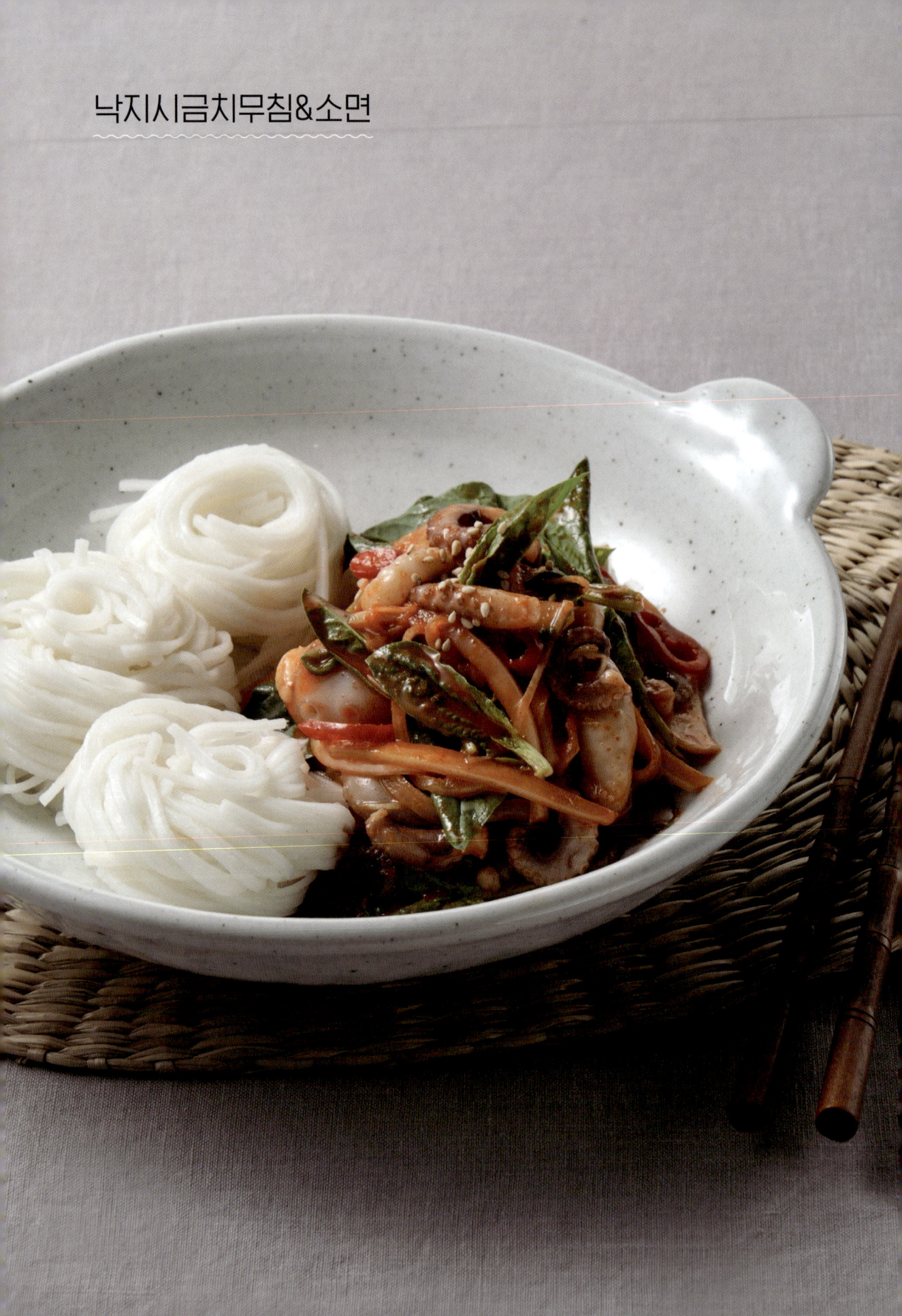

낙지와 시금치를 매콤달콤하게 양념해 부드러운 면과 함께 먹는 상큼한 비빔면입니다. 쌀소면을 사용하므로 밀가루가 부담스러울 때 먹으면 좋습니다. 사과, 토마토로 만든 소스는 맛이 부드러워 맵지 않은 고추장과 고춧가루를 사용하면 어린이도 함께 즐길 수 있습니다.

주재료 효능

시금치에 들어 있는 베타카로틴은 우리 몸에서 항산화 작용을 해 활성산소를 제거하고 각종 암을 예방하는 효과가 있습니다.

재료 (1인분)

낙지 100g
시금치 60g
쌀소면(건면) 90g
양파 15g
대파 20g
어린잎채소 3g
홍고추 3g
볶은 참깨 1g
무침 소스 70g

> 95쪽

무침 소스

사과 30g
양파 30g
사과주스 100g
토마토 60g
식초 20g
설탕 20g
고추장 60g
다진 마늘 10g
고운 고춧가루 30g

요리 만들기

1. 낙지는 몸통을 뒤집어 내장, 입을 제거하고 밀가루를 넣고 비벼 남은 이물질을 제거한 후 끓는 물에 데쳐 3cm 길이로 자른다.
2. 양파, 대파는 얇게 채 썰어 준비하고, 시금치는 3cm 길이로 잘라 살짝 데친다.
3. 사과, 양파, 토마토, 사과주스는 믹서로 곱게 갈고, 나머지 소스 재료와 함께 섞어서 무침 소스를 완성한다.
   무침 소스는 냉장고에서 하루 동안 숙성하면 재료의 맛이 더욱 어우러진다.
4. 데친 낙지, 시금치, 양파, 대파에 소스를 넣고 버무린다.
5. 쌀소면은 끓는 물에 5분간 삶은 후 찬물에 헹군다.
6. 접시에 낙지시금치무침과 소면을 보기 좋게 담고, 어린잎채소와 홍고추, 볶은 참깨를 고명으로 올려 완성한다.

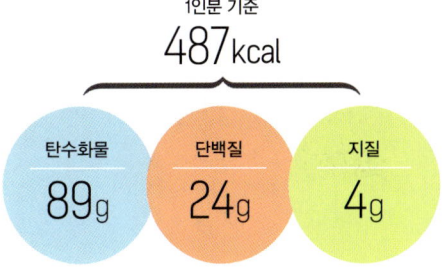

1인분 기준
487 kcal

탄수화물	단백질	지질
89g	24g	4g

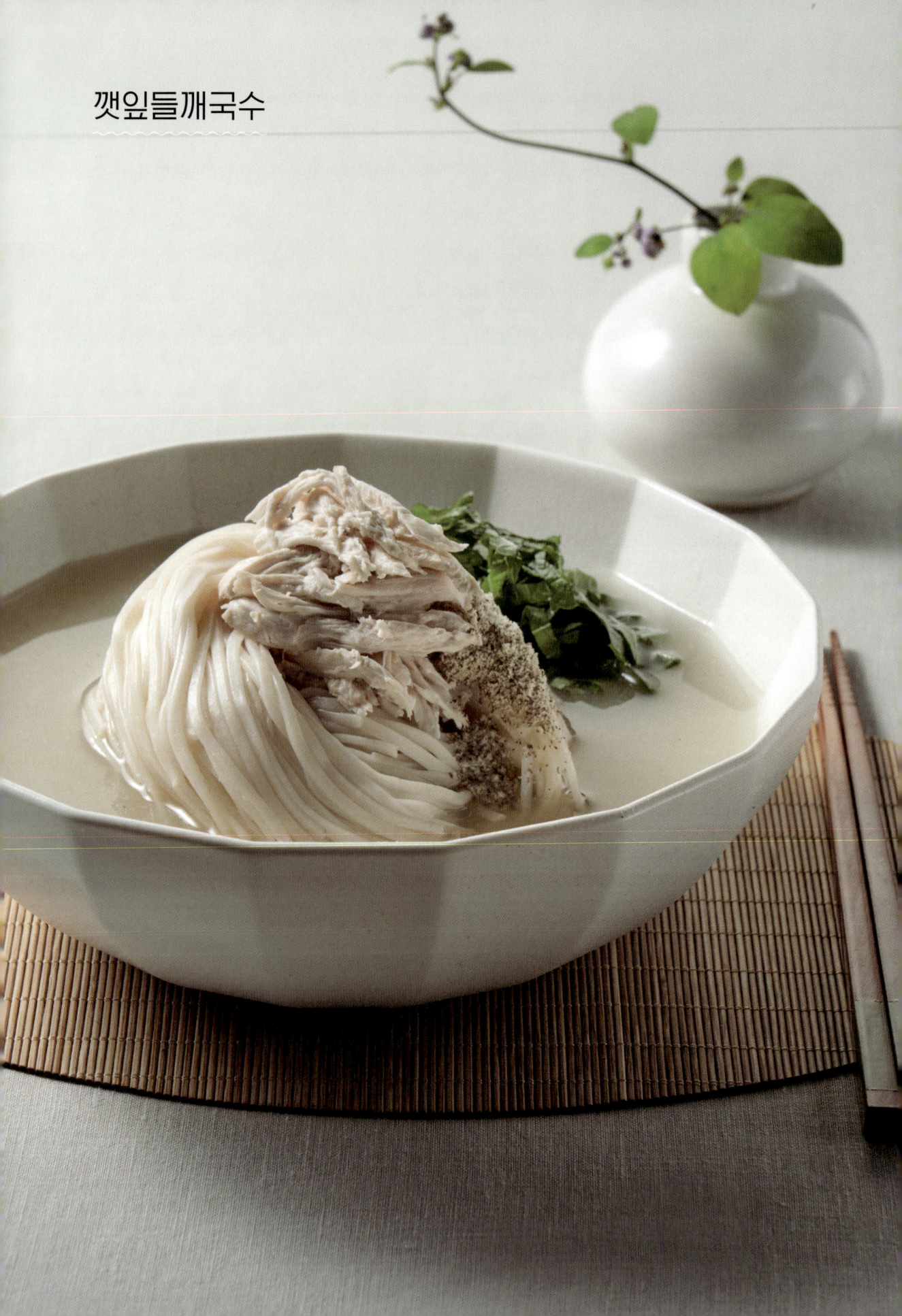

깻잎들깨국수

담백한 닭 육수에 들깻가루를 넣어 구수하고 진한 국물이 든든하게 속을 채우는 메뉴입니다. 닭고기를 고명으로 곁들여 단백질을 보충했습니다. 현미소면은 면이 얇아 부드럽게 넘기기 좋습니다.

주재료 효능

들깨는 오메가 계열 지방산인 리놀렌산을 다량 함유하고 있으며 고혈압, 알러지성 질환 등 성인병을 유발하는 에이코사노이드의 합성을 억제하는 효과가 있습니다.

재료 (1인분)

- 생닭 100g
- 들깻가루 60g
- 물 1500㎖
- 통마늘 10g
- 대파 20g
- 깻잎 5g
- 다진 마늘 10g
- 현미소면(건면) 70g
- 들기름 5g
- 소금 1g
- 후추 약간

요리 만들기

1. 닭은 깨끗이 씻은 후 끓는 물에 통마늘, 대파를 넣고 30분간 삶은 다음 살을 발라 찢어두고 육수는 체에 걸러 둔다.
2. 닭고기는 들기름, 소금, 후추로 양념한다.
3. 깻잎은 깨끗이 씻어 곱게 채 썬다.
4. 닭 삶은 육수에 들깻가루, 다진 마늘, 소금, 후추로 간을 해 한 소끔 끓인다.
5. 현미소면은 삶은 후 찬물에 헹구고 그릇에 담는다.
   현미소면은 끓는 물에 넣어 5분 30초 삶는데 일반소면보다 1분 정도 더 삶아 내는 것이 요령이다. 삶은 후 찬물에 맑은 물이 나올 때까지 헹궈 준다.
6. 면 위에 2의 닭고기, 깻잎을 올리고 육수를 붓는다.

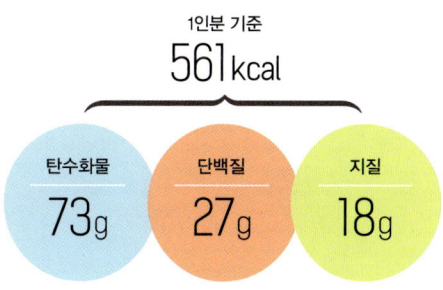

- 현미소면 대신 일반적인 소면, 중면 등도 사용 가능합니다.

두부묵은지쌈수제비

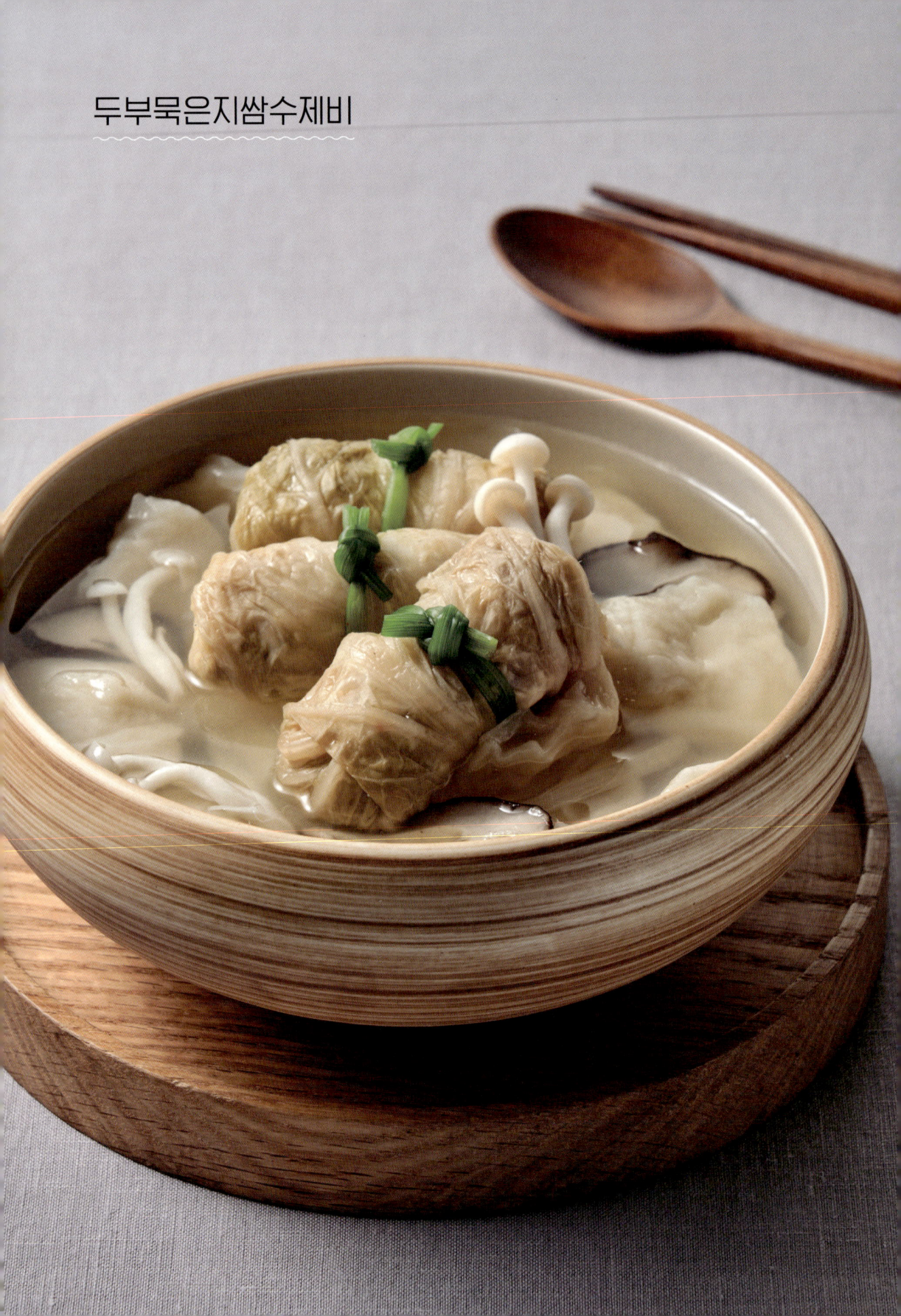

쫄깃한 수제비와 뜨끈한 국물을 머금은 두부묵은지쌈을 건져 먹는 맛이 일품인 별미 요리입니다. 돼지고기, 두부, 숙주나물로 속을 채운 숙쌈으로 수제비만으로는 부족할 수 있는 단백질과 비타민, 무기질을 보충할 수 있습니다.

재료 (1인분)

돼지고기(다짐육) 50g
두부 80g
숙주나물 15g
당면 5g
참기름 1g, 소금 1g
후추 약간
미나리 5g
만가닥버섯 15g
표고버섯 15g
양파 20g
묵은지 80g

육수

물 700㎖
다시멸치 20g
대파 10g
건다시마 2g

수제비 반죽

중력분 50g
물 30㎖
소금 1g

양념장

간장 15g
물 7㎖
고춧가루 5g
다진 대파 10g
볶은 참깨 2g

요리 만들기

1. 냄비에 물, 다시멸치, 대파, 건다시마를 넣고 끓어오르면 10분 정도 더 끓여 육수를 우린 후 체로 걸러 준비한다.
2. 중력분, 물, 소금을 넣고 수제비 반죽을 만들어 30분 이상 숙성시킨다.
3. 당면은 따뜻한 물에 30분 불려 준비한다.
4. 만가닥버섯은 결대로 찢고 표고버섯과 양파는 채 썬다.
5. 묵은지는 넓은 잎을 씻어서 준비해 놓는다.
6. 두부는 물기를 제거하고 으깬다. 숙주나물, 당면은 잘게 다진다.
7. 돼지고기, 두부, 숙주나물, 당면, 참기름, 소금, 후추를 섞어 소를 만든다.
8. 미나리는 잎을 제거하고 줄기만 살짝 데친다.
9. 씻어 놓은 묵은지에 소 30g(밥숟가락에 소복하게 올린 정도)을 넣고 돌돌 말아준 후 미나리로 묶는다.
10. 김이 오른 찜기에 묵은지쌈을 넣고 10분간 찐다.
11. 냄비에 1의 육수를 붓고 끓어오르면 숙성해 둔 수제비 반죽을 얇게 떠 넣고 센불에서 끓인다.
12. 수제비가 떠오르면 준비한 묵은지쌈과 4에서 손질한 재료를 넣고 한소끔 끓여 마무리한다. 기호에 따라 양념장을 곁들인다.

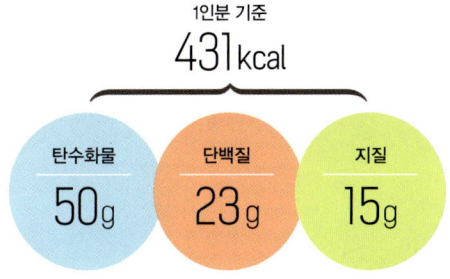

낙지간장비빔국수

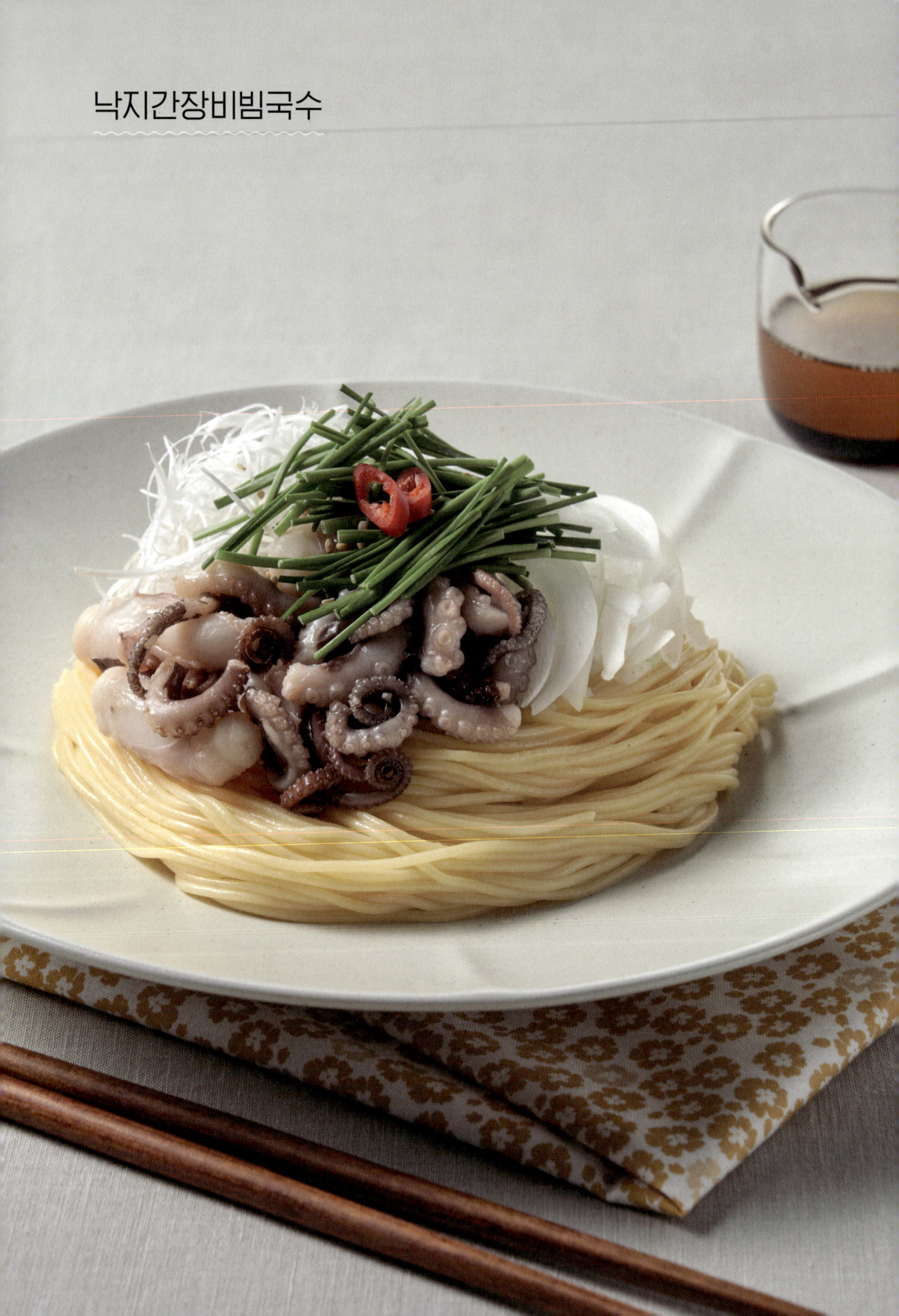

들기름과 간장으로 맛을 낸 양념장에 단백질이 풍부한 낙지와 부드러운 옥수수면을 버무린 고소하고 향긋한 비빔면입니다. 맵지 않고 면이 부드러워 남녀노소 모두 부담 없이 즐길 수 있습니다.

주재료 효능

옥수수면의 주재료인 옥수수에는 식이섬유가 풍부해 배변에 도움을 줍니다. 또한 옥수수에 함유된 필수 지방산인 리놀레산은 콜레스테롤을 낮추고 동맥경화를 예방하는 효과가 있습니다.

재료 (1인분)

낙지 100g
양파 20g
세발나물 10g
홍고추 1g
대파 5g
옥수수면(건면) 70g

비빔간장 소스

간장 10g
들기름 30g
설탕 5g
참깨 5g

요리 만들기

1. 낙지는 몸통을 뒤집어 내장과 이빨을 제거하고, 밀가루를 넣고 주물러 이물질을 제거한 후 흐르는 물에 씻어 준비한다.
2. 손질한 낙지는 끓는 물에 살짝 데친 후 3cm 길이로 썬다.
3. 세발나물은 흐르는 물에 씻어 물기를 제거하고 양파, 대파, 홍고추는 얇게 채 썰어 찬물에 10분간 담가 매운맛을 뺀다.
4. 옥수수면은 끓는 물에 10분간 삶은 후 찬물에 헹군다.
5. 분량의 재료를 섞어 비빔간장 소스를 만들고, 데친 낙지를 버무린다.
6. 그릇에 옥수수면을 담고, 양념한 낙지와 남은 양념까지 함께 얹는다.
7. 준비한 채소를 가지런히 올려 마무리한다.

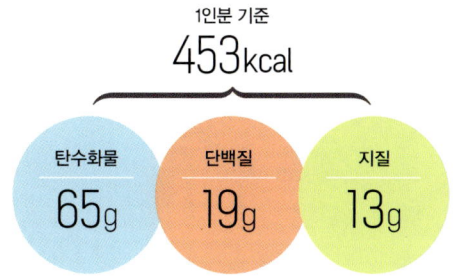

- 기호에 따라 김가루를 추가해 먹어도 좋습니다.

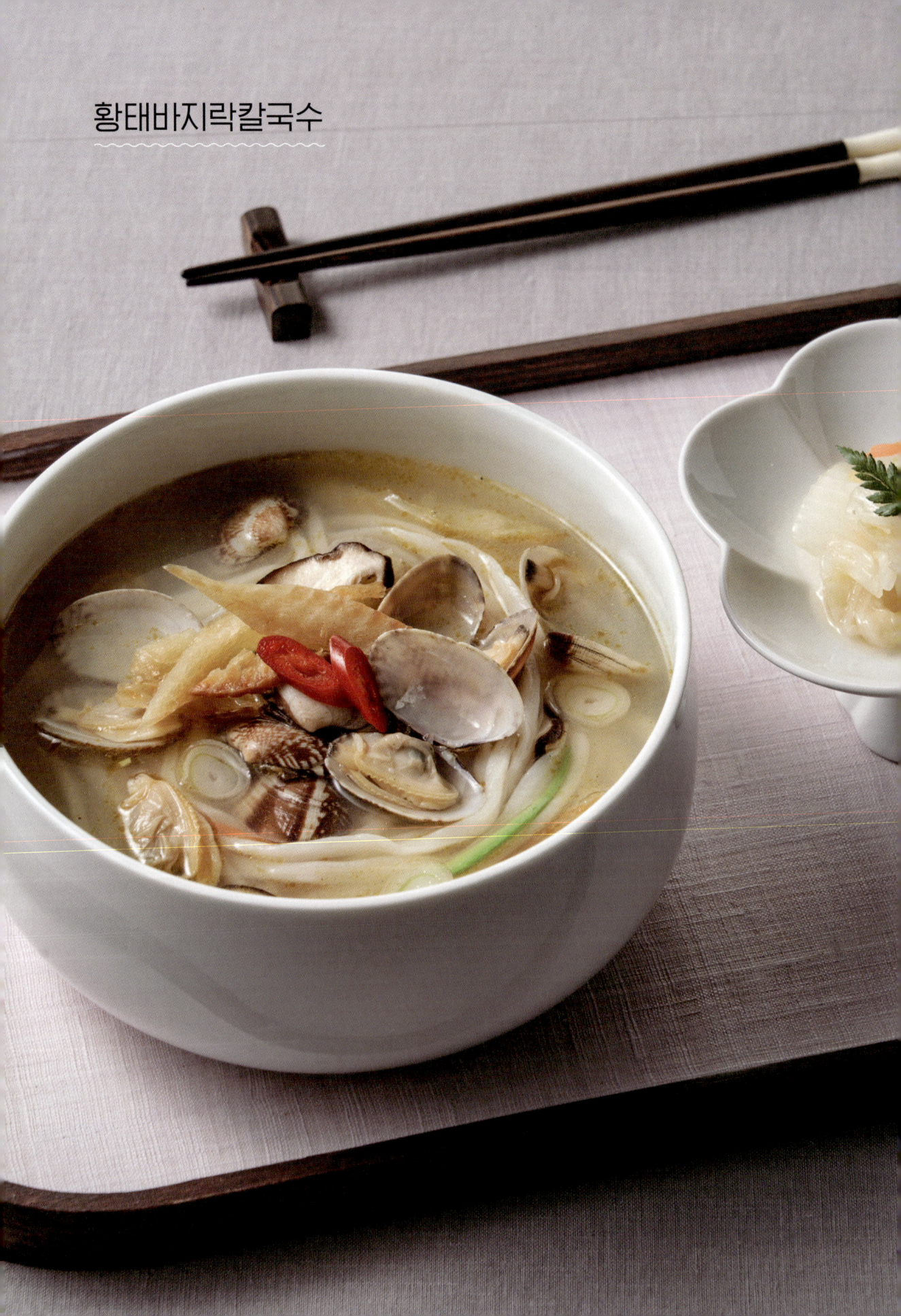

황태바지락칼국수

황태와 바지락으로 시원하면서도 진한 국물을 내고, 바지락살을 추가해 단백질을 챙겼습니다. 생칼국수면을 사용해 면발도 탱글탱글합니다. 원재료를 충분히 넣으면 조미료를 넣지 않고도 감칠맛을 낼 수 있어 건강하고 맛있는 한 끼를 준비할 수 있습니다.

주재료 효능

황태는 겨울철 찬바람에 얼고 녹기를 반복하며 말린 것으로, 단백질이 풍부하고 지방은 적어 담백하게 먹을 수 있는 식재료 중 하나입니다.

재료 (1인분)

황태채 15g
피바지락 200g
바지락살 30g
애호박 15g
당근 15g
표고버섯 20g
생칼국수면 170g
참기름 1g
다진 마늘 5g
소금 7g
대파 5g

육수

물 600㎖
다시멸치 20g
대파 10g
건다시마 2g

요리 만들기

1. 냄비에 물, 다시멸치, 대파, 건다시마를 넣고 끓어오르면 10분 정도 더 끓여 육수를 우린 후 체로 걸러 준비한다.
2. 피바지락은 해감해 준비하고 애호박, 당근, 표고버섯은 채 썬다.
3. 황태채는 5분 정도 물에 불렸다가 3cm 길이로 썬다.
4. 냄비에 참기름을 두른 후 황태채를 볶다가 준비한 육수와 피바지락을 넣고 끓여 준다.
5. 생칼국수면은 털어서 전분을 제거한다.
6. 피바지락이 입을 벌리면 칼국수면을 넣는다. 면이 어느 정도 익으면 애호박, 당근, 표고버섯, 바지락살을 넣고 끓이다 바지락살이 익으면 다진 마늘과 소금으로 간을 맞춘다.
7. 완성된 칼국수를 그릇에 담고 대파를 송송 썰어 올린다.

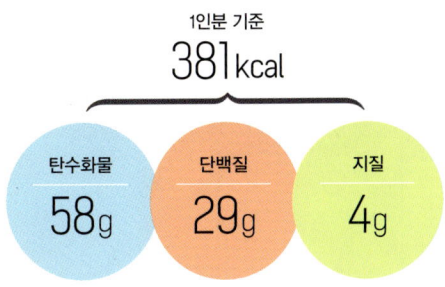

봄동된장국수

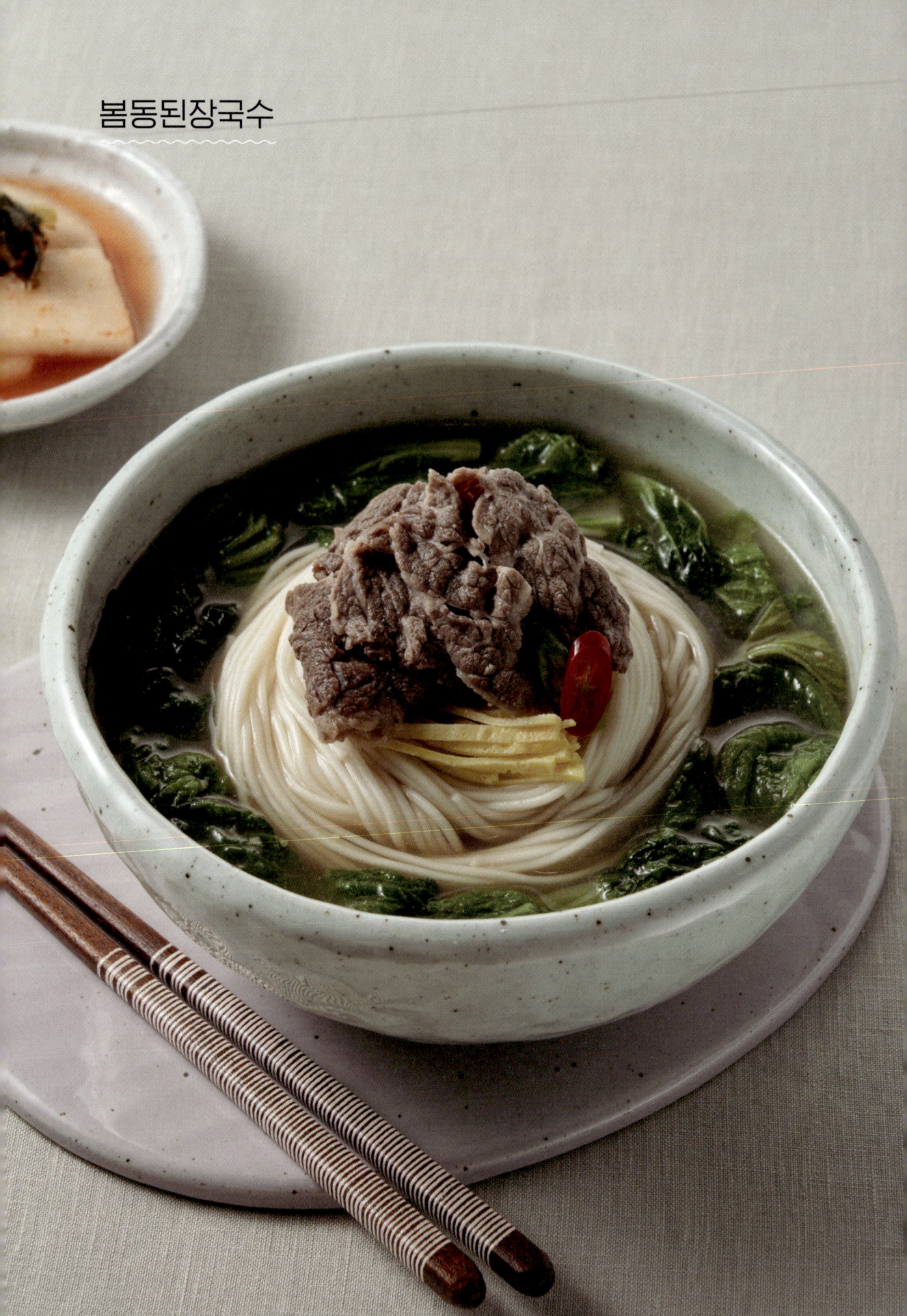

비타민과 무기질이 가득하고 달큰한 맛이 일품인 봄동을 부드럽게 익혀 먹기 좋습니다. 구수한 된장으로 맛을 낸 국물이 봄동과 잘 어우러져 입맛을 돋웁니다. 단백질을 보충하는 샤부샤부용 소고기는 부드러워 씹기 편하고 소화도 용이합니다.

주재료 효능

노지에서 자란 봄동은 배추보다 단맛이 강하고 아삭한 식감이 매력입니다. 비타민 A의 전구체인 베타카로틴과 칼륨 등이 풍부하게 함유되어 있습니다. 베타카로틴은 노화 지연, 항암 효과가 있지요. 콩을 발효해 만드는 된장은 발효 과정 중 생성되는 아미노산, 당류, 유기산 등으로 인해 단맛, 감칠맛이 풍부합니다.

재료 (1인분)

샤부샤부용 소고기 60g
봄동 70g
애호박 30g
달걀 30g
된장 40g
다진 마늘 10g
소면 80g
대파 10g
청양고추 10g
홍고추 2g

육수

물 1000㎖
다시멸치 20g
대파 10g
건다시마 2g

요리 만들기

1. 냄비에 물, 다시멸치, 대파, 건다시마를 넣고 끓어오르면 10분 정도 더 끓여 육수를 우린 후 체로 걸러 준비한다.
2. 채소는 흐르는 물에 깨끗이 씻은 다음 봄동은 3~4cm 길이로 썰고 애호박은 0.5cm 두께로 반달썰기한다. 청양고추, 홍고추와 대파는 어슷 썬다.
3. 달걀은 지단을 만들어 채 썬다.
4. 끓여 놓은 육수에 된장을 풀고 소고기를 살짝 데쳐서 건진 후 봄동, 애호박, 대파, 다진 마늘, 청양고추를 넣고 끓인다.
5. 소면을 삶아 준비한 뒤 그릇에 담고 완성된 육수를 부은 다음 소고기, 달걀 지단, 홍고추를 올린다.

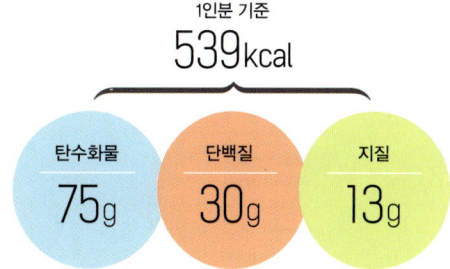

- 봄동 대신 얼갈이를 사용해도 좋습니다.

오징어물회국수

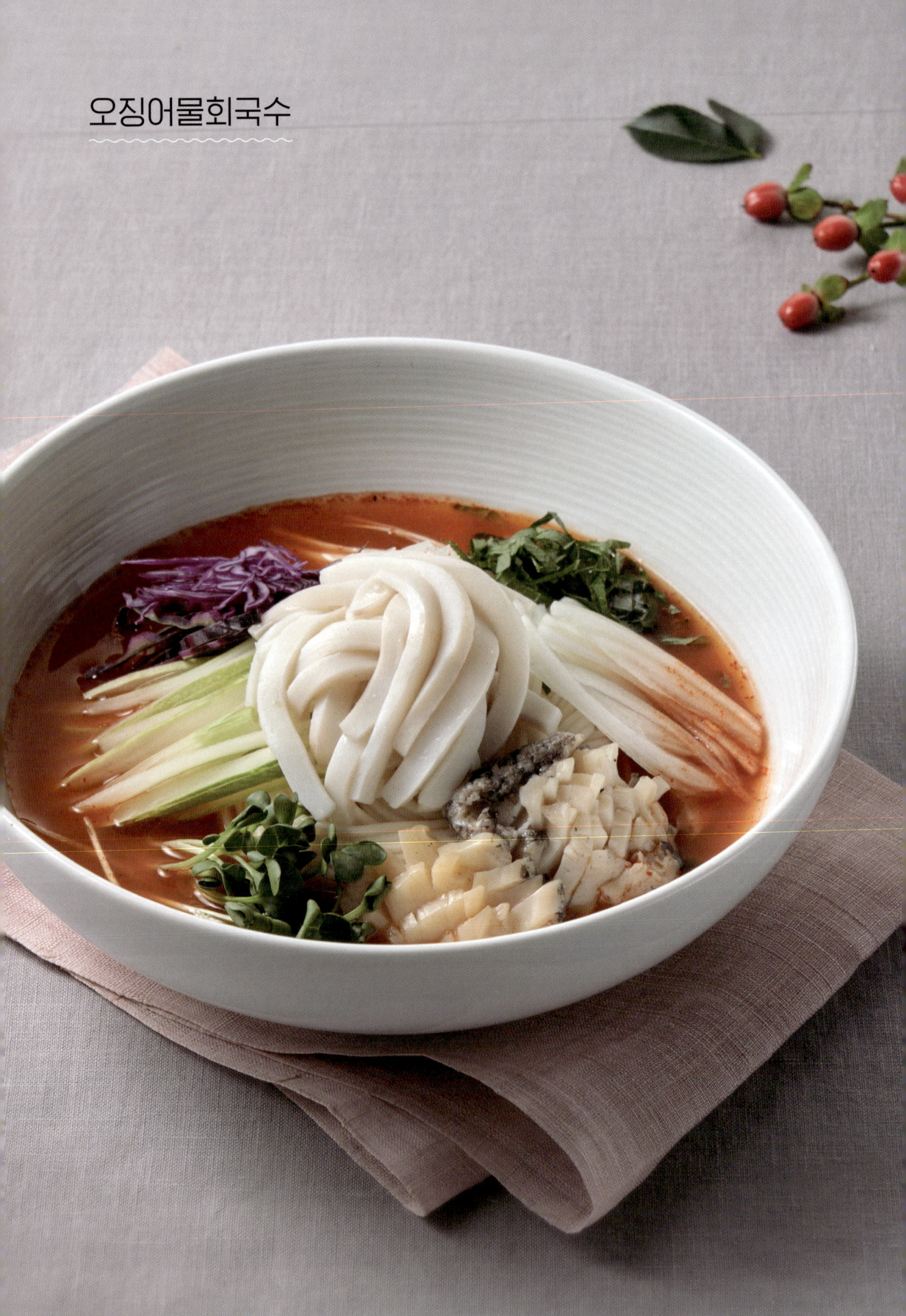

데친 오징어와 전복을 씹기 좋게 채 썰고, 아삭한 채소를 곁들여 시원한 물회 육수에 말아 먹는 면 요리입니다. 상큼한 맛과 다양한 식감이 입맛을 당기고, 배와 매실청을 더한 물회 양념이 소화를 도와 속이 편안합니다.

주재료 효능

고단백 식품인 오징어는 아미노산의 일종인 타우린이 풍부해 혈압 안정 및 혈관 질환 예방에 도움이 됩니다.

재료 (1인분)

오징어 50g
전복살 40g
중면(건면) 60g
오이 30g
양파 20g
적채 20g
대파 10g
무순 3g
깻잎 2g

물회 육수
배 40g
냉면육수 240g
고추장 10g
된장 5g
매실청 10g
고운 고춧가루 15g
설탕 5g
다진 마늘 5g
사과식초 15g

요리 만들기

1. 오징어는 몸통의 껍질을 벗기고 끓는 물에 넣어 잘 뒤적이면서 불투명한 흰색이 될 때까지 데친다. 얇게 채 썰어 준비한다.
2. 전복은 내장과 이빨을 제거하고, 깨끗이 씻어 데친 다음 채 썰어 놓는다.
3. 오이, 양파, 적채, 대파, 깻잎도 깨끗이 씻은 후 얇게 채 썰어 준비한다. 무순도 깨끗이 씻어 준비한다.
4. 배와 냉면육수를 믹서에 넣고 간다.
5. 4에 나머지 물회 육수 재료를 넣고 잘 섞어 냉장고에서 차게 식힌다.
   물회 육수를 냉동실에 1시간 정도 넣어 두어 살얼음을 만들면 시원하게 즐길 수 있다.
6. 중면은 끓는 물에 6분간 삶고 찬물에 3회 정도 헹궈 준비한다.
7. 그릇에 재료를 가지런하게 담고 육수를 부어 마무리한다.

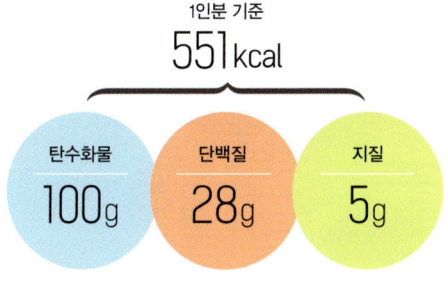

1인분 기준
551 kcal

탄수화물	단백질	지질
100g	28g	5g

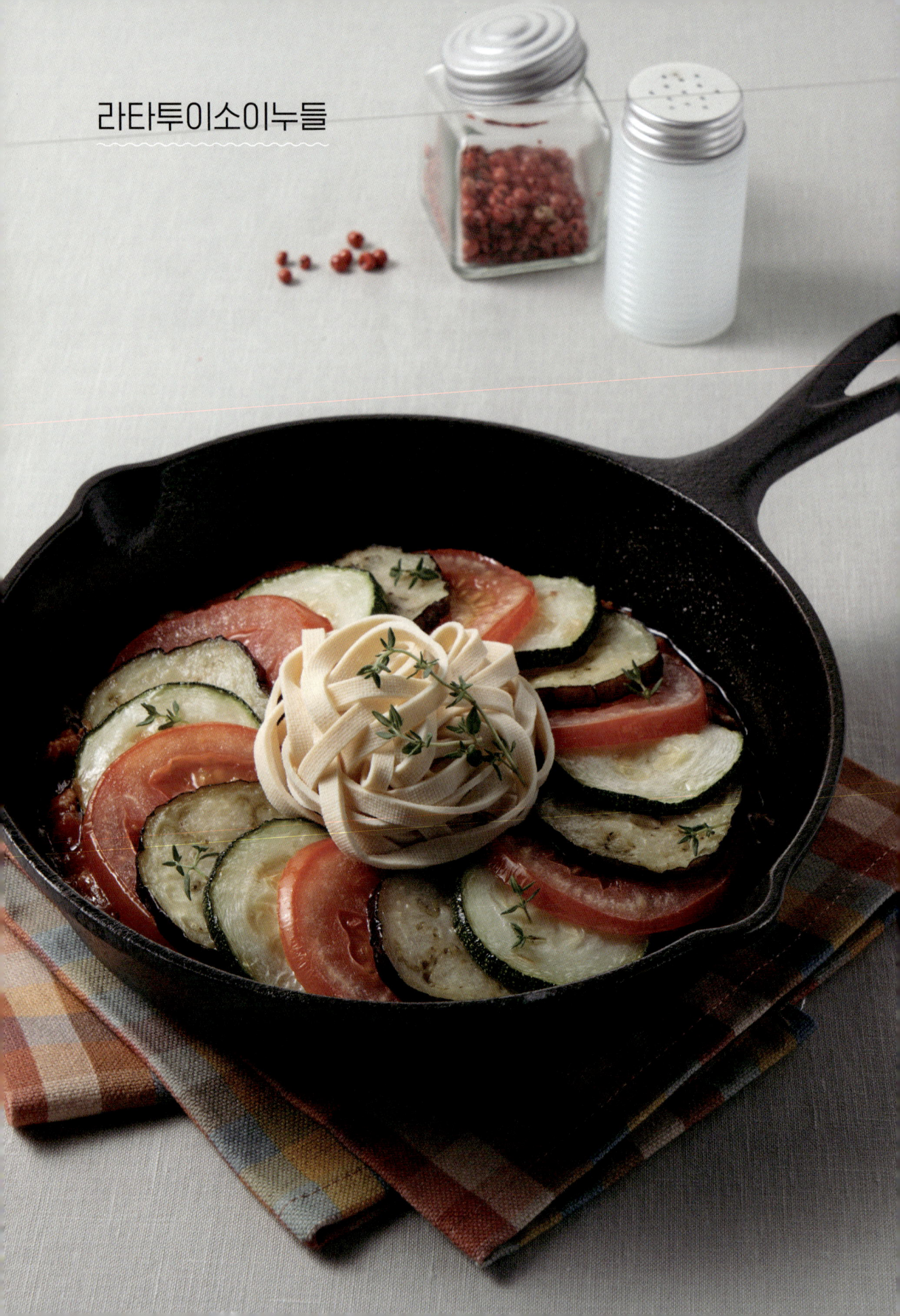

라타투이소이누들

식이섬유와 비타민 C를 넉넉히 보충할 수 있는 라타투이를 만듭니다. 부드럽게 익힌 호박, 가지, 토마토에 식물성 단백질 식품인 두부면을 곁들이면 든든한 한 끼가 됩니다. 따뜻하게 익힌 다양한 채소를 풍성하게 즐길 수 있는 이색 면 요리입니다.

주재료 효능

쥬키니호박은 애호박보다 크고 통통해 돼지호박이라고도 부르는데, 비타민 C가 많이 들어 있어 피부 건강을 개선하고 면역력을 향상시킵니다. 안토시아닌이 풍부한 가지는 항산화 작용이 탁월해 면역력 증강과 암을 예방하는 효과가 있습니다.

재료 (1인분)

- 넓은 두부면 100g
- 가지 50g
- 쥬키니호박 50g
- 토마토 150g
- 돼지고기(다짐육) 50g
- 토마토 소스 200g
- 양파 30g
- 다진 마늘 5g
- 올리브유 10g
- 물 100㎖
- 소금 1g
- 설탕 2g

94쪽

요리 만들기

1. 두부면은 흐르는 물에 헹군 후 물기를 뺀다.
2. 가지, 쥬키니호박, 토마토는 원형으로 0.7cm 두께로 자른다. 양파는 다진다.
3. 팬에 올리브유를 두르고 마늘과 양파를 볶다가 양파가 투명해지면 토마토 소스, 돼지고기, 물, 소금, 설탕을 넣고 돼지고기가 익을 때까지 끓여 준다.
4. 적당히 작은 팬에 3의 소스를 1/2 정도 깔고 가지, 쥬키니호박, 토마토를 둘러 담은 다음 나머지 소스를 골고루 얹는다. 뚜껑을 덮고 약불에 5분간 익힌다.
5. 둘러 담은 채소가 살짝 익으면 가운데에 두부면을 올리고 뚜껑을 닫은 뒤 중불로 5분 더 익혀 마무리한다.

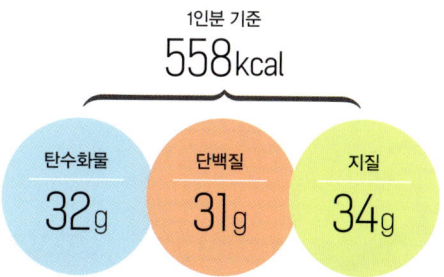

1인분 기준
558kcal

탄수화물 32g | 단백질 31g | 지질 34g

- 라타투이(Ratatouille)는 여러 가지 채소를 썰어 토마토 소스로 익힌 프랑스 남부 가정식으로, 조림과 스튜의 중간적 형태를 띕니다.
- 기호에 따라 파마산치즈가루나 모짜렐라치즈를 함께 먹어도 좋습니다.

낫또마비빔쌀국수

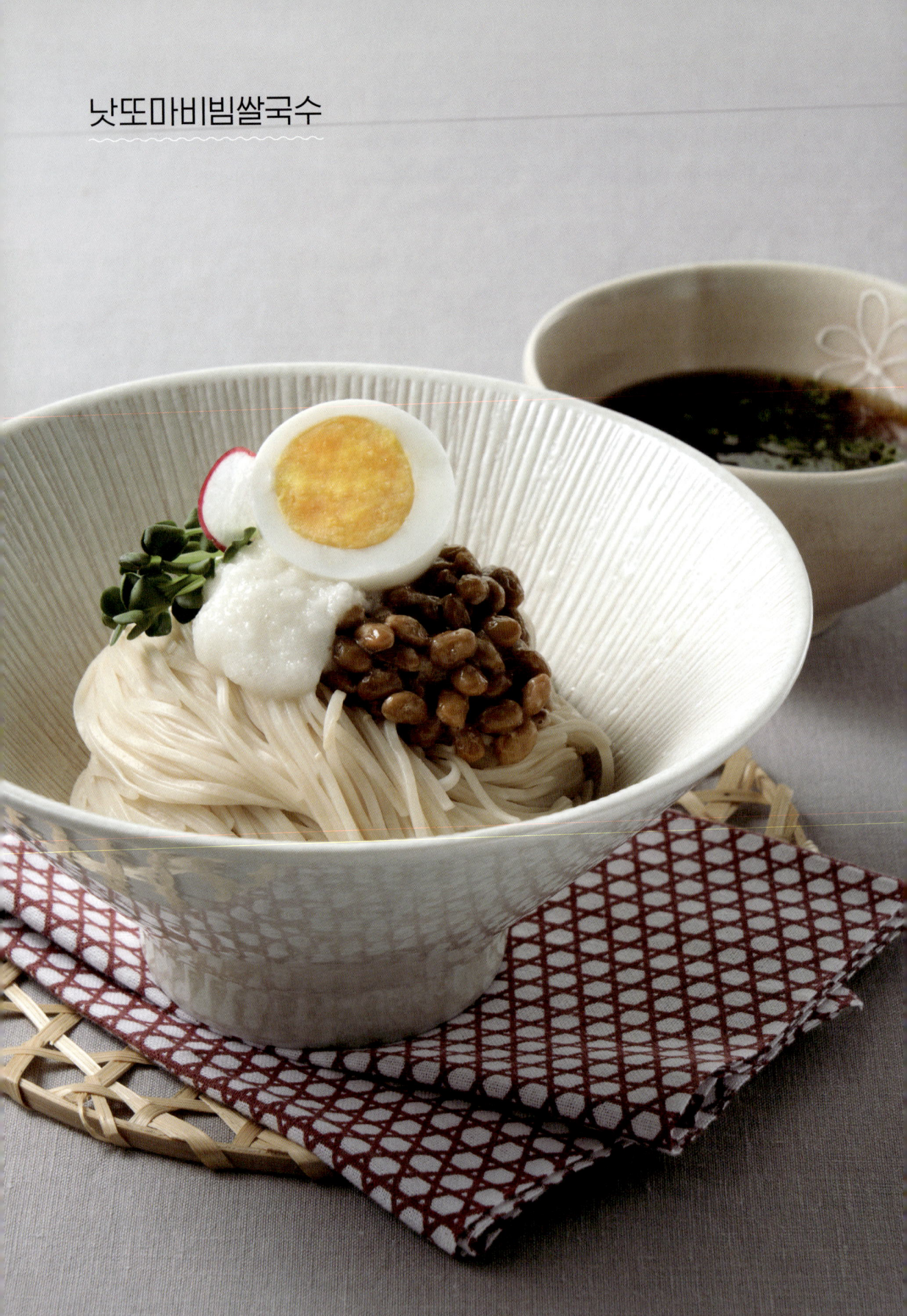

부드러운 쌀국수에 낫또와 간 마를 올리고 묽은 양념장을 부어 비벼 먹는 별미국수입니다. 재료들이 모두 부드러운 식감이라 목 넘김이 좋고 속이 편안합니다.

주재료 효능

낫또는 식이섬유 함량이 높아 배변을 원활하게 해 주며, 낫또의 발효 미생물이 생성한 영양소 분해 효소는 소화를 돕습니다.

재료 (1인분)

낫또 45g
마 50g
현미소면(건면) 90g
달걀 30g
오이 20g
양파 10g
쪽파 10g
무순 5g

양념장

물 100㎖
우동소스(시판용) 30g
고추냉이 3g
겨자 3g

요리 만들기

1. 오이, 양파는 얇게 채 썰고, 쪽파는 송송 썬다.
2. 달걀은 삶아서 준비하고 마는 껍질을 깐 뒤 강판에 곱게 간다.
   마는 강판에 가는 것이 거품이 덜 나고 점액질인 뮤신 성분의 파괴도 적다. 마를 손질할 때 맨손으로 작업하면 피부가 따가울 수 있으니 장갑을 착용하고 껍질을 제거하는 것이 좋다.
3. 현미소면은 끓는 물에 5분 삶은 후 찬물에 헹구고 물기를 뺀다.
4. 그릇에 현미면을 담고 그 위에 낫토, 간 마, 채 썬 채소와 무순, 삶은 달걀을 둘러 담는다.
5. 양념장 재료를 잘 섞어 종지에 담고, 쪽파를 올려 곁들인다.
   소스는 조금씩 부어가며 비벼 먹어도 좋고, 면을 비빈 후 따로 찍어 먹어도 좋다.

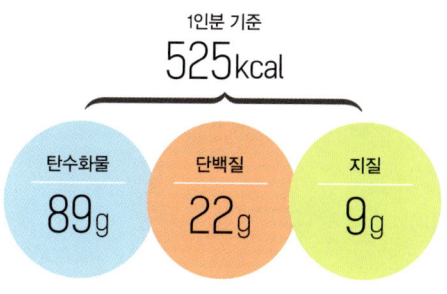

1인분 기준
525kcal

탄수화물 89g 단백질 22g 지질 9g

PART 4 암을 이기고 회복을 돕는 최고의 요리 레시피

마파비빔면

익으면 달큰한 맛을 내는 마늘종에 두반장을 넣어 매콤한 맛을 더했습니다. 부드러운 옥수수면에 매콤한 소스를 얹어 비벼 먹는 중화식 면 요리입니다.

주재료 효능

마늘종에는 항산화 작용을 하는 비타민 C가 함유되어 있습니다. 식이섬유 또한 풍부해 동맥경화 및 암을 예방하는 효과가 있습니다.

재료 (1인분)

돼지고기(다짐육) 60g
마늘종 50g
양파 40g
옥수수면(건면) 70g
맛술 10g
쪽파 3g
식용유 5g

소스

간장 5g
두반장 15g
굴소스 5g
땅콩버터 20g
다진 대파 10g
후추 1g
다진 마늘 10g
다진 생강 1g
물 100㎖

요리 만들기

1. 양파는 다져서 준비하고 마늘종, 쪽파는 송송 썰어 준비한다.
2. 팬에 기름을 두르고 다진 마늘, 다진 대파, 다진 생강을 넣고 센불에 볶아 향을 낸다.
3. 양파를 넣고 볶다가 투명해지면 마늘종, 돼지고기, 맛술을 넣고 볶는다.
4. 고기가 익으면 물을 제외한 소스 재료를 넣고 살짝 볶다가 물을 넣고 자작하게 볶듯이 끓인다.
5. 옥수수면은 끓는 물에 10분간 삶은 다음 찬물에 헹궈 준다.
6. 그릇에 면을 담고 소스를 덮듯이 올린다.
7. 쪽파를 고명으로 올려 마무리한다.

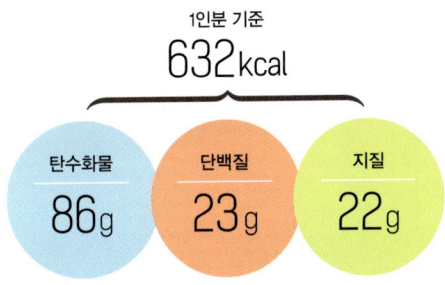

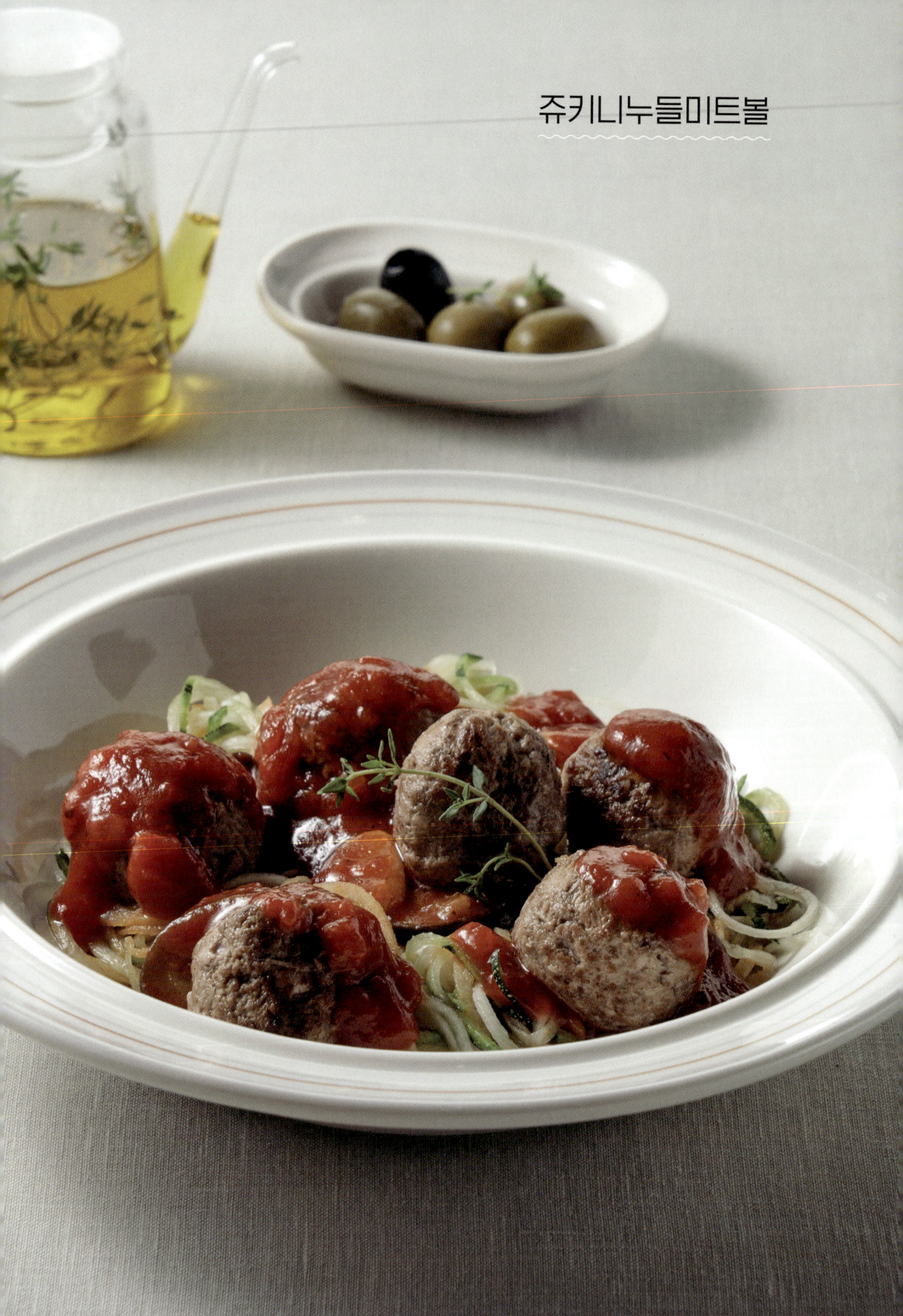

쥬키니누들미트볼

쥬키니와 고구마를 길게 채 썰어 면처럼 응용했습니다. 식이섬유가 풍부한 채소를 다채롭게 맛볼 수 있는 메뉴입니다. 단백질이 풍부한 돼지고기와 소고기로 만든 부드러운 미트볼로 단백질도 충족됩니다.

주재료 효능

고구마는 유해산소를 중화하는 베타카로틴이 많이 들어 있습니다. 베타카로틴은 강력한 항산화제로 심혈관 질환의 위험을 낮추고 노화를 지연시키는 효과가 있습니다.

재료 (1인분)

- 쥬키니호박 150g
- 호박고구마 50g
- 가지 40g
- 통마늘 5g
- 토마토 소스 150g
- 설탕 2g
- 물 50㎖
- 올리브유 10g
- 그라나파다노치즈 2g

94쪽

미트볼

- 돼지고기(다짐육) 30g
- 소고기(다짐육) 30g
- 양파 20g
- 다진 마늘 10g
- 소금 0.5g
- 후추 약간

요리 만들기

1. 양파는 잘게 다져 미트볼 재료와 함께 섞은 다음 반죽을 만들어 동그랗게 빚는다.
2. 동그랗게 빚은 미트볼을 160℃로 예열한 오븐에 15분간 굽는다.
   팬에 조리할 때는 기름을 두른 후 미트볼 겉면이 갈색빛이 나도록 익힌 뒤 뚜껑을 덮어 약불에 간간이 미트볼을 굴리며 속까지 잘 익힌다.
3. 쥬키니호박과 호박고구마는 채칼로 길게 채 썰어 면을 만들고, 찬물에 담가 놓는다.
4. 가지는 반달썰기하고 통마늘은 편 썬다.
5. 팬에 올리브유를 두르고 마늘을 볶다가, 마늘이 노릇노릇하게 익으면 가지를 넣고 익을 때까지 볶는다.
6. 5에 토마토 소스, 물, 설탕을 넣고 한소끔 끓인다.
7. 팬에 올리브유를 두르고 물기를 뺀 쥬키니, 고구마 누들을 넣고 살짝 볶는다.
8. 그릇에 볶은 면을 담고 미트볼을 올린 후 6의 소스를 얹는다.
9. 그라나파다노치즈를 토핑해 마무리한다.

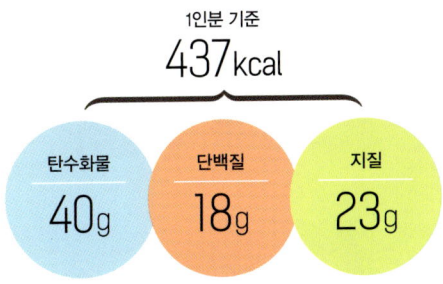

1인분 기준
437kcal

탄수화물 40g | 단백질 18g | 지질 23g

PART 4 암을 이기고 회복을 돕는 최고의 요리 레시피

라이스누들봉골레

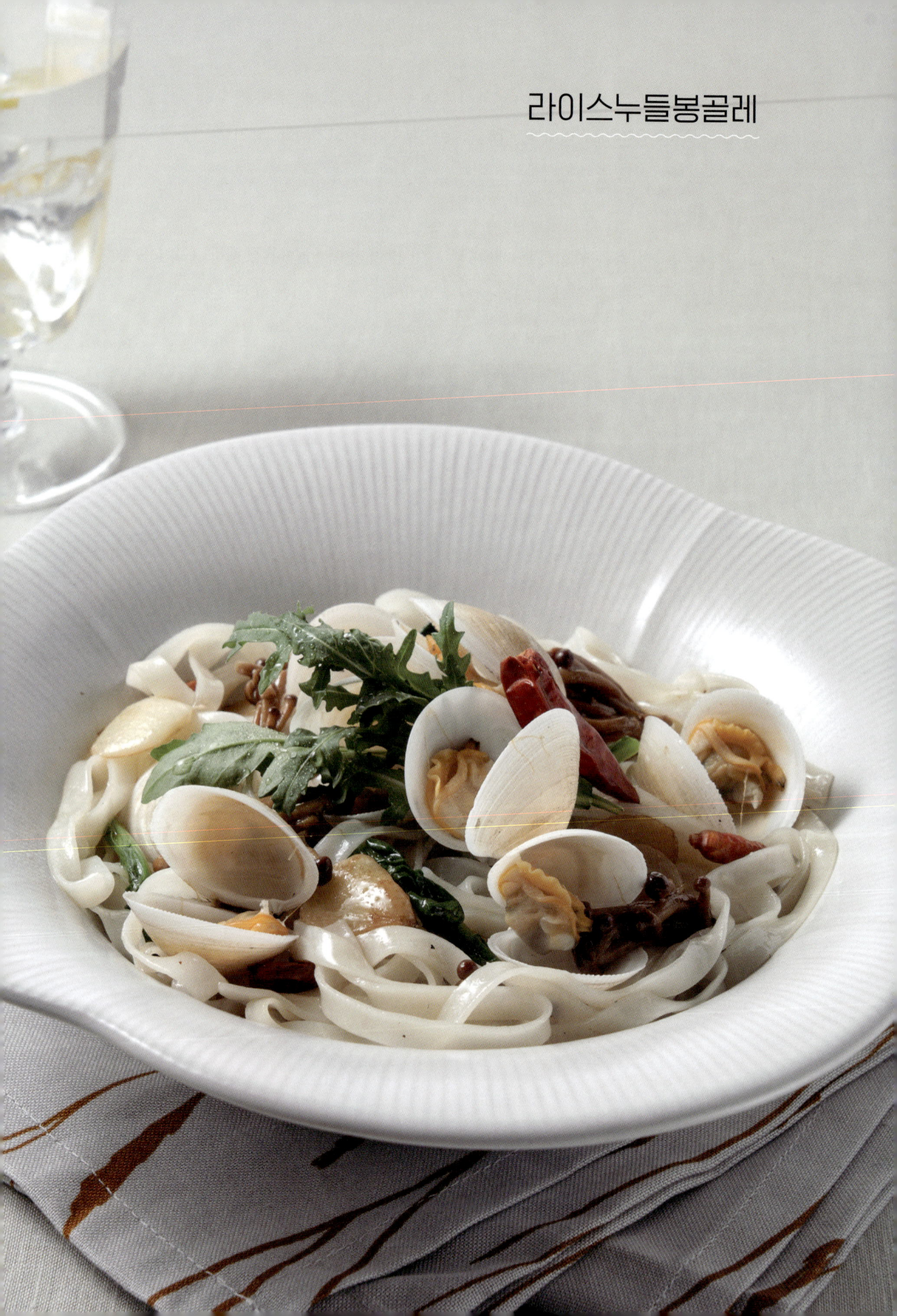

모시조개로 감칠맛을 내고, 부드러우면서도 쫄깃한 식감의 쌀국수면을 이용한 요리로 조금 색다른 봉골레를 맛볼 수 있습니다.

주재료 효능

모시조개에 들어 있는 타우린은 콜레스테롤 수치를 낮춰 혈관 건강 및 혈압 조절에 도움을 줍니다.

재료 (1인분)

모시조개 300g
쌀국수면 60g
황금팽이버섯 30g
루꼴라 30g
통마늘 20g
올리브유 30g
페페론치노 1g
물 30㎖
소금 1g
후추 후레이크 0.5g

요리 만들기

1. 모시조개는 소금물에 해감한다.
2. 쌀국수면은 찬물에 1시간 이상 불린다.
3. 황금팽이버섯은 찢어 놓고 통마늘은 편으로 썬다. 루꼴라는 4cm 길이로 자른다.
4. 팬에 올리브유를 두르고 편으로 썬 마늘, 페페론치노를 넣고 볶는다.
5. 마늘 향이 올라오면 모시조개를 넣고 모시조개 입이 벌어질 때까지 볶는다.
6. 불린 쌀국수를 넣고 볶다가 분량의 물과 황금팽이버섯, 루꼴라를 넣어 살짝 볶고, 소금과 후추로 간을 맞춘다.
7. 접시에 볶아진 쌀국수를 가지런히 담아 완성한다.

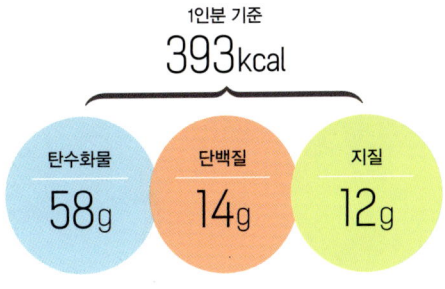

1인분 기준
393kcal

탄수화물 58g
단백질 14g
지질 12g

PART 4 암을 이기고 회복을 돕는 최고의 요리 레시피

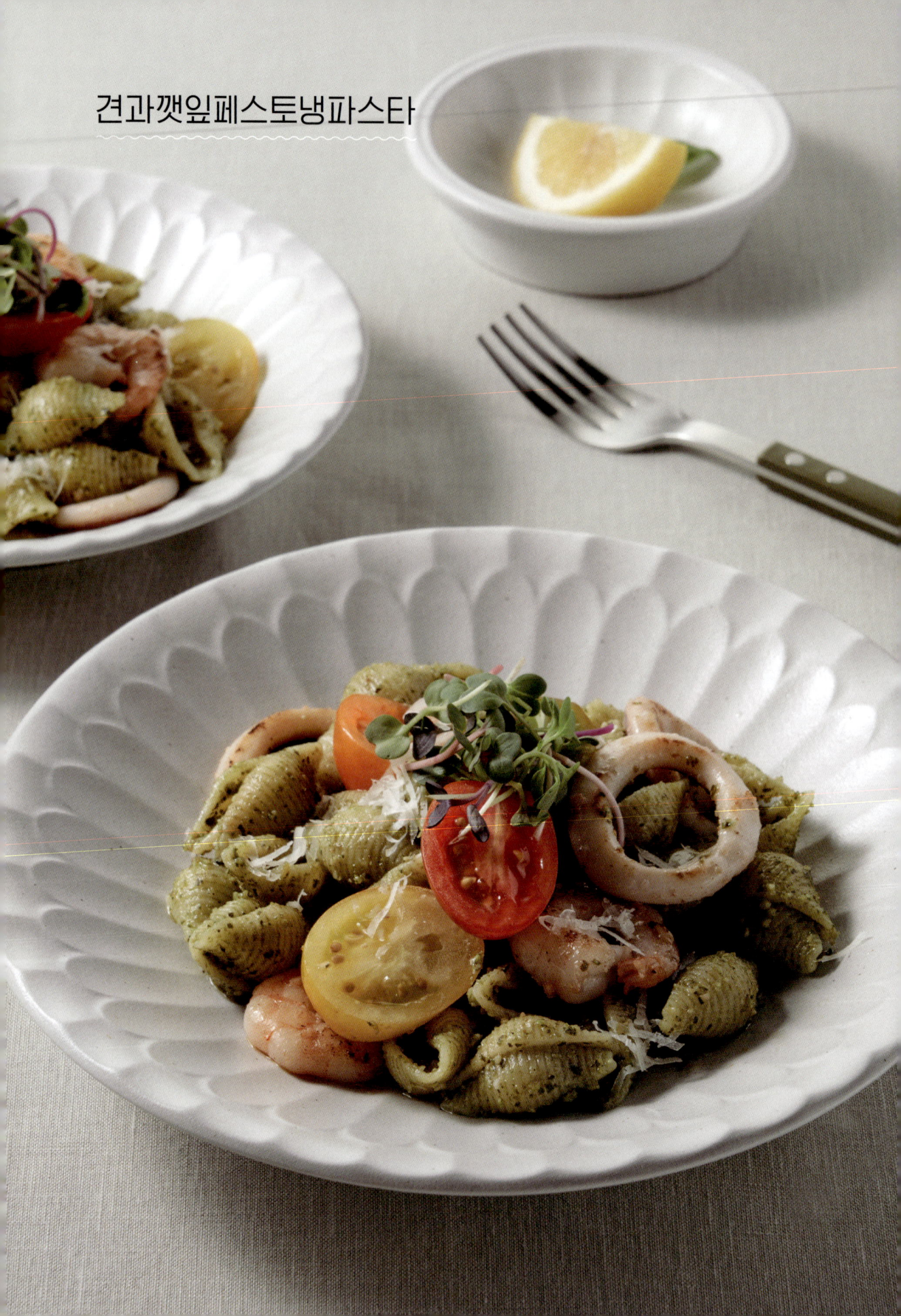
견과깻잎페스토냉파스타

다양한 견과류가 들어간 향긋하고 진한 맛의 깻잎페스토에 탱글탱글한 해산물을 더해 푸짐하게 즐기는 산뜻한 냉파스타입니다.

주재료 효능

아몬드에 함유된 불포화지방산, 마그네슘, 아르기닌, 폴리페놀 등의 성분은 혈관 건강을 유지하고 세포 노화를 막습니다. 호두도 리놀렌산과 비타민 E가 풍부해 혈관을 튼튼하게 해 줍니다.

재료 (1인분)

콘낄리에(숏파스타) 70g
새우살 30g
오징어 30g
컬러방울토마토 50g
어린잎채소 5g
다진 마늘 2g
올리브유 10g
그라나파다노치즈 3g

96쪽

깻잎페스토

깻잎 50g
아몬드 30g
호두 30g
잣 30g
올리브유 200g
소금 2g
파마산치즈가루 20g
통마늘 10g

요리 만들기

1. 깻잎페스토를 만들기 위해 분량의 재료를 믹서에 모두 넣어 갈아 둔다.
2. 통오징어의 내장을 제거하고 손질한 다음 끓는 물에 살짝 데쳐 몸통의 동그라미 모양을 살려 썬다.
3. 어린잎채소는 얼음물에 30분 담가 숨을 살리고, 물기를 제거해 준비한다. 컬러방울토마토는 반으로 자른다.
4. 숏파스타는 끓는 물에 10분간 삶아 찬물에 헹군 후 올리브유에 버무려 식힌다.
5. 숏파스타에 깻잎페스토 70g을 넣고 버무린다.
6. 팬에 올리브유를 두르고 다진 마늘을 볶다가 새우살과 오징어를 넣고 익힌다.
7. 접시에 5를 담고 그 위에 볶은 오징어와 새우, 방울토마토, 어린잎채소를 담는다.
8. 그라나파다노치즈를 그레이터에 갈아 뿌려서 마무리한다.

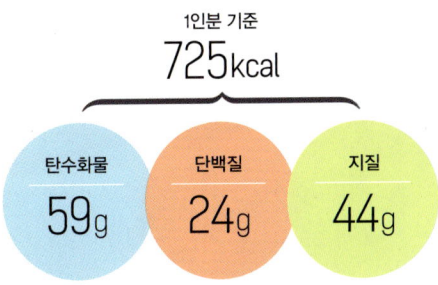

1인분 기준
725kcal

탄수화물 **59g**　단백질 **24g**　지질 **44g**

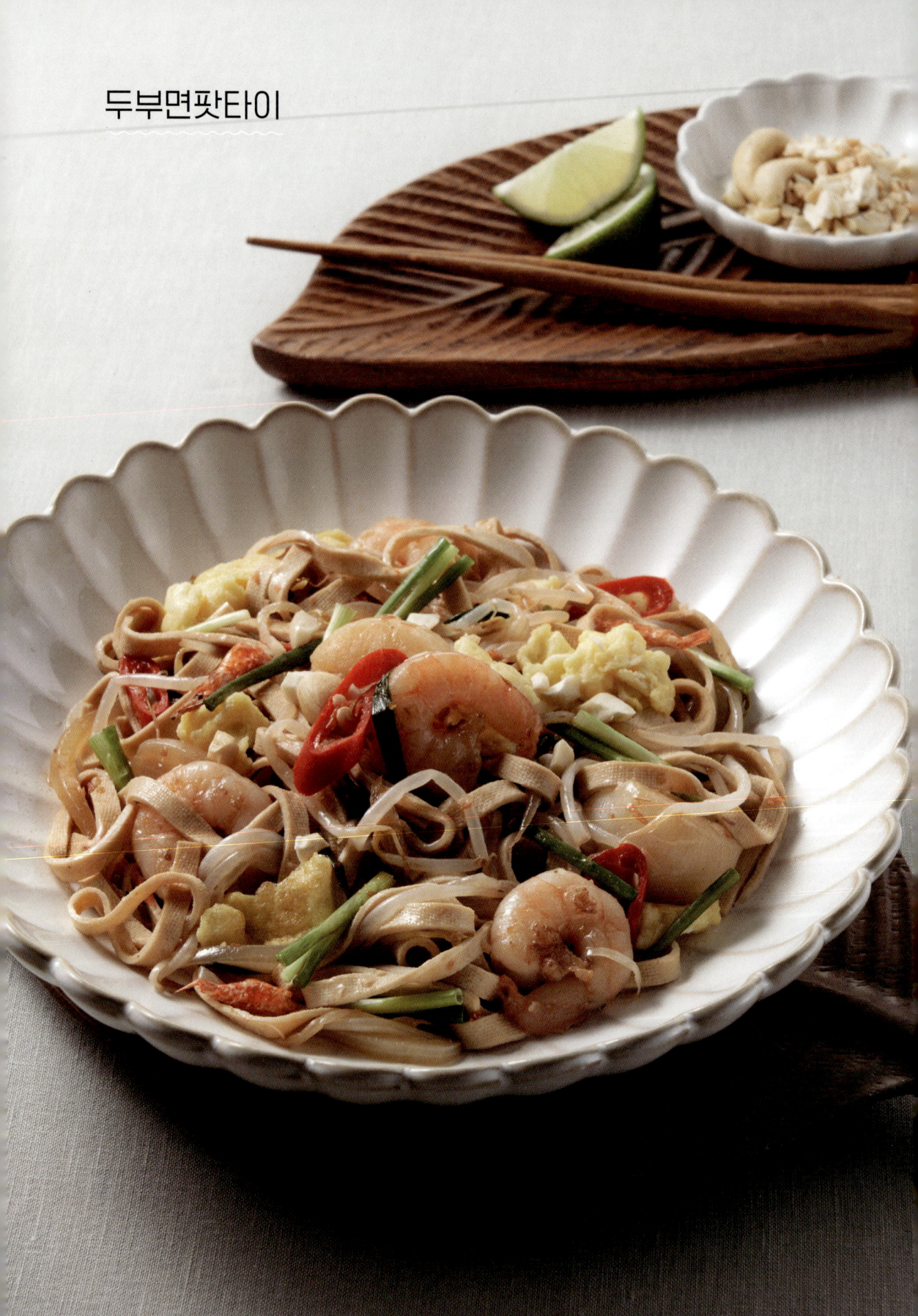

두부면팟타이

관자, 새우살, 달걀, 캐슈넛, 두부면으로 동물성·식물성 단백질을 듬뿍 채운 볶음면입니다. 피쉬소스로 간을 해서 이국적인 맛이 납니다. 외식이 어려울 때 이용하면 좋습니다.

주재료 효능

고단백 식품인 관자에는 아르기닌과 타우린 등 아미노산이 풍부해 혈액 순환에 도움을 주고, 혈중 콜레스테롤 수치를 낮추는 효과가 있습니다.

재료 (1인분)

얇은 두부면 100g
관자 30g
새우살 30g
양파 50g
숙주나물 80g
달걀 50g
쪽파 15g
홍고추 3g
캐슈넛 20g
대파 20g
다진 마늘 5g
건새우 5g
식용유 10g
레몬즙 10g

소스

물 10㎖
피쉬소스 5g
간장 5g
설탕 2g
건고추 2g
후추 약간

요리 만들기

1. 두부면은 흐르는 물에 헹군 후 물기를 뺀다.
2. 관자는 0.5cm 두께로 썰고 냉동새우살은 흐르는 물에 씻어 물기를 뺀다.
3. 양파와 대파는 채 썰고, 건새우는 굵게 다진다.
4. 홍고추는 어슷하게 썰고, 쪽파는 3cm 길이로 썬다. 숙주나물은 씻어 물기를 뺀다.
5. 기름을 두른 팬에 다진 마늘, 대파, 건새우, 양파를 넣고 센불에 볶다가 새우, 관자를 넣어 볶는다.
6. 재료가 어느 정도 익으면 두부면과 소스 재료인 물, 피쉬소스, 간장, 설탕, 후추, 건고추를 넣고 볶는다.
   매운맛을 원하면 건고추를 잘라서 넣는다.
7. 두부면에 간이 잘 배면 미리 풀어 놓은 달걀을 팬 한쪽에 붓고 스크램블을 만들어 섞은 다음, 숙주나물과 캐슈넛, 쪽파, 레몬즙을 넣고 섞어서 마무리한다.

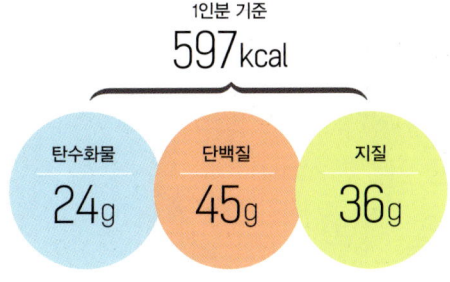

PART 4 암을 이기고 회복을 돕는 최고의 요리 레시피

부드럽고 편안하게 속을 달래는
죽 요리

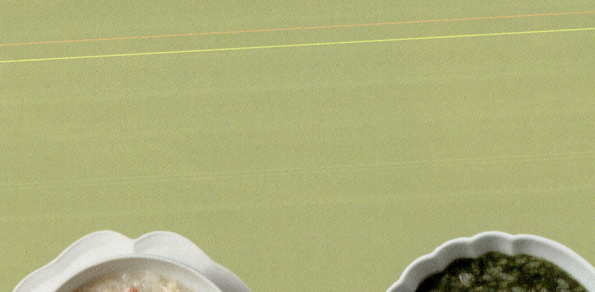
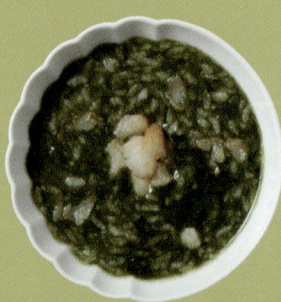
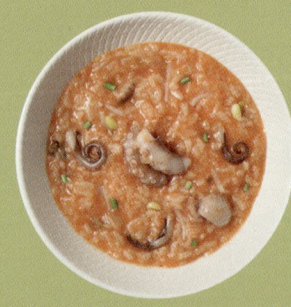

암 환자의 빠른 체력 회복을 위해서는 충분한 열량 및 단백질 섭취가 필수입니다. 하지만 치료 중에 나타나는 부작용이나 몸의 컨디션 때문에 죽을 주식으로 먹어야 하는 상황에서는 다양한 영양소를 고루 섭취하기가 쉽지 않습니다. 그래서 죽에 소고기, 해물, 두부 등 다양한 고단백 식품을 먹기 좋게 첨가해 영양분을 채웠습니다. 항암 치료 기간 중 소화·흡수가 잘되는 식사, 먹기에 부담스럽지 않은 식사가 필요할 때 활용하면 좋은 메뉴들로 구성했습니다.

* 죽 요리 레시피는 1인분 기준입니다.

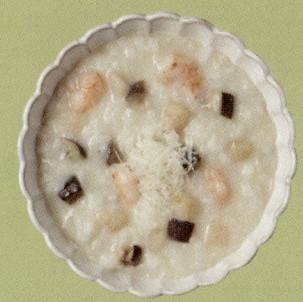 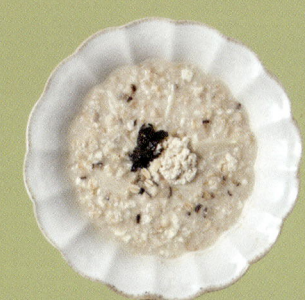 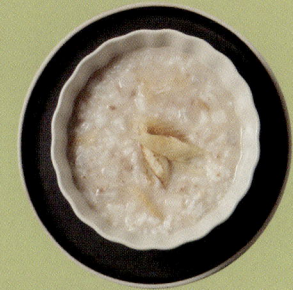

누룽지게살달걀죽

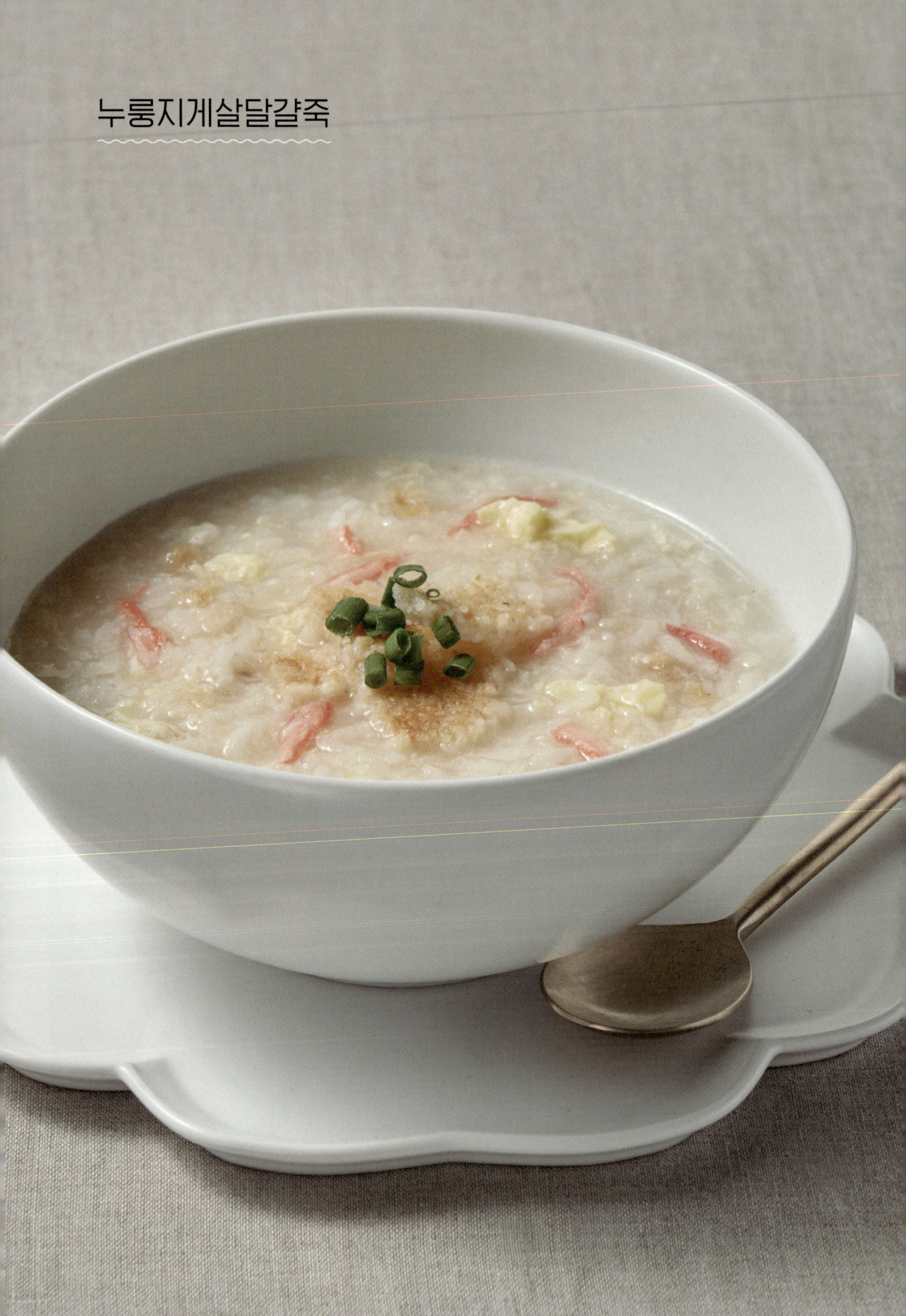

누룽지를 넣어 구수한 맛과 풍미를 더하고, 담백한 게살과 달걀로 맛과 영양을 높였습니다.

주재료 효능

단백질이 많고 지방이 적은 게살은 소화가 잘되어 환자 및 노약자에게 좋은 식재료입니다. 양질의 단백질 식품인 달걀은 아미노산의 조성이 영양학적으로 가장 이상적입니다. 달걀에는 단백질 외에도 셀레늄, 인, 콜린, 비타민 B12 등 세포를 건강하게 유지하는 데 도움이 되는 항산화제가 풍부합니다.

재료 (1인분)

쌀 40g (불린 쌀 50g)
물 800㎖
누룽지 30g
홍게살 30g
달걀 50g
굴소스 5g
생강즙 1g
참기름 15g
쪽파 2g
무장아찌 20g
김가루 1g

요리 만들기

1. 쌀은 30분 이상 불린 다음 체에 밭쳐 물기를 뺀다.
2. 분량의 물, 불린 쌀을 냄비에 넣고 끓인다.
3. 무장아찌는 다지고, 달걀은 풀어서 준비해 놓는다.
4. 홍게살은 물기를 제거한다.
5. 2의 쌀알이 퍼지면 누룽지, 홍게살, 굴소스, 생강즙을 넣고 중불로 끓인다.
6. 죽이 끓으면 풀어 놓은 달걀과 참기름을 넣고 한소끔 더 끓인다.
7. 쪽파, 김가루, 다진 무장아찌를 고명으로 올려 완성한다.

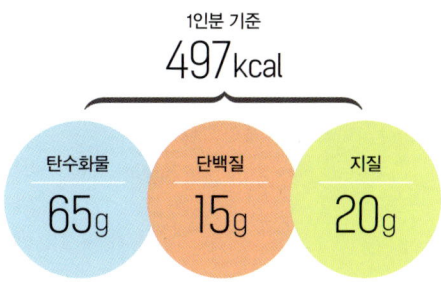

1인분 기준
497 kcal

탄수화물 65g | 단백질 15g | 지질 20g

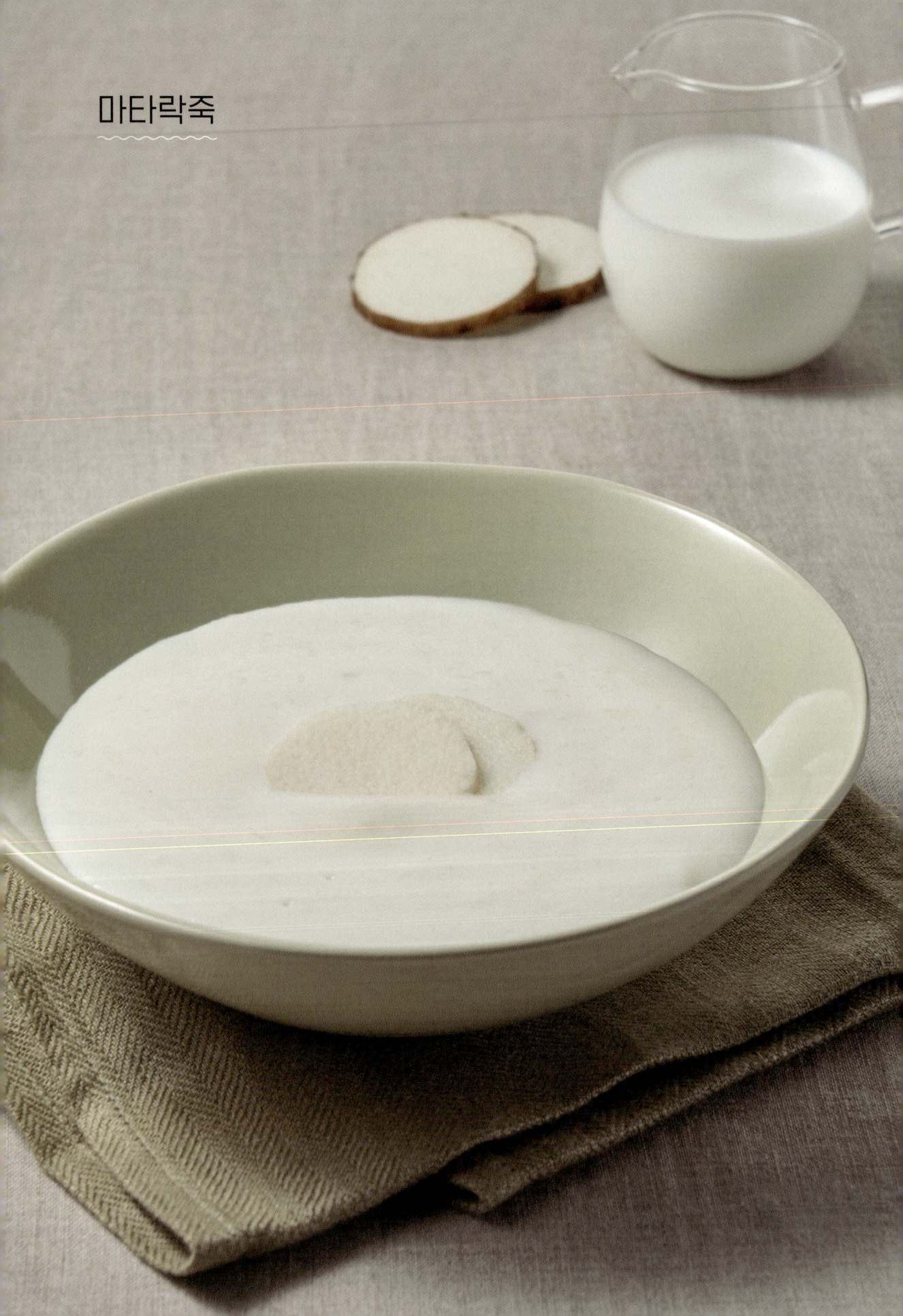
마타락죽

조선시대에 임금의 건강 보양식으로 올려졌다고 하는 타락죽에 마를 넣어 건강함을 더했습니다. '타락'을 뜻하는 우유에 마와 쌀을 곱게 갈아 넣어 목 넘김이 부드럽습니다. 입안이 헐거나 소화가 잘되지 않을 때도 자극 없이 부드럽게 먹을 수 있고, 속도 편안히 해 줍니다.

주재료 효능

우유에는 양질의 단백질, 지방, 탄수화물, 무기질, 비타민 등 각종 영양소가 골고루 들어 있어 생체 방어 기능뿐 아니라 뼈와 치아 건강에도 도움을 줍니다. 또한 세포 재생과 면역력 강화에 도움을 주는 단백질도 풍부합니다. 마에 함유된 뮤신이라는 점액질은 위벽을 보호하는 기능이 있으며 소화를 촉진하는 아밀라아제 효소도 풍부하게 함유되어 있습니다.

재료 (1인분)

마 40g
우유 500㎖
쌀 60g (불린 쌀 70g)
소금 1g
설탕 1g

요리 만들기

1. 쌀은 30분 이상 불린 다음 체에 밭쳐 물기를 뺀다.
2. 마는 껍질을 제거하고 갈기 쉽게 자른다.
    필러(감자깎이)를 이용하면 껍질을 쉽게 벗길 수 있다.
3. 마, 우유, 불린 쌀을 믹서에 넣고 곱게 간다.
4. 3의 재료를 냄비에 넣고 눌어붙지 않도록 저어가며 중불로 끓인다.
5. 끓어오르면 소금, 설탕을 넣어 간하고 3분 정도 더 끓여 낸다.

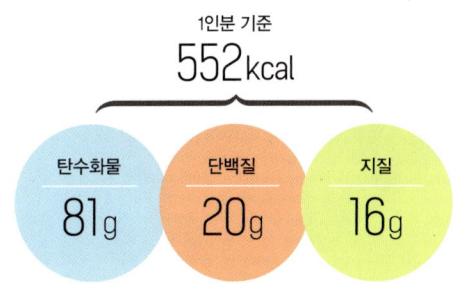

1인분 기준
552 kcal

탄수화물 81g | 단백질 20g | 지질 16g

PART 4 암을 이기고 회복을 돕는 최고의 요리 레시피

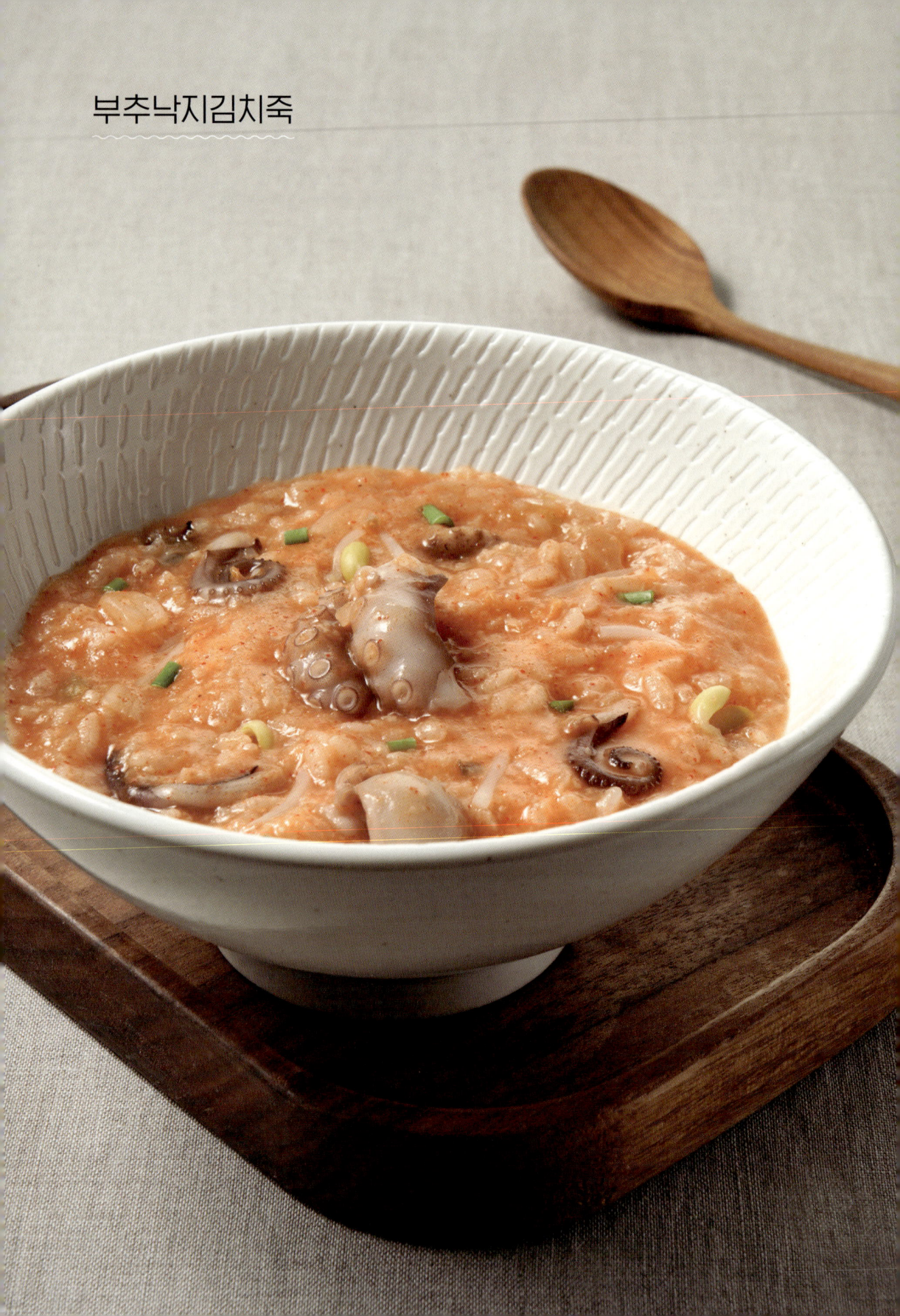

부추낙지김치죽

단백질이 풍부한 낙지와 매콤한 김치를 넣어 씹는 맛을 더한 죽입니다. 매운 음식이 생각날 때 별미로 먹으면 식욕을 돋워 줍니다.

주재료 효능

낙지는 담백하게 먹을 수 있는 대표적인 단백질 급원 식품입니다. 타우린이 함유되어 있어 체내 콜레스테롤을 낮춰 줍니다. 부추는 카로틴, 비타민 B2, 비타민 C, 칼슘, 철 등의 영양소를 함유한 녹황색 채소입니다. 황화알릴 성분도 풍부해 에너지 대사를 원활하게 해 줍니다.

재료 (1인분)

낙지 100g
신 김치 50g
부추 10g
콩나물 10g
쌀 50g (불린 쌀 60g)
물 700㎖
다시멸치 20g
고춧가루 2g
다진 마늘 5g
소금 1g
액젓 5g
참기름 15g

요리 만들기

1. 쌀은 30분 이상 불린 다음 체에 밭쳐 물기를 뺀다.
2. 낙지는 깨끗이 씻어 살짝 데친 후 2cm 크기로 썰어 준비하고 신 김치는 잘게 썬다.
3. 부추는 잘게 송송 썰고, 콩나물은 1cm 길이로 자른다.
4. 냄비에 분량의 물과 다시멸치를 넣고 10분 정도 끓여 육수를 우린 다음 멸치는 건진다.
5. 불린 쌀을 넣고 쌀이 익으면 김치, 고춧가루, 다진 마늘, 액젓을 넣고 센불로 끓인다.
6. 쌀이 부드러워지면 낙지, 콩나물을 넣고 5분 정도 더 끓인다.
7. 부추와 참기름을 넣고 섞듯이 끓여 마무리한다.

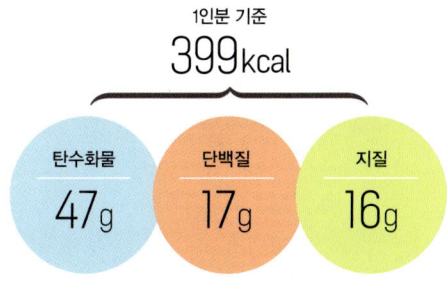

1인분 기준
399kcal

탄수화물 47g | 단백질 17g | 지질 16g

PART 4 암을 이기고 회복을 돕는 최고의 요리 레시피

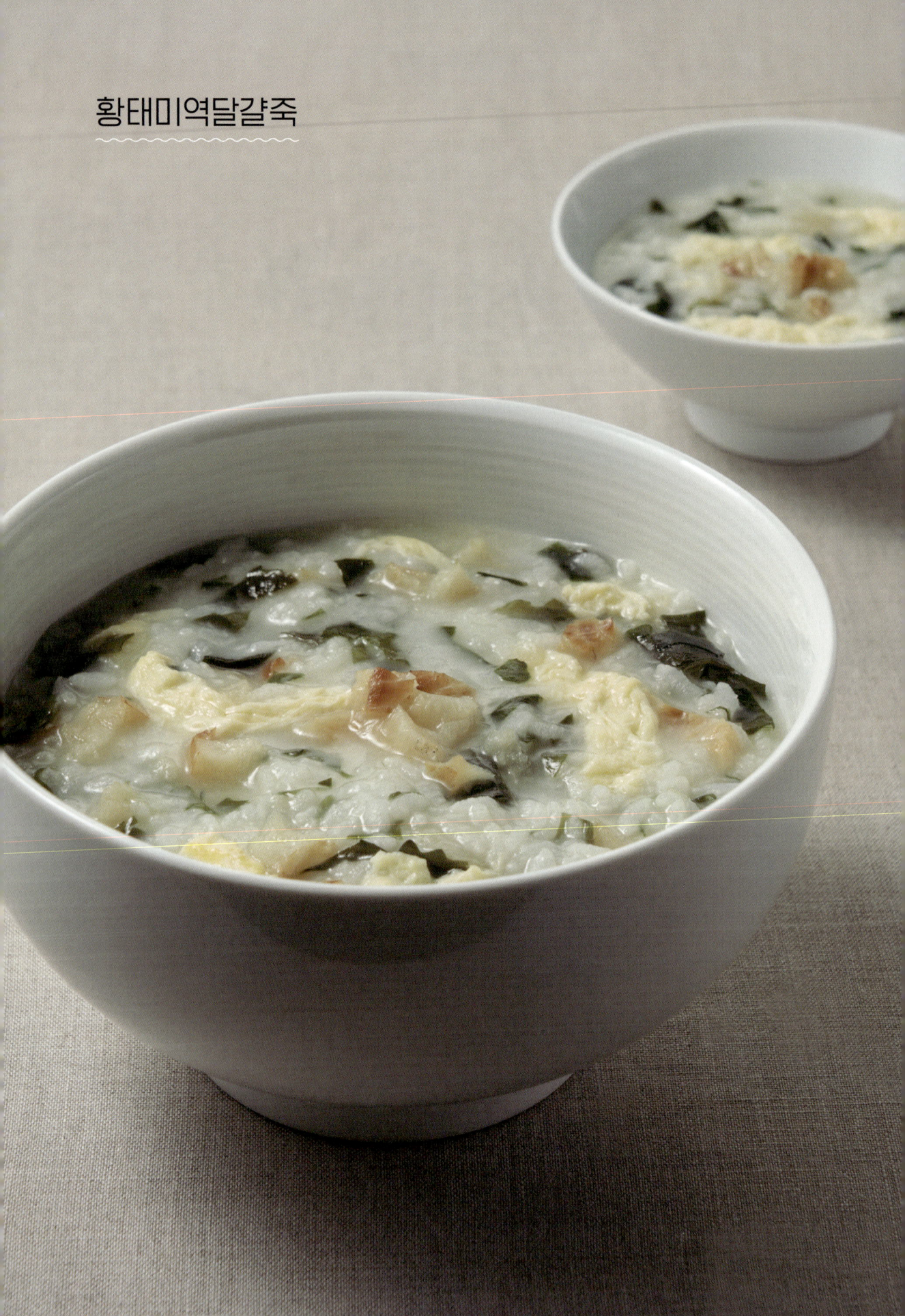

황태미역달걀죽

황태로 뽀얀 국물을 내고, 잘게 자른 미역과 불린 쌀을 푹 끓여 국물 맛이 쌀알에 잘 배어든 죽입니다. 부들거리는 식감과 감칠맛이 더해져 부드럽게 술술 넘어갑니다.

주재료 효능

미역의 미끈미끈한 점액질 성분인 알긴산은 우리 몸의 소화효소로 분해·흡수가 되지 않고 배설되어 변비를 개선하는 효과가 있으며, 유해 성분이 흡수되는 것도 막아 줍니다. 베타카로틴 함량 또한 높아 활성산소를 제거하고 세포의 손상을 막는 데도 도움을 줍니다.

재료 (1인분)

- 황태채 10g
- 불린 미역 20g
- 쌀 60g (불린 쌀 70g)
- 물 800㎖
- 참기름 15g
- 달걀 50g
- 소금 1g
- 국간장 5g

요리 만들기

1. 쌀은 30분 이상 불린 다음 체에 밭쳐 물기를 뺀다.
2. 황태채는 5분 정도 물에 불린다.
3. 불린 황태채, 미역은 먹기 좋은 크기로 썰어 준비한다.
4. 냄비에 참기름을 두르고 황태채, 미역을 중불에서 볶다가 불린 쌀을 넣고 볶는다.
5. 쌀알이 투명해지면 분량의 물을 붓고 저어 준 다음 뚜껑을 덮고 약불에서 15분 정도 끓인다.
6. 소금, 국간장으로 간을 한다.
7. 쌀이 풀어지고 농도가 나오면 미리 풀어 놓은 달걀을 붓고 한소끔 끓인 후 마무리한다.

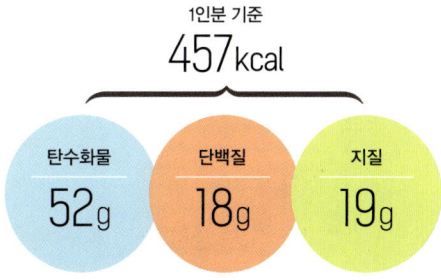

1인분 기준
457 kcal

탄수화물	단백질	지질
52g	18g	19g

- 황태채는 적은 양의 물로 끓여야 육수가 깊게 우러나므로 처음에는 준비한 물의 1/3만 넣고 끓이다가 나머지 물을 넣고 농도를 조절합니다.

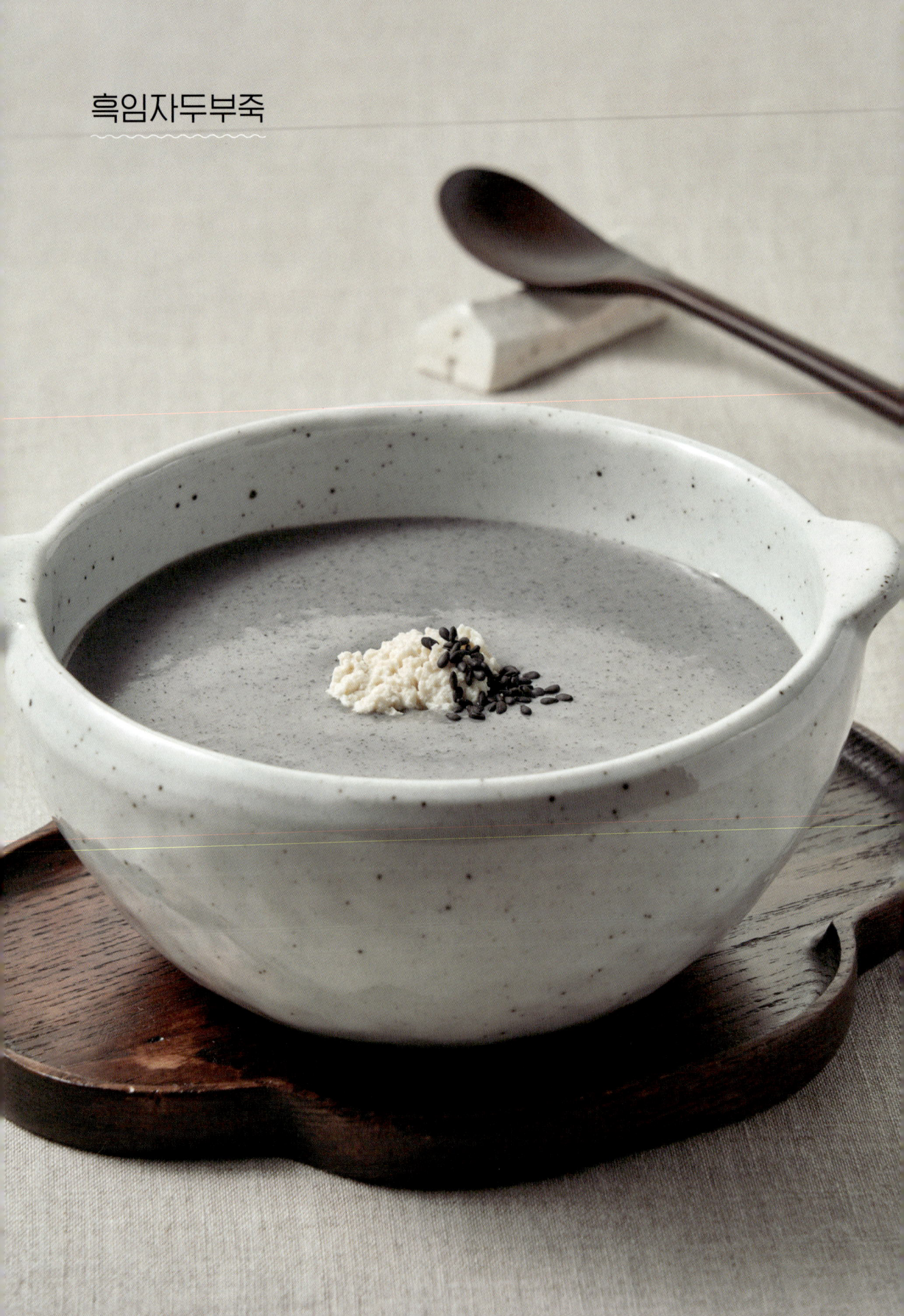

흑임자두부죽

흑임자와 담백한 두부를 곱게 갈아 만들어 목 넘김이 부드럽습니다. 진한 고소함이 일품인 죽입니다.

주재료 효능

흑임자에 함유된 안토시아닌은 항산화 작용이 뛰어나 체내 유해 활성산소를 제거하는 역할을 하며, 심장 질환과 암 예방에 도움이 됩니다.

재료 (1인분)

- 흑임자 20g
- 두부 120g
- 쌀 40g (불린 쌀 50g)
- 물 400㎖
- 소금 2g
- 설탕 1g

요리 만들기

1. 쌀은 30분 이상 불린 다음 체에 밭쳐 물기를 뺀다.
2. 불린 쌀, 두부, 흑임자, 물을 넣고 믹서로 곱게 간다.
3. 냄비에 2를 넣고 쌀이 눌어붙지 않도록 저으면서 센불에 끓인다.
4. 3이 끓어오르면 중약불에서 10분 정도 뭉근하게 끓인다.
5. 부드럽게 점도가 생기면 소금, 설탕을 넣고 간하여 마무리한다.

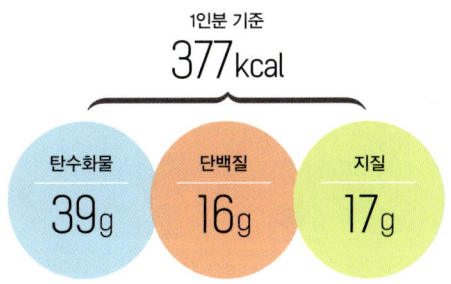

1인분 기준
377 kcal

탄수화물 39g | 단백질 16g | 지질 17g

• 약간 씹히는 맛을 선호한다면 두부를 갈지 말고 으깨어 사용합니다.

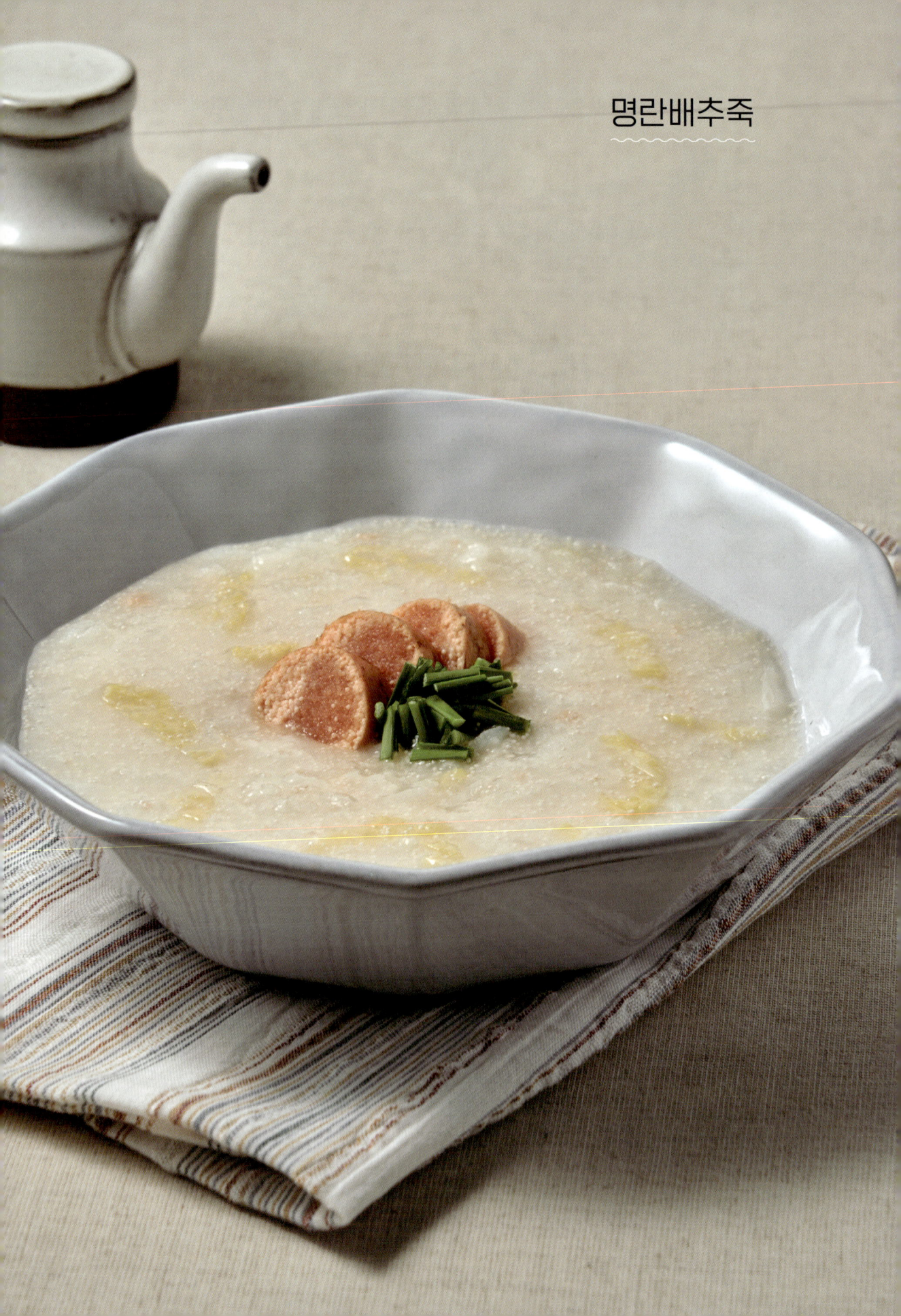

명란배추죽

배추에 함유된 시스틴이라는 아미노산은 끓였을 때 구수한 향미를 냅니다. 들기름에 배추를 볶아 한층 깊어진 맛이 명란의 짭조름한 맛과 어우러져 별미를 자아냅니다.

주재료 효능

명란에 다량 함유된 비타민 E는 노화 방지 효과가 있으며, 에너지 대사에 필요한 비타민 B군도 풍부해 피로 예방과 회복에 도움이 됩니다. 명란젓은 명태의 알인 명란을 소금에 절인 것으로 염도가 높으므로 저염 명란젓을 활용합니다.

재료 (1인분)

- 백명란(죽용) 40g
- 백명란(고명용) 20g
- 밥 180g
- 물 800㎖
- 알배추 100g
- 영양부추 2g
- 들기름 15g
- 국간장 5g

요리 만들기

1. 죽용 명란은 껍질을 제거하고 알만 긁어 준비한다.
   명란의 가운데 부분에 칼집을 내어 반으로 갈라 알을 빼면 수월하다.
2. 고명용 명란은 들기름에 구워 먹기 좋은 크기로 썰어 준비한다.
3. 알배추는 0.5cm 두께로 채 썰고 영양부추는 송송 썬다.
4. 냄비에 들기름을 두르고 알배추를 중불에 볶다가 물을 붓고 밥을 넣어 준다.
5. 밥알이 풀어질 때까지 끓인다.
6. 1의 명란과 국간장을 넣고 5분 정도 더 끓인다.
7. 그릇에 죽을 담고 고명으로 준비한 명란과 영양부추를 올린다.

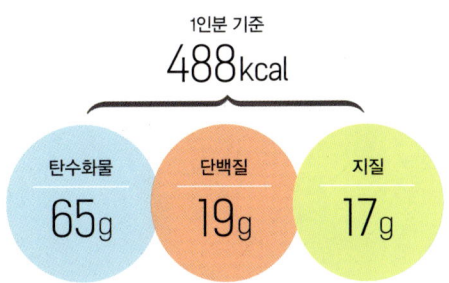

1인분 기준
488kcal

- 탄수화물 65g
- 단백질 19g
- 지질 17g

- 배추의 푸른 잎은 풋내가 날 수 있으므로 단맛을 내는 속잎을 사용하면 좋습니다.
- 명란은 술을 탄 물(물 : 정종 = 3 : 1)에 살살 헹구어 물기를 뺀 후 사용합니다.

버섯굴죽

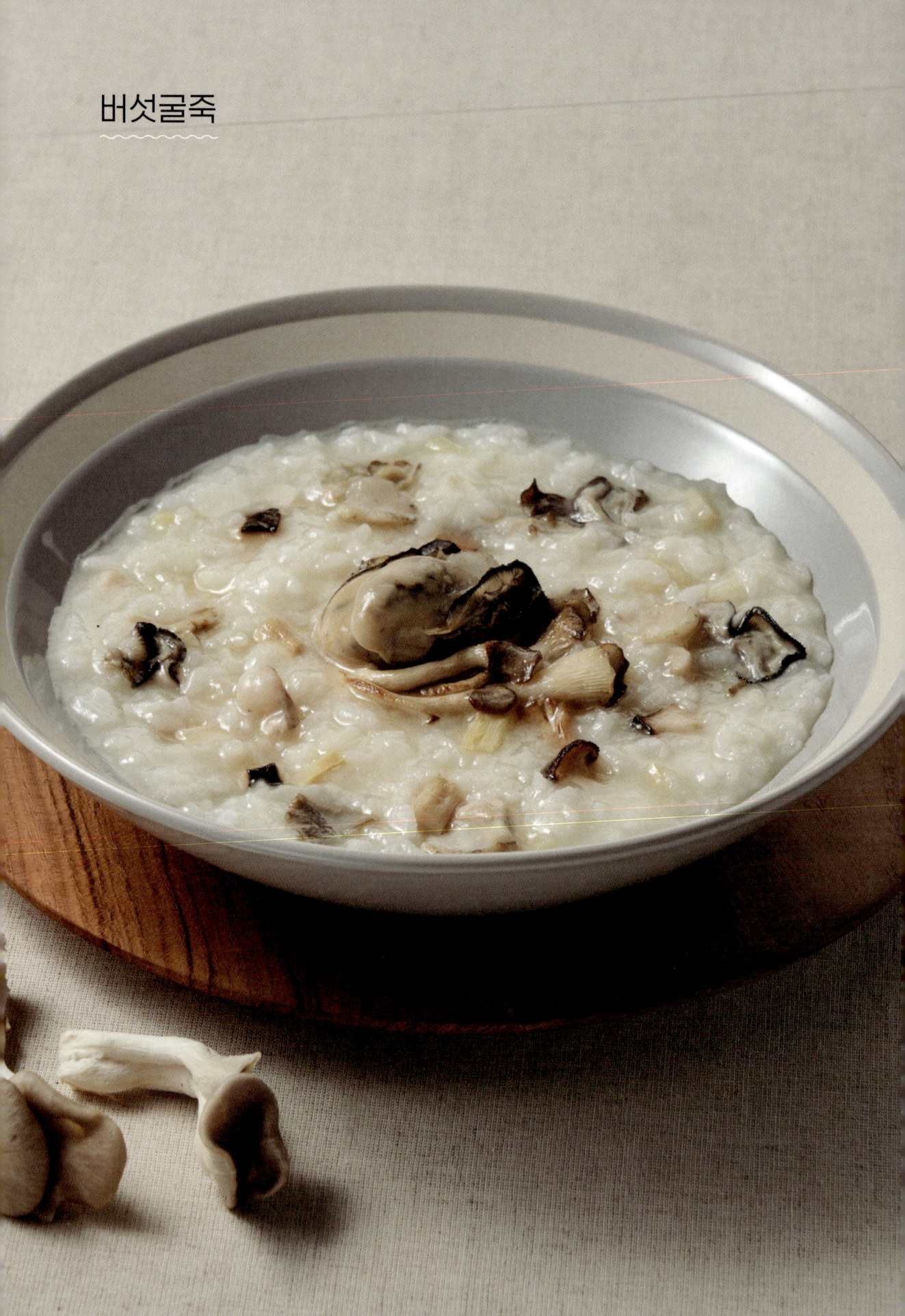

갖가지 영양소가 풍부한 굴을 듬뿍 넣어 맛과 영양을 높이고, 향이 좋은 참송이버섯과 식감이 좋은 고기느타리버섯을 넣어 풍미를 살린 영양죽입니다.

주재료 효능

굴은 비타민, 무기질이 풍부하며 특히 아연이 많이 함유되어 있습니다. 아연은 건강한 피부 유지와 상처 치유에 중요한 역할을 하므로 결핍되면 면역 기능이 저하되고 감염에 취약해질 수 있습니다. 11월에서 3월까지가 제철로 이 시기의 굴이 영양가가 높고 싱싱한 맛이 일품입니다.

재료 (1인분)

- 쌀 60g (불린 쌀 70g)
- 물 800㎖
- 굴 100g
- 고기느타리버섯 40g
- 참송이버섯 30g
- 표고버섯 30g
- 양파 20g
- 죽순 20g
- 들기름 15g
- 국간장 5g
- 다진 마늘 5g

요리 만들기

1. 쌀은 30분 이상 불린 다음 체에 밭쳐 물기를 뺀다.
2. 굴은 깨끗한 물에 헹궈 준비한다.
3. 참송이버섯, 고기느타리버섯, 표고버섯, 양파, 죽순은 다져 놓는다.
4. 냄비에 들기름을 두른 후 불린 쌀, 다진 마늘, 3의 다진 채소를 넣고 중불에서 양파가 투명해질 때까지 볶는다.
5. 분량의 물을 넣고 쌀알이 풀어질 때까지 끓인다.
6. 굴을 넣어 한소끔 끓으면 국간장으로 간한다.

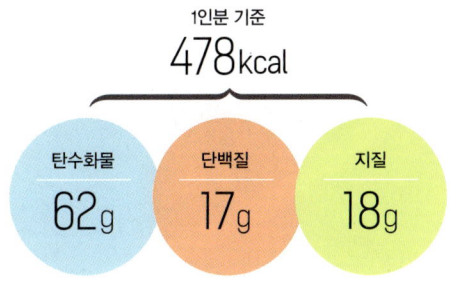

PART 4 암을 이기고 회복을 돕는 최고의 요리 레시피

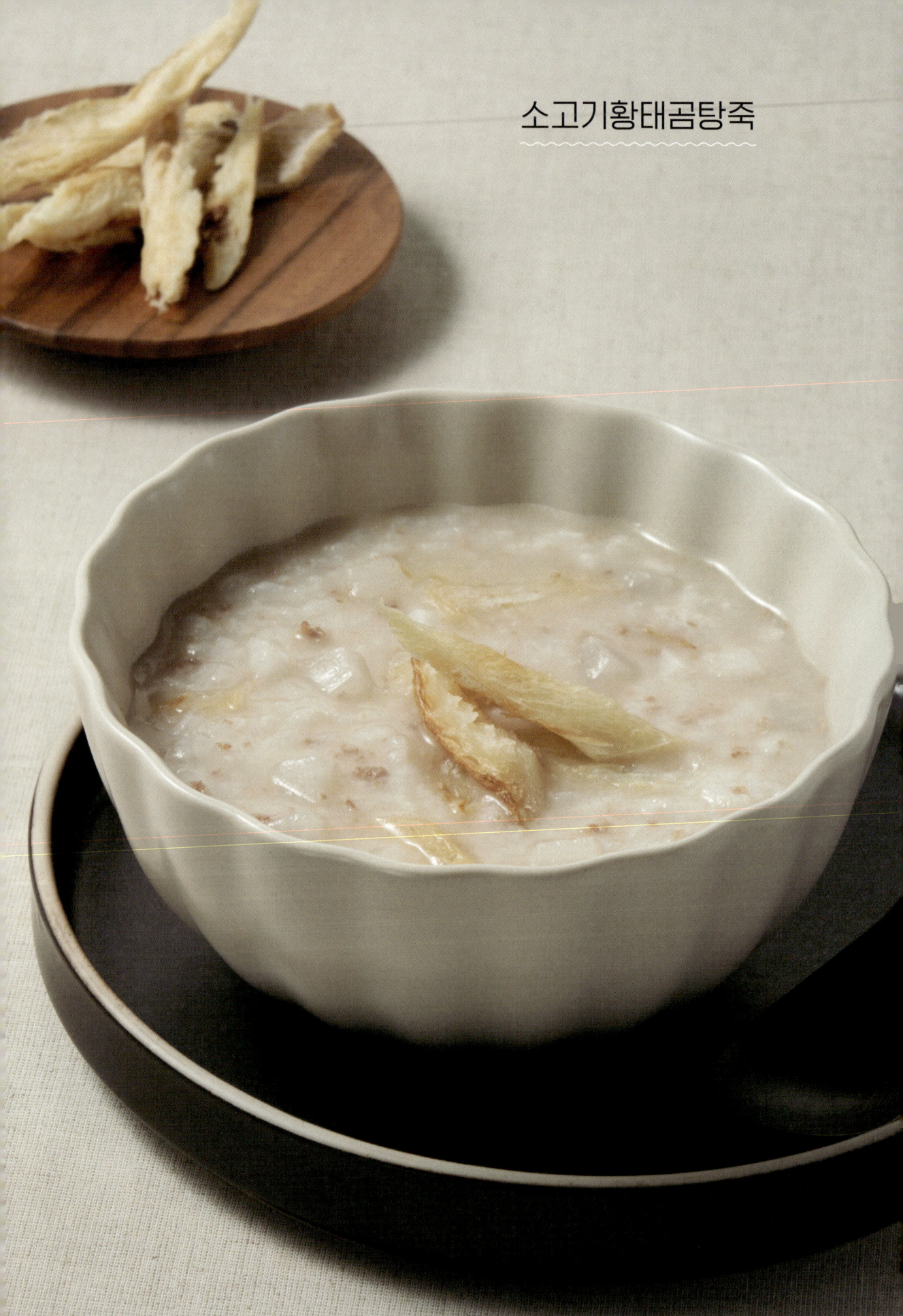

소고기황태곰탕죽

단백질이 풍부하고 감칠맛이 좋은 소고기와 황태를 푹 끓여 깊고 진한 맛이 일품입니다. 영양 만점인 죽으로 기력을 든든히 보강합니다.

주재료 효능

소고기는 필수 아미노산이 고루 함유되어 있어 성장기 어린이의 발달을 촉진하고 회복기 환자나 고령자의 체력 보강 및 면역력 증강에 좋은 단백질 급원입니다.

재료 (1인분)

쌀 60g (불린 쌀 70g)
소고기(다짐육) 50g
황태 15g
무 50g
참기름 15g
다진 마늘 2g
사골육수 400㎖
물 400㎖
국간장 2g
소금 1g

요리 만들기

1. 쌀은 30분 이상 불린 다음 체에 밭쳐 물기를 뺀다.
2. 소고기는 키친타올로 핏물을 제거한다.
3. 황태는 물에 불려 먹기 좋은 크기로 썬다.
4. 무는 0.5×0.5cm 크기로 썬다.
5. 냄비에 참기름을 두른 후 불린 쌀, 다진 마늘, 소고기, 황태, 무를 넣고 중불에서 볶는다.
6. 물, 사골육수를 넣고 약불로 30분간 끓인다.
7. 국간장으로 간을 하고 모자란 간은 소금으로 간한다.

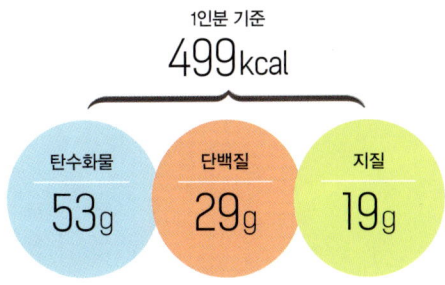

1인분 기준
499kcal

탄수화물	단백질	지질
53g	29g	19g

- 사골육수 대신 사골농축액을 사용할 때 나트륨이 첨가된 제품이면 소금 사용을 줄입니다.
- 사골농축액 15g에 물 385㎖를 넣으면 사골육수 400㎖를 만들 수 있습니다.

PART 4 암을 이기고 회복을 돕는 최고의 요리 레시피

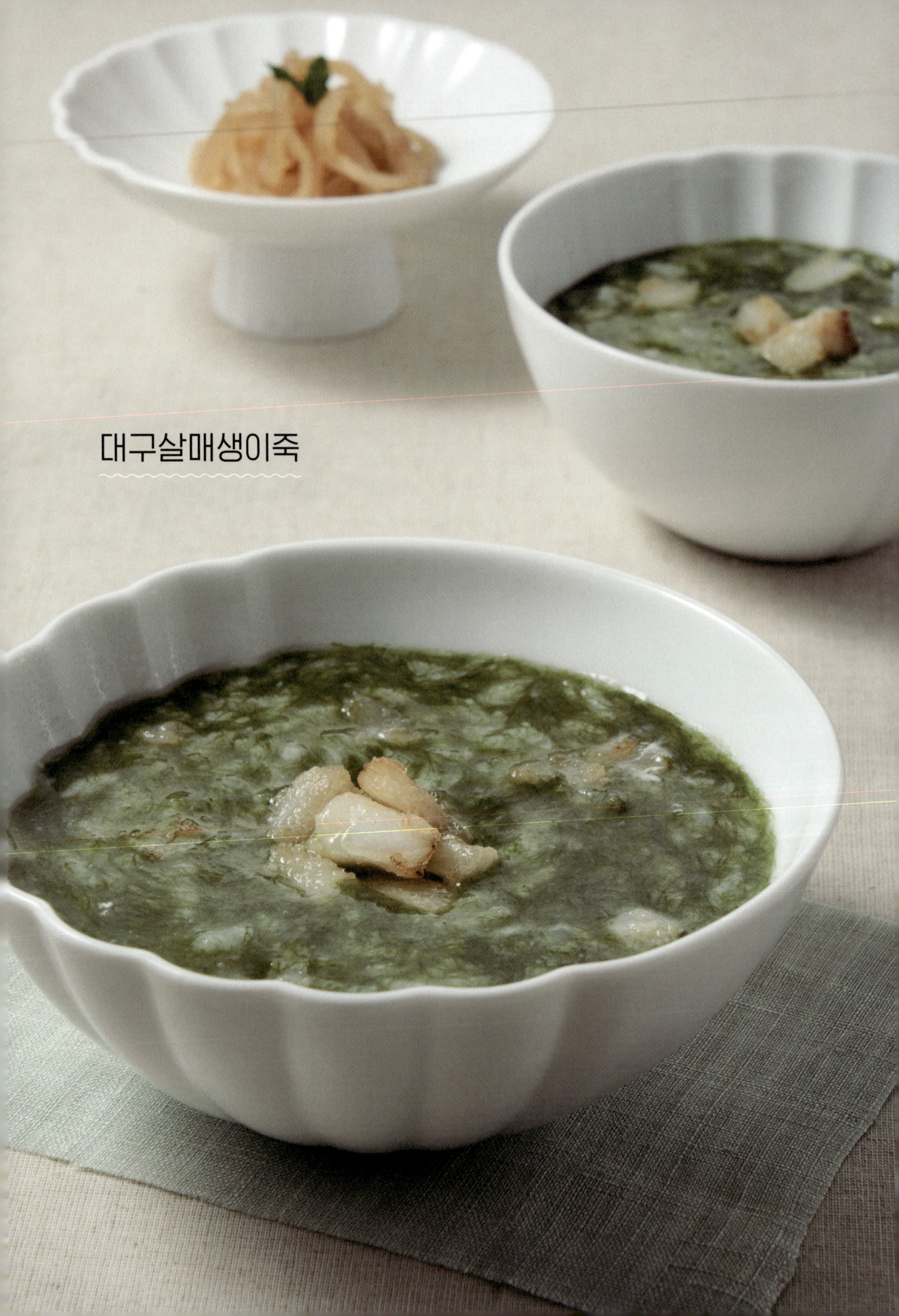

대구살매생이죽

지방이 적고 담백해 깔끔한 맛을 내는 대구살과 부드러운 매생이를 함께 끓여, 바다향이 은은하게 느껴지는 영양죽입니다. 호로록 부드럽게 넘어가 따뜻하고 편안하게 속을 채우는 겨울철 별미입니다.

주재료 효능

대구는 비린 생선을 좋아하지 않는 사람도 잘 먹을 수 있는 대표적인 흰살생선 중 하나입니다. 지방 함량이 적으면서 단백질, 비타민 B1, B2가 풍부해 혈액 순환과 피부, 손톱, 머리카락 등의 재생과 건강에 좋습니다.

재료 (1인분)

대구살 50g
매생이 40g
쌀 60g (불린 쌀 70g)
물 800㎖
참기름 15g
국간장 2g
소금 1g

요리 만들기

1. 쌀은 30분 이상 불린 다음 체에 밭쳐 물기를 뺀다.
2. 대구살은 깍둑 썬다.
3. 매생이는 깨끗한 물에 헹궈 물기를 빼 준다.
4. 냄비에 참기름을 두른 후 중불에서 쌀이 투명해지도록 볶다가 대구살을 넣고 살짝 볶는다.
5. 4에 분량의 물을 넣고 센불로 끓이다가, 끓어오르면 중불로 줄이고 쌀알이 풀어지면 매생이와 국간장을 넣고 한소끔 끓여 마무리한다.
   매생이는 오래 끓이면 자칫 녹아 버릴 수 있으므로 마지막에 살짝 끓이는 것이 포인트다.
6. 모자란 간은 소금으로 조절한다.

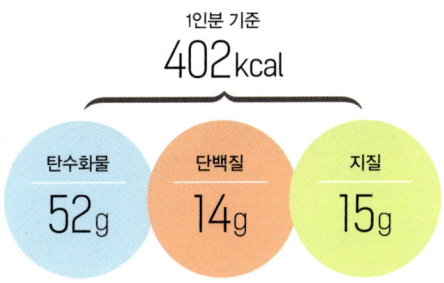

1인분 기준
402kcal

탄수화물 52g | 단백질 14g | 지질 15g

PART 4 암을 이기고 회복을 돕는 최고의 요리 레시피

두부들깨죽

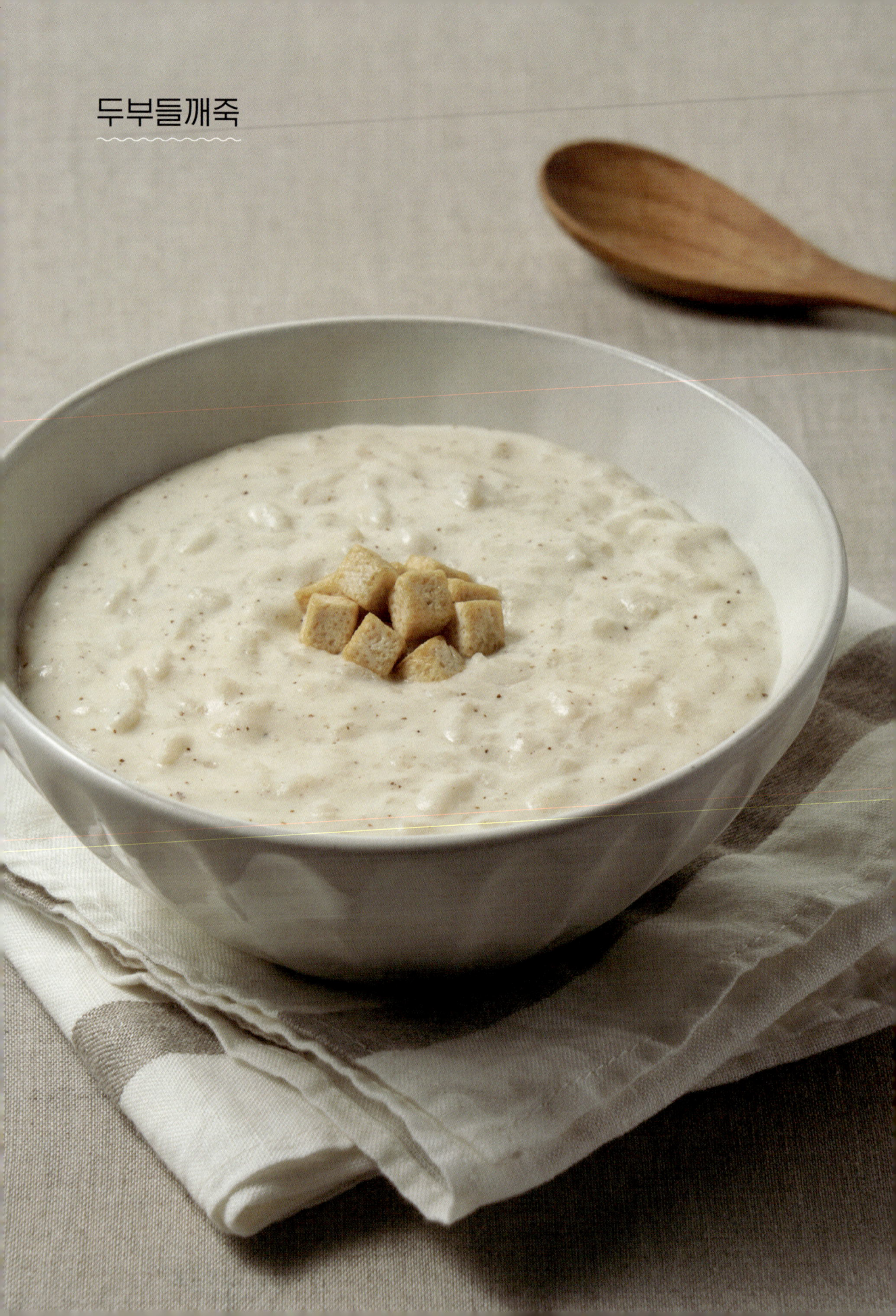

부드럽게 간 두부와 들기름, 들깻가루를 넣어 고소한 풍미가 가득한 죽입니다. 들깨는 통깨를 볶아 요리에 사용하면 톡톡 터지는 식감이 좋고, 껍질을 벗겨 가루를 내면 깔끔하게 요리에 사용할 수 있습니다. 들기름과 들깻가루를 함께 넣어 풍미를 한층 더했습니다.

주재료 효능

대부분의 식물성 기름은 오메가6 지방산의 함량이 높고 오메가3 지방산의 함량이 낮은 편이지만, 들기름은 오메가3 지방산 함량이 높은 편입니다. 오메가3 지방산은 염증과 혈액 응고를 억제해 심혈관 질환 예방에 도움이 되며, 암과 각종 염증성 질환에 도움이 되는 것으로 알려져 있습니다.

재료 (1인분)

두부 100g
두부(고명용) 20g
들깻가루 15g
쌀 40g (불린 쌀 50g)
물 500㎖
들기름 20g
국간장 5g
소금 1g

요리 만들기

1. 쌀은 30분 이상 불린 다음 체에 밭쳐 물기를 뺀다.
2. 두부 100g과 분량의 물을 믹서에 넣고 간다.
3. 고명용 두부 20g은 0.7×0.7cm 크기로 잘라 들기름에 노릇하게 구워 준비한다.
4. 냄비에 들기름을 두르고 불린 쌀을 넣어 중불에서 볶다가 쌀이 투명해지면, 2와 들깻가루를 넣고 10분간 센불로 끓인다.
5. 국간장, 소금으로 간하고 5분 더 끓인다.
6. 그릇에 담고 구운 두부를 고명으로 올린다.

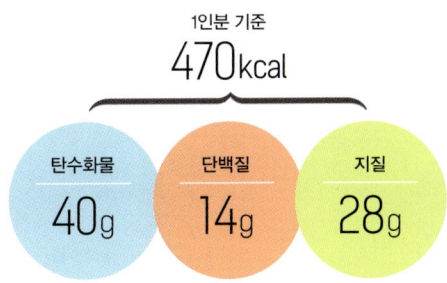

1인분 기준
470kcal

탄수화물 **40g**   단백질 **14g**   지질 **28g**

• 오메가3 지방산은 산패되기 쉬우므로 소량씩 자주 구입하고 장기간 보관은 피하는 것이 좋습니다.

PART 4 암을 이기고 회복을 돕는 최고의 요리 레시피

누룽지새우죽

단백질과 칼슘이 풍부하게 함유된 새우와 게살을 넣고, 거품 낸 달걀흰자로 부드러운 식감을 더한 영양죽입니다. 구수한 맛의 푹 끓인 누룽지와 몽글몽글 부드러운 달걀흰자가 잘 어우러집니다.

주재료 효능

새우는 타우린이 들어 있어 체내 콜레스테롤을 낮추고 동맥경화 같은 성인병 예방은 물론 노화를 방지하는 효과가 있습니다. 게살은 단백질이 많고 지방은 적어 소화가 잘 되므로 환자 및 노약자에게 좋은 식재료입니다.

재료 (1인분)

누룽지 60g
물 800㎖
새우살 50g
게살 30g
달걀흰자 30g
부추 3g
전분물 15㎖
[전분 5g, 물 10㎖]
굴소스 5g
소금 1g

요리 만들기

1. 달걀은 흰자를 따로 분리해 거품기로 2분 정도 휘저어 거품을 낸다.
2. 분량의 물과 누룽지를 냄비에 넣고 15분 정도 끓여 누룽지를 부드럽게 불린다.
3. 새우살, 게살, 굴소스, 소금을 2에 넣고 10분 정도 더 끓이다가 전분물을 붓고 재빨리 저어 농도를 맞춘다.
4. 불을 끈 후 뜨거울 때 흰자 거품을 넣고 섞어 준다.
5. 송송 썬 부추를 고명으로 올린다.

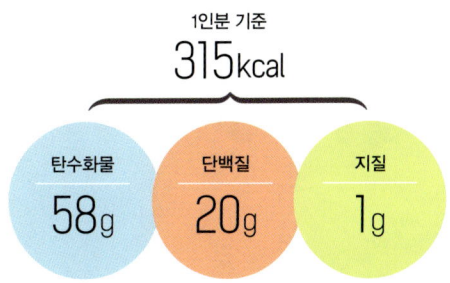

매운해물볶음죽

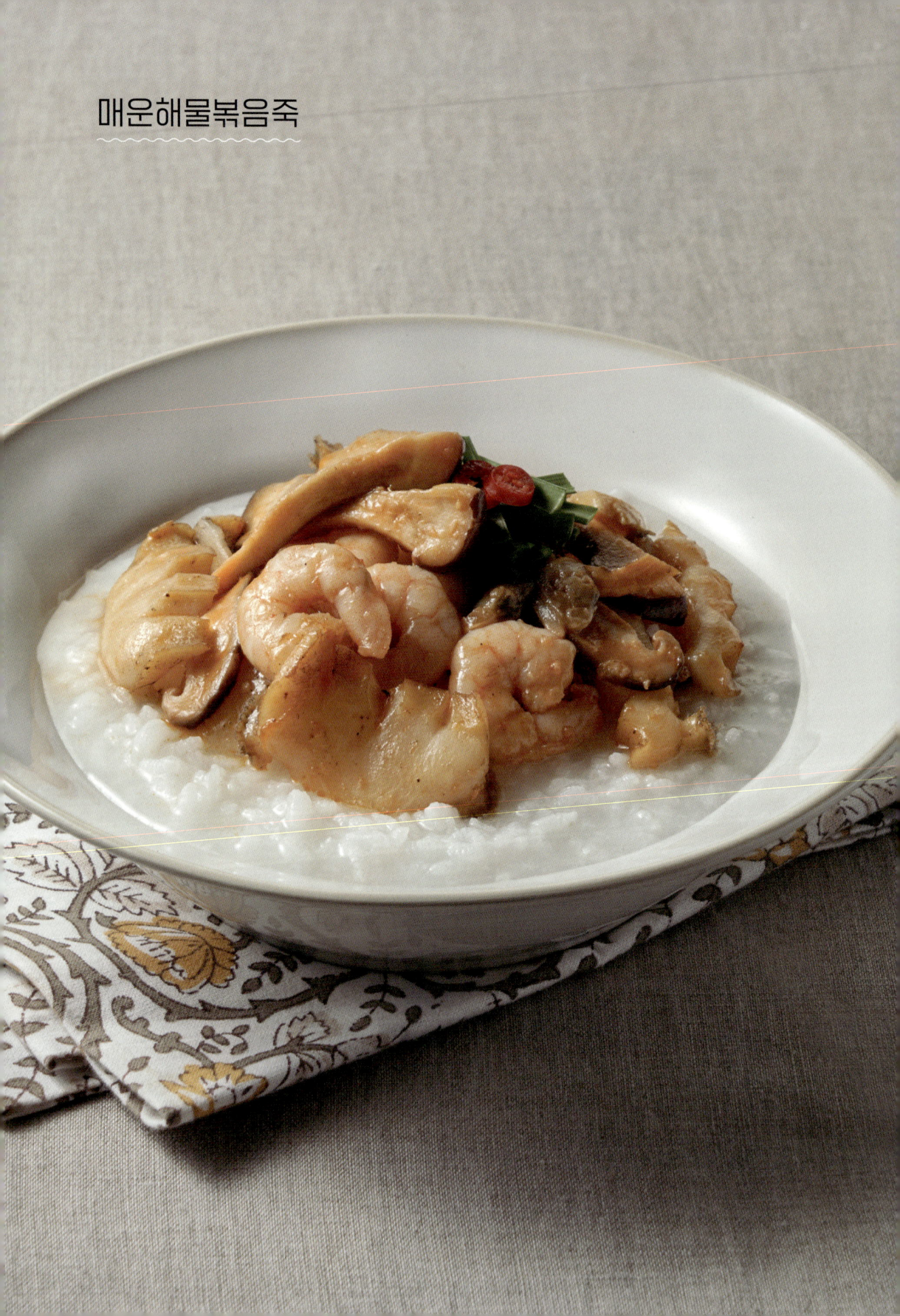

단백질이 풍부한 관자, 새우, 전복, 바지락살을 부드럽게 익히고, 향긋한 참송이버섯을 더해 매콤하게 양념한 해물볶음을 흰죽에 얹어 먹는 이색적인 죽 요리입니다. 식욕이 없을 때 살짝 매콤한 맛으로 입맛을 자극하기 좋습니다.

주재료 효능

키조개의 관자, 새우, 전복, 바지락 모두 필수 아미노산을 함유한 단백질 급원식품입니다. 다양한 해물에 함유된 단백질과 비타민, 미네랄이 신진대사를 촉진해 혈액 순환을 개선해 줍니다.

재료 (1인분)

쌀 60g (불린 쌀 70g)
물 800㎖
새우 30g
전복 30g
관자 20g
바지락살 20g
참송이버섯 30g
표고버섯 20g
죽순 20g
양파 20g
부추 10g
고추기름 15g
참기름 5g
다진 마늘 5g
굴소스 10g
소금 1g
후추 1g
볶은 참깨 1g

요리 만들기

1. 쌀은 30분 이상 불린 다음 체에 밭쳐 물기를 뺀다.
2. 냄비에 참기름을 두르고 불린 쌀을 넣어 중불에서 볶다가 쌀이 투명해지면 물을 붓고 쌀알이 퍼지도록 끓여 준다.
3. 새우, 관자, 전복은 깨끗이 씻어 살만 준비하고 먹기 좋은 크기로 썰어 둔다.
4. 바지락살은 깨끗한 물에 헹궈 이물질을 제거해 준비한다.
5. 참송이버섯, 표고버섯은 편으로 얇게 썰고, 양파는 채 썬다. 부추, 죽순은 2cm 길이로 썬다.
6. 팬에 고추기름을 두른 후 다진 마늘을 볶아 향을 내다가 손질한 해물, 버섯, 양파, 죽순을 넣어 센불에 볶고 굴소스, 소금, 후추로 간한다.
7. 부드럽게 끓여진 2의 죽에 볶은 해물과 채소를 넣고 한소끔 끓인 후 볶은 참깨를 올려 마무리한다.

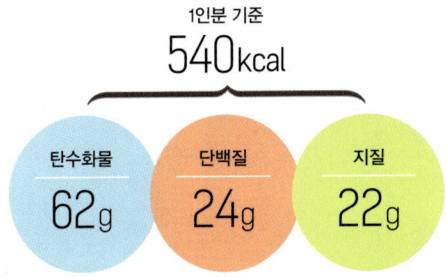

1인분 기준
540kcal

탄수화물 62g　단백질 24g　지질 22g

두부버섯오트밀죽

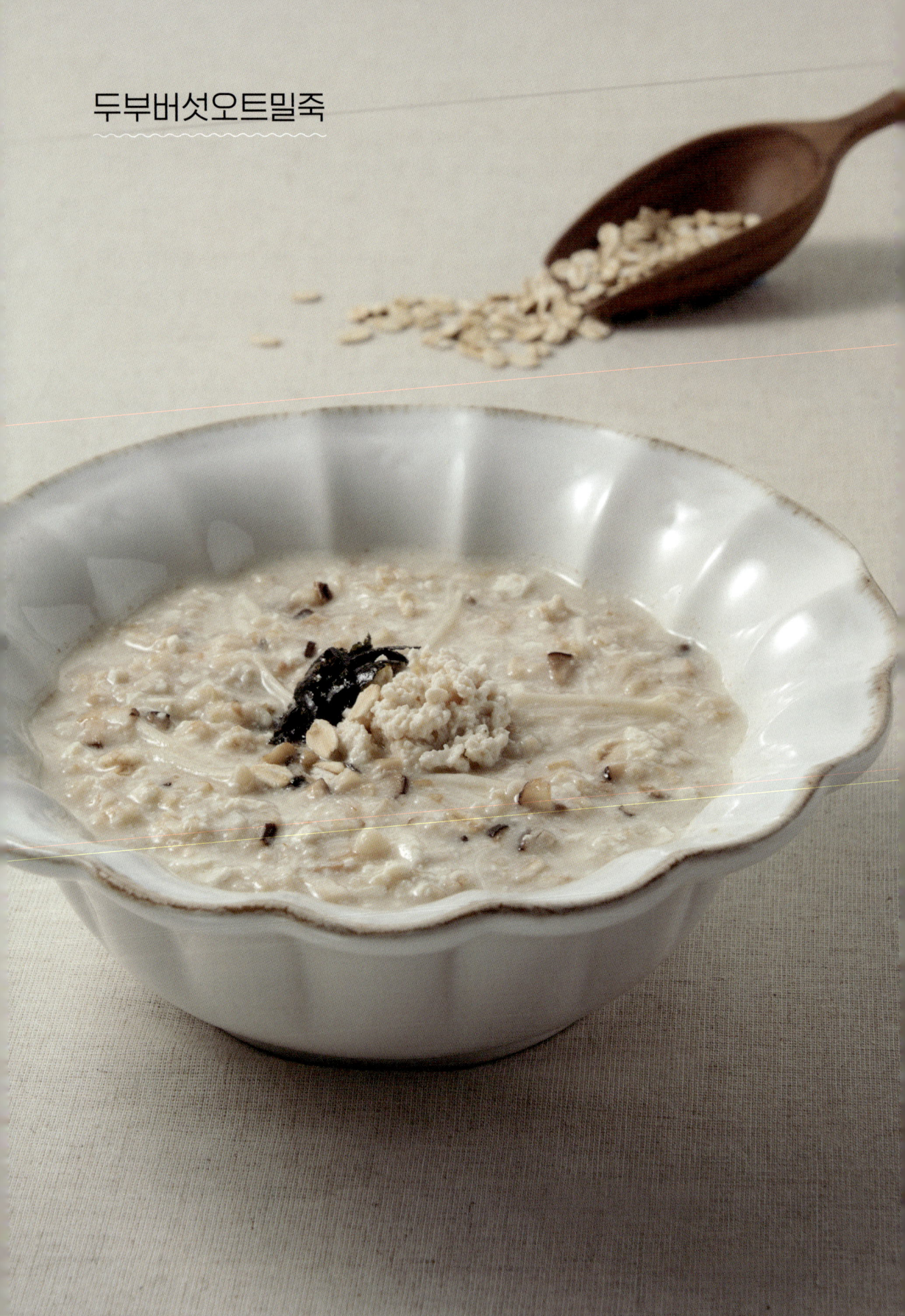

식이섬유가 풍부한 버섯을 다양하게 넣어 식감을 살리고, 고소하고 담백한 오트밀과 식물성 단백질인 두부로 열량과 영양을 높였습니다.

주재료 효능

오트밀(귀리)은 다른 곡물에 비해 단백질 함량이 높아 필수 아미노산이 풍부합니다. 또 오트밀에 함유된 불용성 식이섬유는 대변의 양을 증가시키고 장을 통과하는 시간을 단축시키는 효과가 있으며, 수용성 식이섬유는 포도당 흡수를 감소시키고 체내 콜레스테롤을 감소시키는 역할을 합니다.

재료 (1인분)

- 두부 120g
- 오트밀 60g
- 물 700㎖
- 새송이버섯 30g
- 팽이버섯 30g
- 표고버섯 20g
- 참기름 15g
- 국간장 5g
- 소금 1g
- 조미김가루 2g

요리 만들기

1. 표고버섯, 새송이버섯은 다져서 준비하고 팽이버섯은 3등분해 준비한다.
2. 두부는 칼등으로 으깬다.
3. 냄비에 참기름을 두른 뒤 오트밀, 표고버섯, 새송이버섯을 넣고 중불에 볶는다.
4. 3에 분량의 물과 으깬 두부를 넣고 15분간 끓인다.
5. 오트밀이 퍼지고 농도가 걸쭉해지면 국간장, 소금으로 간한다.
6. 불을 끈 후 팽이버섯을 넣고 뒤섞은 다음, 조미김가루를 고명으로 얹는다.

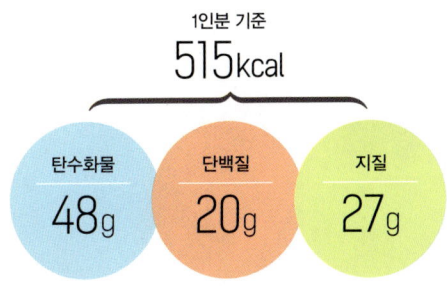

1인분 기준
515kcal

- 탄수화물 48g
- 단백질 20g
- 지질 27g

치즈해물죽

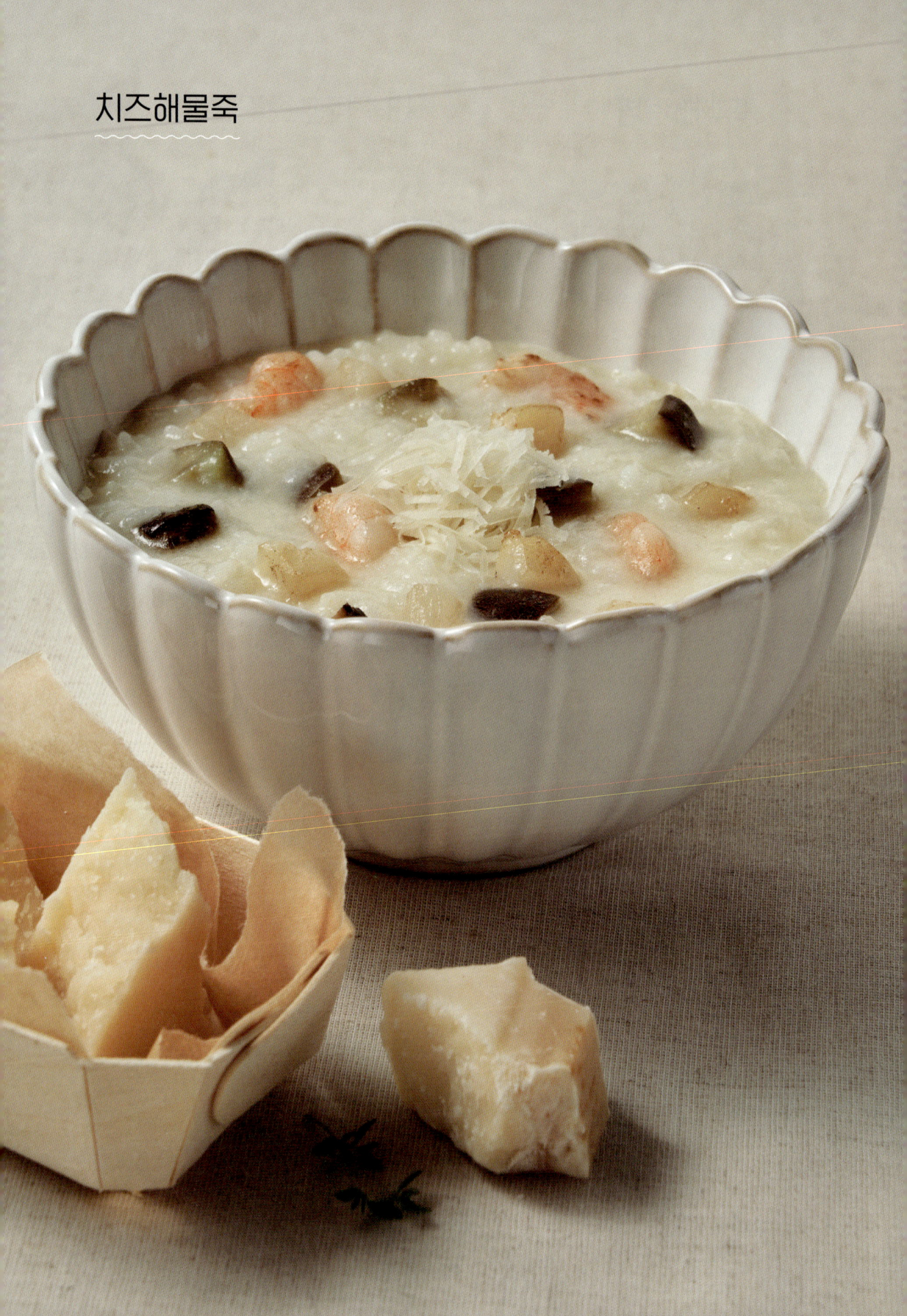

단백질이 풍부한 새우, 관자에 잘게 깍둑 썬 가지, 양파를 넣어 부드럽게 익히고, 고소한 치즈를 더해 풍미를 낸 영양죽입니다.

주재료 효능

단백질과 칼슘이 다량 함유된 치즈는 유당 함량이 적어 유당불내증이 있는 사람도 섭취하기에 좋습니다.

* 유당불내증이란 우유 섭취 후 소화되지 않은 유당이 대장에 사는 박테리아를 만나 발효되면서 설사나 복통 등의 증상을 일으키는 것을 말합니다. 유당을 분해하는 효소인 락타아제가 부족해서 유당이 소화되지 않아 일어나는 현상입니다.

재료 (1인분)

- 쌀 60g (불린 쌀 70g)
- 물 800㎖
- 새우 40g
- 관자 40g
- 가지 40g
- 양파 20g
- 올리브유 15g
- 파마산치즈 15g
- 그라나파다노치즈 10g
- 통후추 약간

요리 만들기

1. 쌀은 30분 이상 불린 다음 체에 밭쳐 물기를 뺀다.
2. 새우와 관자는 살을 먹기 좋게 썰어 준비한다.
3. 양파와 가지는 0.7×0.7cm 크기로 썬다.
4. 냄비에 올리브유를 두르고 불린 쌀, 손질한 양파와 가지, 새우, 관자를 넣고 센불에 볶는다.
5. 양파가 익어 투명해지면 분량의 물을 붓고 센불로 끓이다가 끓어오르면 중불로 줄여 20분 정도 더 끓인다.
6. 쌀이 퍼지면 파마산치즈와 그라나파다노치즈를 일부 갈아서 넣고 잘 저으며 섞어 준다.
7. 고명으로 그라나파다노치즈를 갈아서 올리고, 통후추를 약간 갈아 올린다.

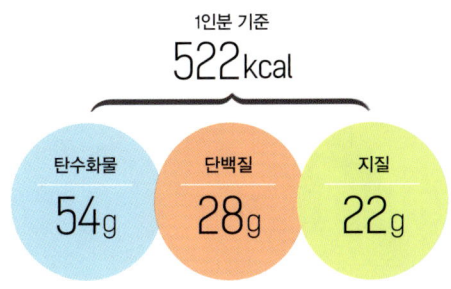

1인분 기준
522 kcal

탄수화물 54g | 단백질 28g | 지질 22g

단백질을 보충하고 식욕을 자극하는
일품 요리

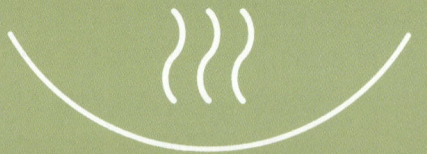

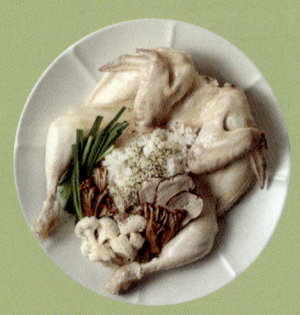 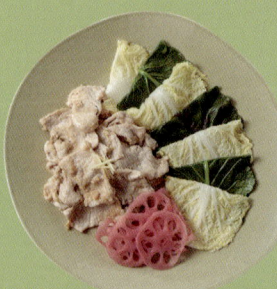 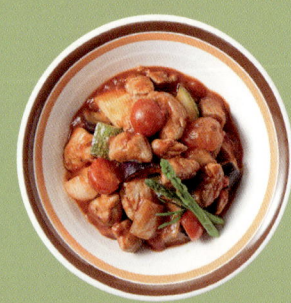

항암 치료 기간 중에는 일반인보다 단백질 요구량이 증가하기 때문에 매끼 단백질 식품을 잘 챙겨 먹는 것이 중요합니다. 여러 가지 재료를 한 그릇에 담은 일품 요리는 단백질 및 다양한 영양소를 섭취하기 좋습니다. 식욕을 자극하는 포인트가 있는 메뉴들로 구성했습니다. 식사 분위기를 전환하고 싶을 때, 특별한 음식을 먹고 싶을 때 활용해 입맛과 체력을 되찾아 보세요.

* 일품 요리 레시피는 2인분 기준입니다.

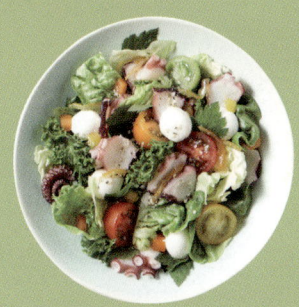
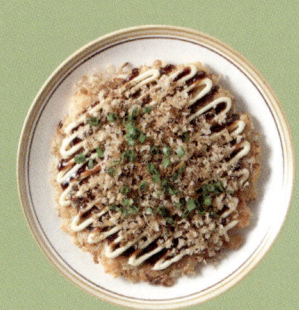
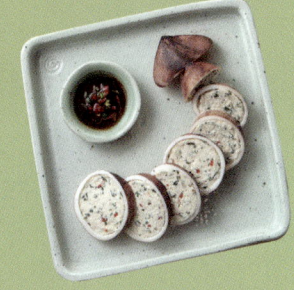

돼지고기생강찜과 숙채쌈

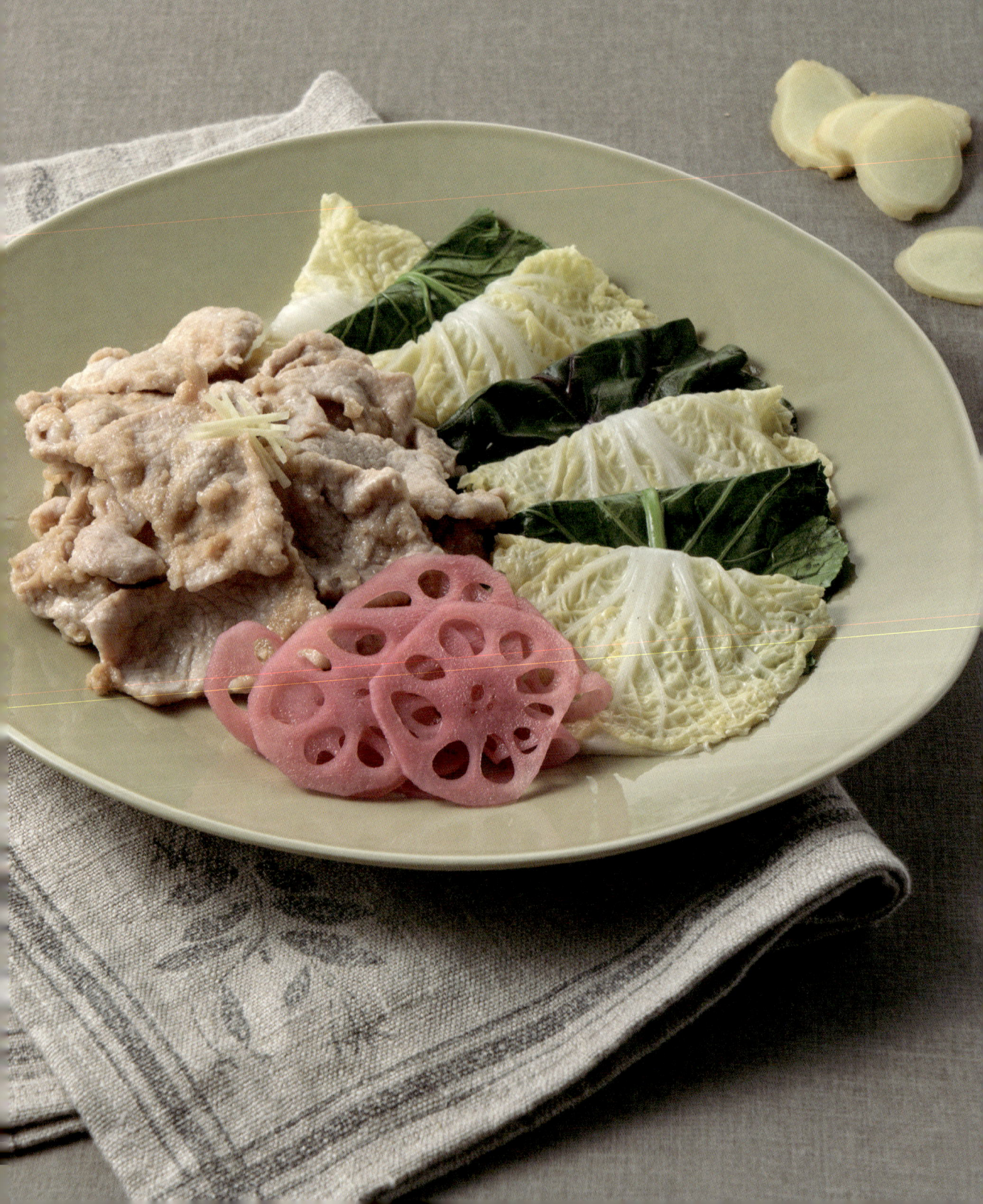

생강 향이 은은하게 배도록 돼지고기를 양념한 뒤 육질이 부드러워지도록 찜기에 쪄 냈습니다. 마찬가지로 소화가 잘되도록 살짝 쪄서 촉촉해진 숙쌈에 아삭한 연근 피클을 곁들여 싸 먹으면 그 조합이 일품입니다.

주재료 효능

생강은 알싸하고 독특한 향이 매력적인 향신 채소로 다양한 음식에 풍미를 더할 뿐 아니라 약리적인 효능도 탁월해 건강 식재료로 많이 쓰입니다. 생강의 매운맛을 내는 성분인 쇼가올과 진저롤은 항산화 및 항염증, 항암 효과가 있습니다.

재료 (2인분)

돼지고기
(등심, 불고기용) 120g
생강 30g
찹쌀가루 20g
적근대 40g
알배추 70g
쌈케일 25g

98쪽

생강 고기 양념

간장 30g
맛술 30g
설탕 15g
다진 생강 10g
후추 약간

연근 피클

연근 200g
물 300㎖
설탕 80g
식초 50g
소금 7g
냉동블루베리 50g

요리 만들기

1. 돼지고기는 키친타올로 핏물을 제거하고 생강 고기 양념에 10분 정도 재운다.
2. 생강은 껍질을 제거하고 얇게 채 썰어 준비한다.
3. 적근대와 알배추, 쌈케일을 김이 오른 찜기에 잘 펴서 3분간 찐다.
4. 재운 돼지고기에 찹쌀가루를 묻혀 찜기 채반에 펴 담은 후 채 썬 생강을 고기 위에 골고루 올린다. 김이 오른 찜기에 5분간 찐다.
5. 연근은 채칼로 얇게 편 썰고, 끓는 물에 2분간 데친다.
6. 연근을 제외한 연근 피클 재료를 냄비에 넣어 센불로 끓이고, 설탕이 녹으면 불을 끄고 한 김 식힌 후 준비해 놓은 연근에 붓는다.
   연근 피클은 일정량을 한 번에 담가 냉장 보관해 먹는다.
7. 그릇에 숙쌈을 가지런히 놓고, 고기와 연근 피클을 한쪽에 담는다.

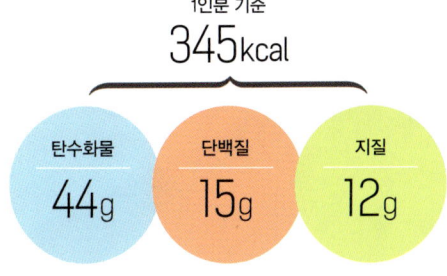

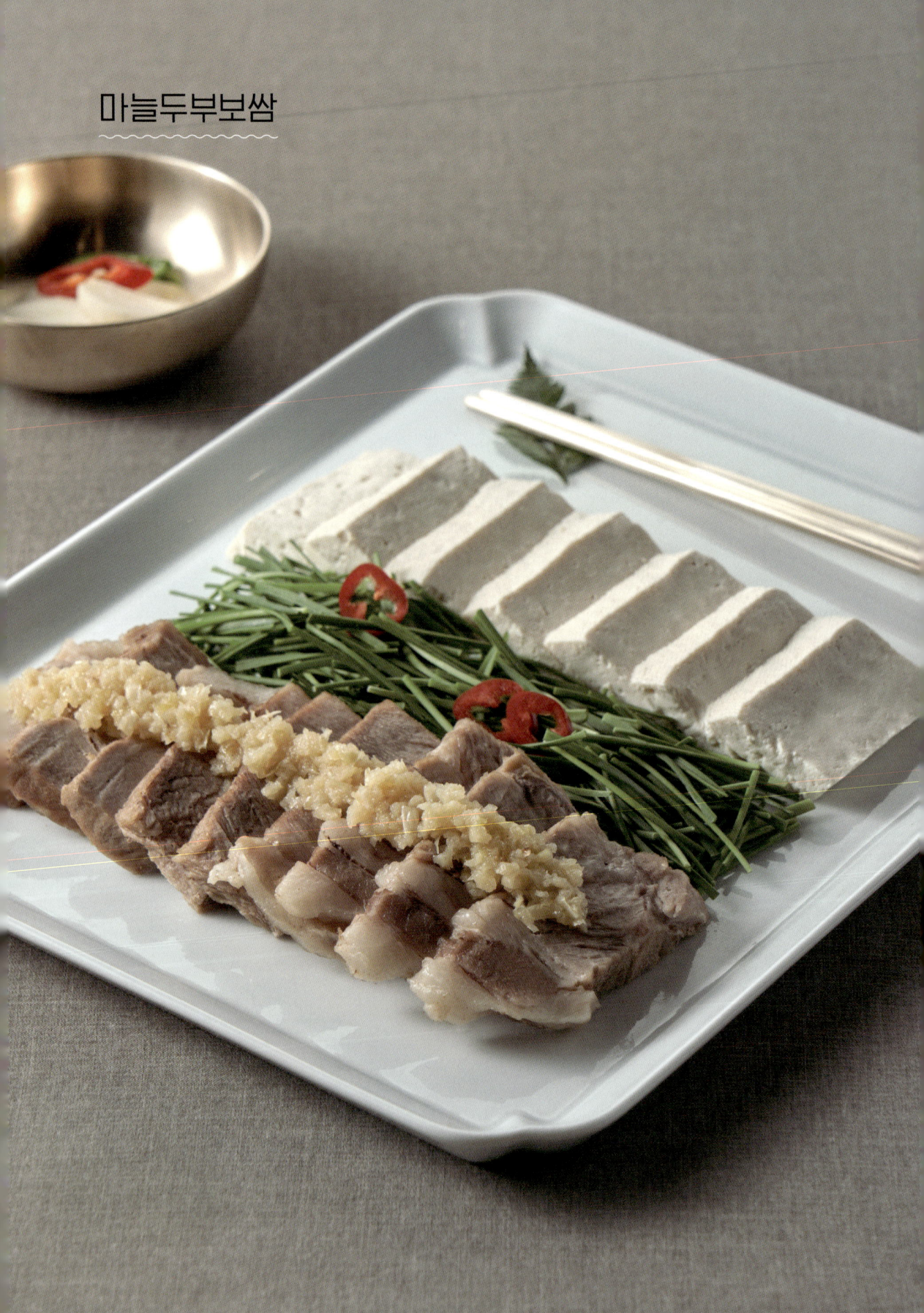

마늘두부보쌈

다진 마늘은 매운맛이 강하지만, 양배추를 잘게 다져 섞으면 달큰하고 씹는 맛이 좋은 소스가 됩니다. 마늘 소스는 단백질이 풍부한 돼지고기, 두부와 맛이 잘 어우러지고 소화와 흡수를 도와 줍니다.

주재료 효능

마늘은 항산화 효과가 뛰어난 식품입니다. 또한 마늘 속에 들어 있는 알리신은 비타민 B1의 흡수를 돕고 체내 이용률도 높여 피로 회복에 도움을 줍니다.

재료 (2인분)

돼지고기(앞다리살) 120g
두부 120g
영양부추 20g
멸치액젓 3g
참기름 5g
홍고추 2g
볶은 참깨 1g

고기 삶는 재료

된장 20g
대파 20g
양파 20g
마늘 3g
월계수잎 1장

마늘 소스

다진 마늘 30g
양배추 30g
올리브유 10g
꿀 10g
설탕 5g
소금 1g

요리 만들기

1. 수육용 돼지고기는 차가운 물에 1시간 정도 담가 핏물을 제거한다.
2. 냄비에 돼지고기를 넣고 고기가 잠길 만큼 물을 부은 다음 고기 삶는 재료를 넣고 센불에서 20분, 중불에서 20분, 약불에서 10분간 삶는다.
3. 양배추를 다진다.
   야채다지기를 이용하면 쉽게 다질 수 있다.
4. 팬에 올리브유를 두르고 다진 마늘, 다진 양배추를 볶다가 설탕, 꿀, 소금을 넣고 약불에 은근하게 볶아 마늘의 매운맛을 날려 마늘 소스를 만든다.
5. 두부는 끓는 물에 살짝 데친다.
6. 영양부추를 3cm 길이로 자르고, 홍고추는 얇게 슬라이스해 멸치액젓, 참기름, 볶은 참깨를 넣고 무친다.
7. 수육과 데친 두부를 먹기 좋게 썰어 가지런히 담고, 고기 위에 4의 마늘 소스를 얹는다.
8. 영양부추무침을 곁들인다.

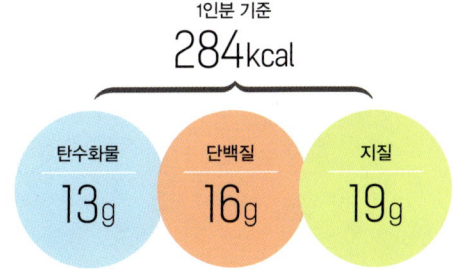

1인분 기준
284 kcal

탄수화물 **13g** 단백질 **16g** 지질 **19g**

메밀국수를 곁들인 닭가슴살냉채

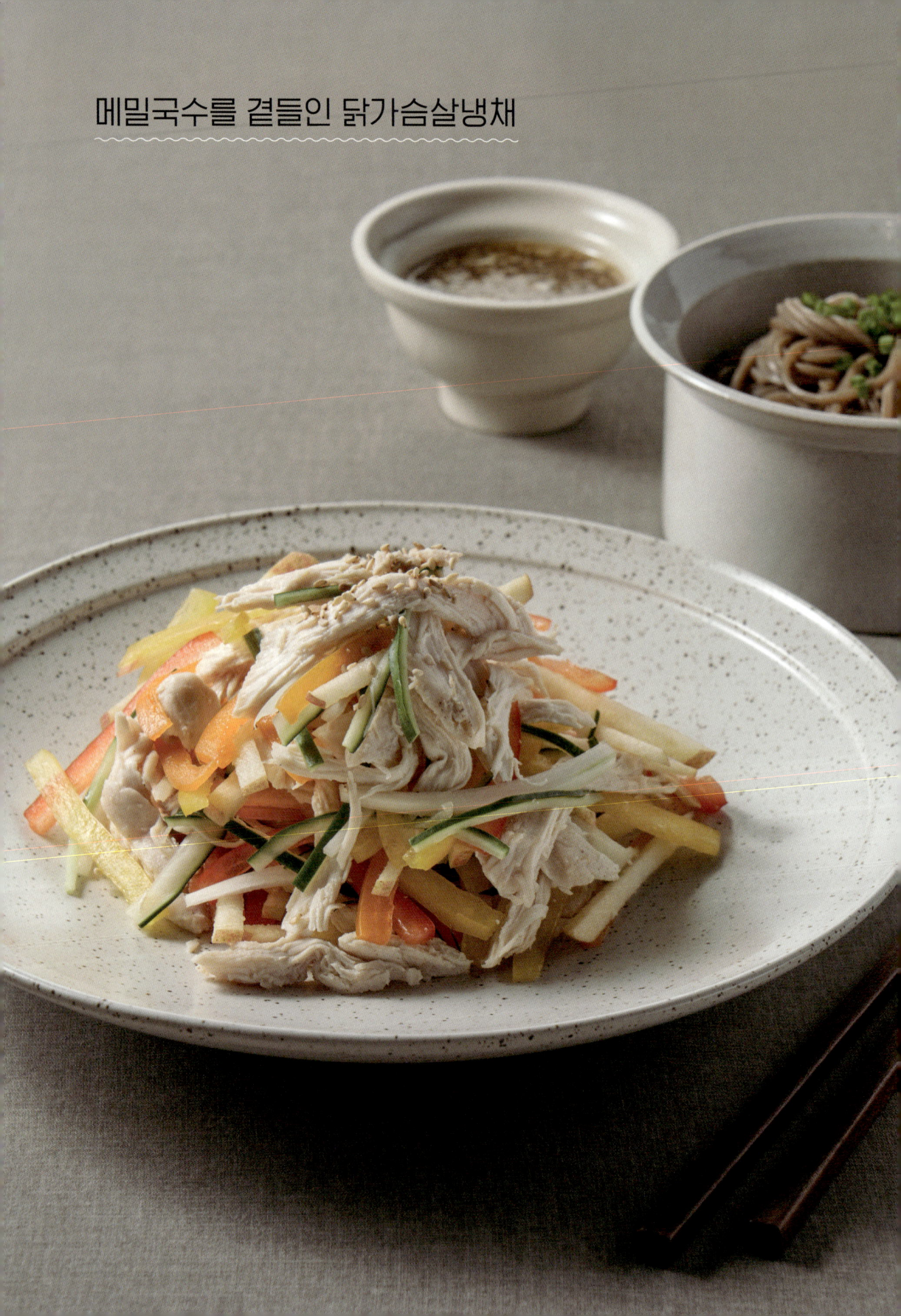

부드럽게 삶아서 먹기 좋게 찢은 닭가슴살과 각종 채소를 새콤달콤하면서 고소한 양념에 무쳐 냈습니다. 담백한 메밀면과 함께 먹으면 절로 입맛을 당기는 별미입니다.

주재료 효능

메밀에 들어 있는 루틴이라는 성분은 혈관을 튼튼하게 해 주고 고혈압을 예방하는 효과가 있습니다. 메밀은 곡류에 부족한 필수 아미노산을 함유하고 있어 메밀가루를 이용해 국수, 떡, 묵 등을 만들면 부족한 영양소를 보완할 수 있습니다.

재료 (2인분)

메밀면(건면) 60g
닭가슴살 120g
오이 30g
양파 10g
노랑파프리카 20g
주황파프리카 20g
빨강파프리카 20g
사과 20g
볶은 참깨 1g
쪽파 3g
참기름 2g

양념장

간장 15g
식초 15g
올리고당 20g
참기름 15g
다진 양파 10g

요리 만들기

1. 메밀면은 끓는 물에 3분 정도 삶은 다음 찬물에 3~4번 헹구고 물기를 뺀 뒤 참기름에 버무린다.
2. 삼색 파프리카, 양파, 오이, 사과는 같은 길이로 얇게 채 썬다.
3. 쪽파는 송송 썬다.
4. 양념장 재료를 잘 섞어서 준비한다.
5. 닭가슴살은 끓는 물에 데쳐서 완전히 익히고, 한 김 식힌 후 결대로 찢어 준비한다.
6. 볼에 닭가슴살과 채 썬 재료를 넣고 양념장 1/2과 참깨를 넣어 버무린다.
7. 접시에 버무린 닭가슴살과 채소를 소복하게 담고, 메밀면은 쪽파를 올려 곁들여 담는다.
8. 남은 양념장은 따로 담아 먹기 전 면에 뿌린다.

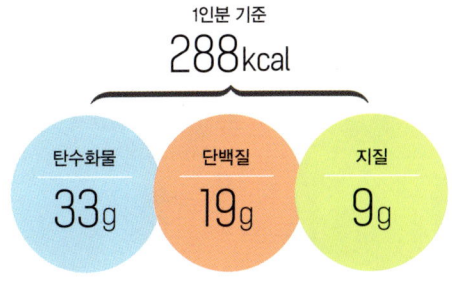

1인분 기준
288 kcal

탄수화물	단백질	지질
33g	19g	9g

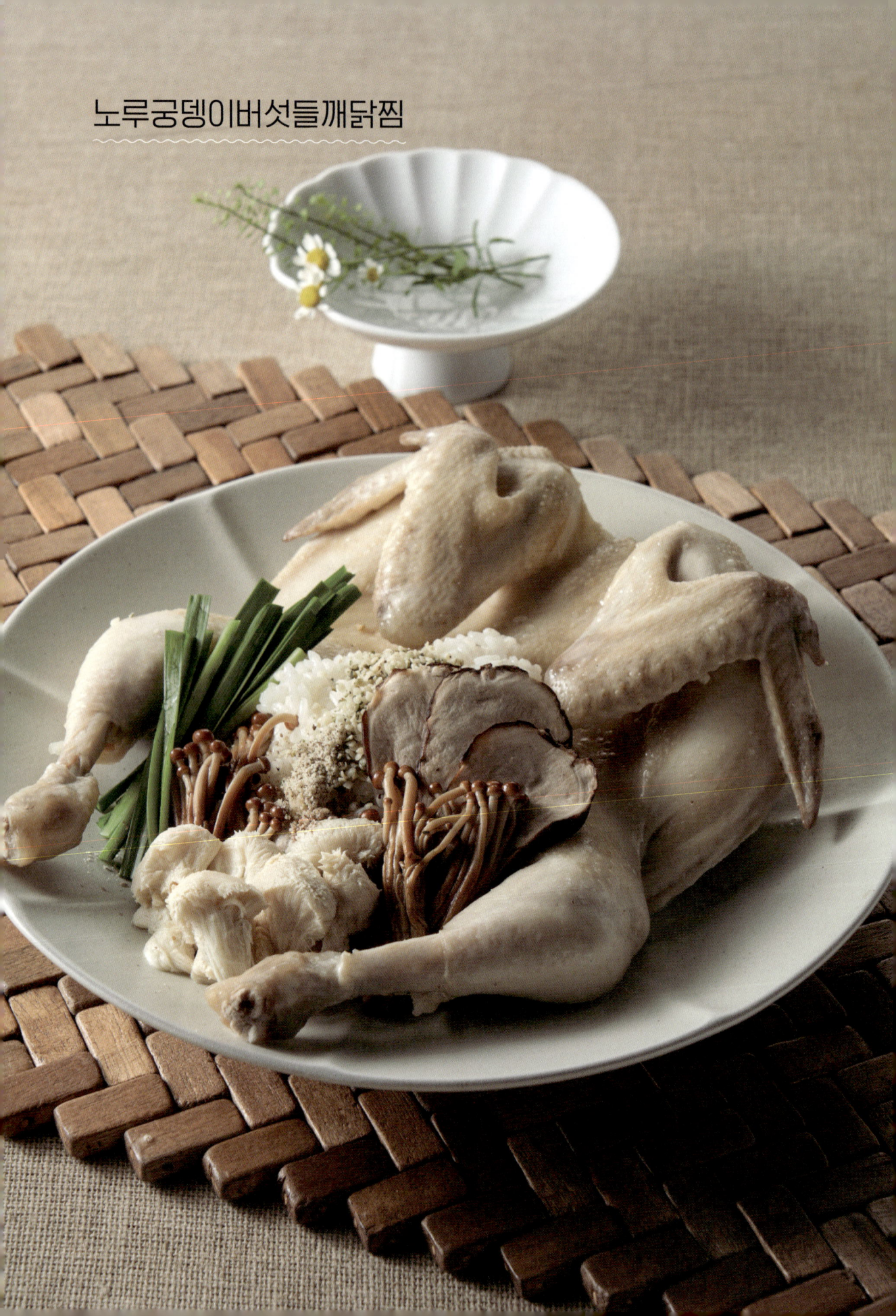

노루궁뎅이버섯들깨닭찜

푹 쪄 내어 부드러우면서도 쫄깃함이 남아 있는 닭고기와 찹쌀밥에 각각의 향미가 있는 버섯을 더하고, 새콤달콤한 양념장을 곁들여 먹는 찜 요리입니다. 찜 조리법을 사용해 재료 본연의 맛과 담백한 맛을 살린 일품 요리입니다.

주재료 효능

노루궁뎅이버섯은 오래 전부터 쓴맛이 강해 식용보다는 약용으로 즐겨 사용된 버섯입니다. 치매 예방과 중추신경장애에 약리 기능이 있다고 밝혀졌으며 면역력 증진, 항암, 항종양 등에도 효과가 있는 것으로 알려져 있습니다.

재료 (2인분)

생닭 500g
노루궁뎅이버섯 100g
참송이버섯 60g
황금팽이버섯 50g
찹쌀 80g
들깻가루 20g
통마늘 40g
햄프씨드 20g
부추 80g
삼계탕용 약재 1봉
들기름 2g
소금 0.5g

98쪽

겨자 소스

설탕 15g
간장 15g
식초 15g
물 15㎖
연겨자 5g

요리 만들기

1. 찹쌀은 1시간가량 불린다.
2. 닭은 깨끗이 씻어 지방을 제거하고 반으로 가른다.
3. 노루궁뎅이버섯은 먹기 좋은 크기로 찢고, 참송이버섯은 얇게 편 썰고, 황금팽이버섯은 밑둥을 자른다.
4. 부추는 10cm 길이로 자른다.
5. 냄비에 물 2ℓ, 삼계탕용 약재를 넣고 그 위에 찜기를 준비한다.
6. 찜기에 닭을 올리고 그 위에 불린 찹쌀, 들깻가루, 통마늘, 햄프씨드를 섞어 얹는다. 뚜껑을 덮고 김이 오른 찜기에서 40분간 찐다.
7. 불을 끈 후 노루궁뎅이버섯, 참송이버섯, 황금팽이버섯, 부추를 넣고 10분간 뜸들인다.
8. 참송이버섯, 황금팽이버섯을 꺼내어 들기름, 소금으로 간하여 무친다.
9. 닭을 꺼내어 접시에 담고, 노루궁뎅이버섯과 찹쌀밥도 먹기 좋게 담는다.
10. 참송이버섯, 황금팽이버섯 무침을 올리고, 부추를 함께 곁들인다.
11. 겨자 소스 재료를 섞어 종지에 담아 낸다.

· 요리를 찜솥에 올려 약불로 끓이면서 먹으면 삼계향을 느끼며 따뜻하게 먹을 수 있습니다.

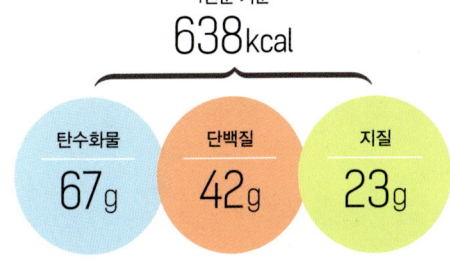

1인분 기준
638kcal

탄수화물 67g | 단백질 42g | 지질 23g

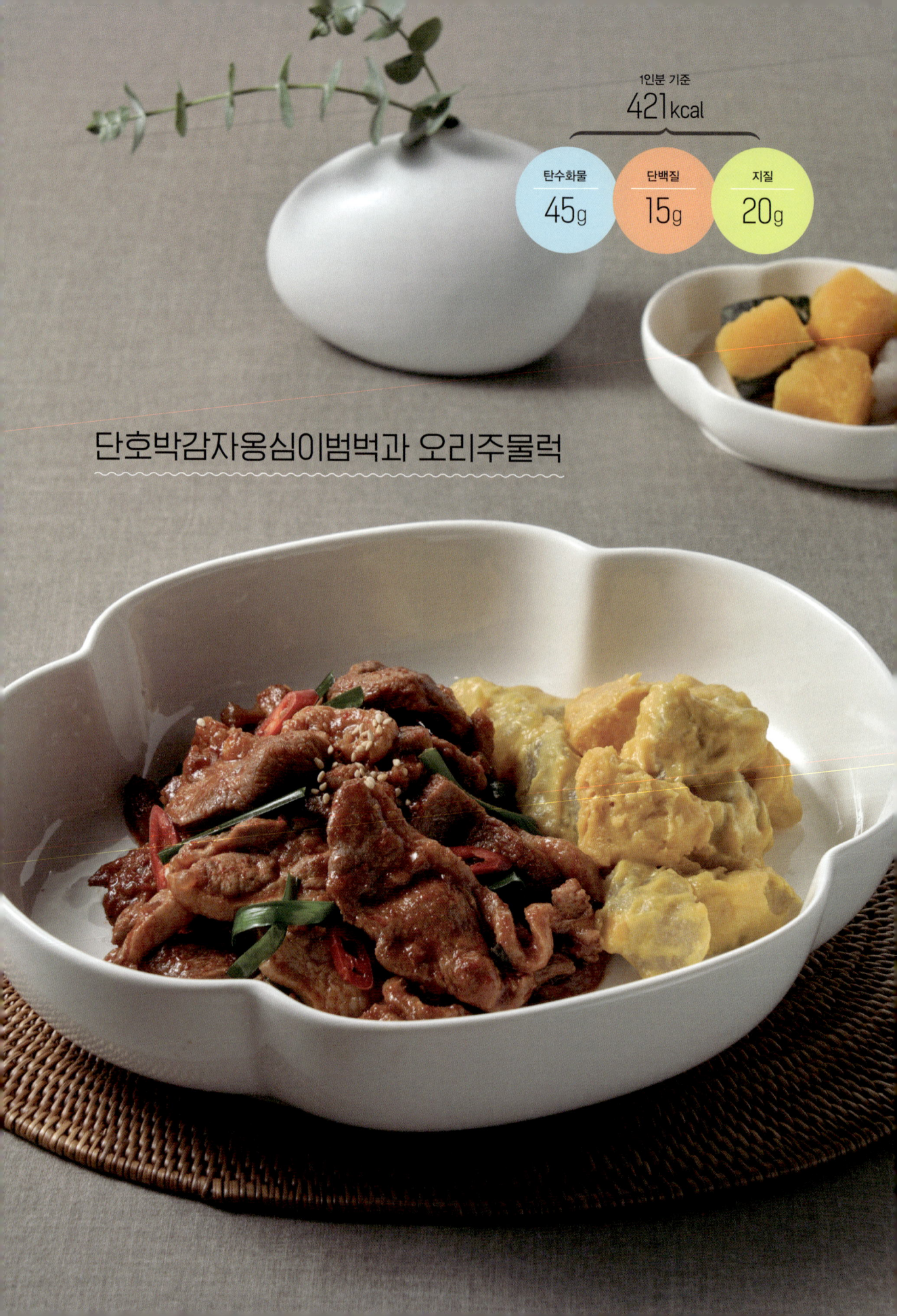

1인분 기준
421kcal

탄수화물 45g　단백질 15g　지질 20g

단호박감자옹심이범벅과 오리주물럭

간단한 방법으로 감자 옹심이 반죽을 만들고 단호박과 함께 조리해 노란 색감과 단맛이 매력인 범벅을 만들었습니다. 매콤하게 양념한 오리고기와 함께 먹으면 맛의 조화도 일품일 뿐 아니라 양질의 단백질과 열량을 섭취할 수 있습니다.

주재료 효능

오리고기는 다른 가금류에 비해 지방이 많고 껍질이 두꺼우며 향미가 풍부합니다. 기호에 맞다면 항암 치료 중 단백질 급원의 한 종류로 선택해 볼 수 있습니다.

단호박은 식물 색소의 일종인 카로티노이드 중 베타카로틴과 알파카로틴이 풍부합니다. 또한 비타민 A, B군, C, 식이섬유, 칼륨 등도 함유되어 암 예방 및 면역력 증가에 도움을 주며, 자외선으로부터 눈을 보호하고 성인병을 예방하는 효과도 있습니다.

재료 (2인분)

오리 정육 120g
단호박 100g
감자 150g
감자전분 10g
우유 15㎖
설탕 5g, 소금 1g
양파 50g, 부추 20g
대파 10g, 홍고추 5g
식용유 5g

밑간 양념

맛술 15g
다진 마늘 2g
생강즙 5g
후추 약간

주물럭 양념

고추장 10g
간장 10g
올리고당 10g
고춧가루 7g
굴소스 3g, 설탕 5g
다진 마늘 5g
참기름 5g, 후추 1g

단호박감자옹심이범벅 만들기

1. 단호박은 속을 파내고 껍질째 3×3cm 크기로 썬다.
2. 감자는 껍질을 벗겨 작게 썰고, 물 1/2컵을 더해 믹서로 곱게 간다. 간 감자는 고운 체로 거른다.
3. 수분을 뺀 감자 건더기에 감자전분을 섞어 옹심이 반죽을 만든다.
4. 냄비에 단호박을 담고 잠길 만큼 물을 넣어 센불에 삶는다.
5. 물이 끓어오르면 중불로 줄이고 감자 옹심이 반죽을 수저로 떠서 단호박 위에 얹어 단호박이 삶아지는 동안 함께 익힌다.
6. 10분가량 삶아 단호박이 다 익으면 삶은 물을 따라 버린다.
7. 우유, 소금, 설탕을 넣고 가볍게 섞는다.

오리주물럭 만들기

1. 오리고기는 밑간을 해서 10분 정도 냉장고에 넣어 놓는다.
2. 주물럭 양념 재료를 잘 섞은 다음 밑간한 오리고기를 버무린다.
3. 양파는 0.7cm 두께로, 부추는 3cm 길이로 썰고, 홍고추는 얇게 편 썬다. 대파는 송송 썬다.
4. 달군 팬에 기름을 두르고, 대파를 노릇하게 볶아 파기름을 낸다.
5. 양념한 오리고기를 넣고 센불에 볶는다.
6. 고기가 어느 정도 익으면 양파를 넣고 볶는다.
7. 불을 끄고 부추, 홍고추를 넣어 뒤섞으며 남은 열로 익힌다.
8. 접시에 7을 담고, 단호박감자옹심이범벅을 곁들여 담는다.

두부오징어순대

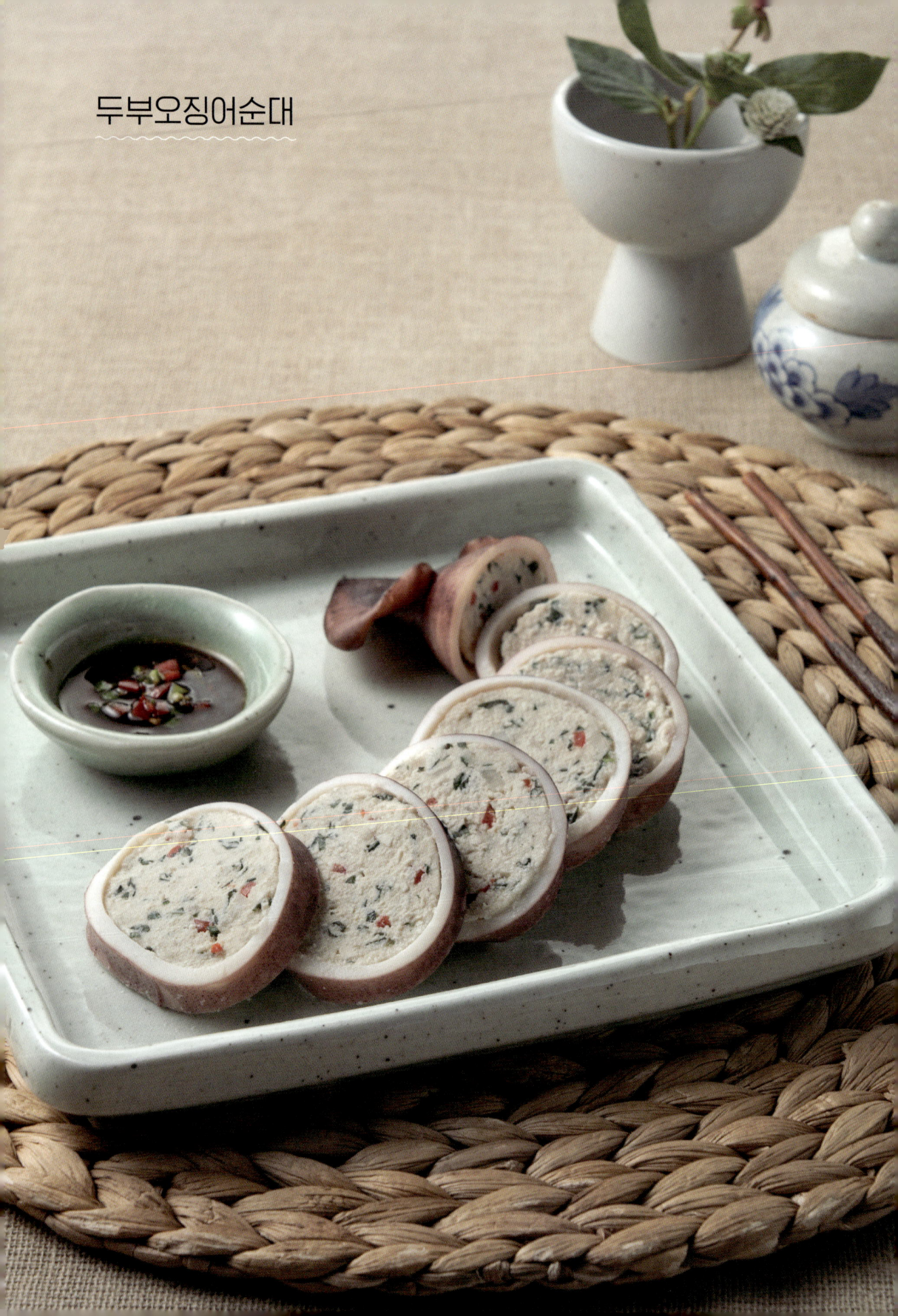

수산물 중에서 단백질 함유량이 가장 높은 통오징어에 칼슘과 단백질이 풍부한 두부를 채워 만든 쫄깃한 매력의 별미 요리입니다. 향긋한 취나물과 포슬포슬한 감자도 다져 넣어 식이섬유와 탄수화물을 보충하고, 고추를 약간 다져 넣어 다소 밋밋할 수 있는 맛을 보완했습니다.

주재료 효능

오징어는 타우린이 풍부한 식품으로 혈압 안정화 및 각종 혈관 질환 예방에 효과적입니다. 감자는 비타민 C와 칼륨이 풍부하며, 특히 칼륨은 체내 나트륨을 몸 밖으로 배출하는 효과가 있습니다.

재료 (2인분)

- 통오징어 150g
- 두부 100g
- 취나물 30g
- 감자 40g
- 양파 30g
- 대파 10g
- 다진 마늘 5g
- 홍고추 5g
- 청양고추 5g
- 달걀흰자 15g
- (달걀 1/2개 분량)
- 간장 5g
- 참기름 3g
- 소금 1g
- 후추 약간

요리 만들기

1. 통오징어는 몸통을 살려 내장을 제거한 후 깨끗이 씻어 준비한다.
2. 두부는 으깨어 물기를 제거한다.
3. 취나물은 살짝 데쳐서 물기를 제거한 후 잘게 다지고, 오징어다리, 양파, 대파, 홍고추, 청양고추도 다진다.
4. 감자는 삶아서 으깬다.
5. 준비한 속재료에 달걀흰자와 간장, 참기름, 다진 마늘, 소금, 후추를 넣고 반죽한다.
6. 손질한 오징어 몸통에 속재료를 80%가량 채워 넣고 끝은 꼬지를 꽂아 고정한다.
7. 김이 오른 찜기에 오징어를 넣고 10분 이내로 찐다.
8. 쪄 낸 오징어는 한 김 식혀서 먹기 좋은 크기로 썬다.

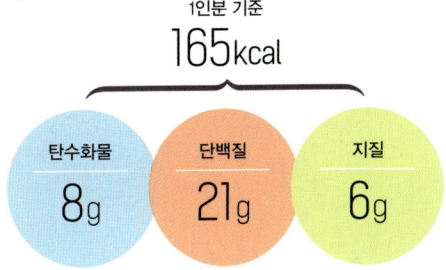

1인분 기준
165kcal

탄수화물	단백질	지질
8g	21g	6g

- 기호에 따라 초간장이나 초고추장, 쌈장 등을 곁들여 먹습니다.
- 취나물 대신 부추, 쪽파, 참나물 등 다양한 채소, 나물류를 활용해도 좋습니다.

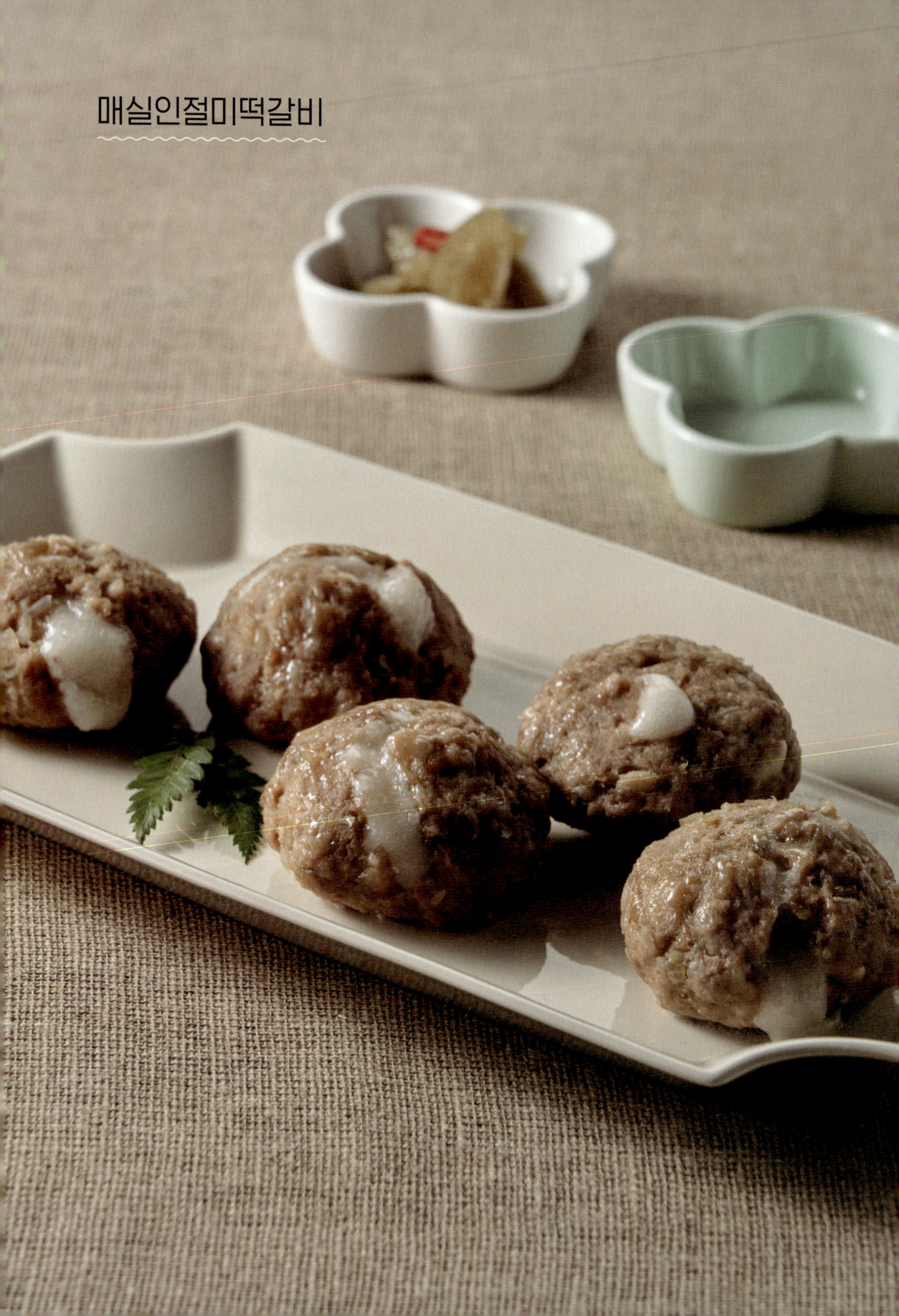

매실인절미떡갈비

떡갈비 반죽에 아삭한 매실 절임을 다져 넣어 식감이 좋습니다. 떡갈비 속에 든 인절미는 마치 치즈처럼 쫀득해, 먹는 재미까지 더한 일품 메뉴입니다.

주재료 효능

매실을 많이 섭취하는 시기는 여름입니다. 주로 봄에 구해 두었다가 즙을 내어 먹거나 소금, 설탕에 절여 먹기도 합니다. 매실은 감미료로 많이 이용하는데 특유의 새콤달콤한 맛 때문에 모든 요리에 쓸 수 있는 것은 아니고 무침이나 김치, 고기 볶음에 설탕 대신 사용합니다. 매실은 생 과육이나 씨앗에 독성 물질이 있으므로 가급적 생과로는 섭취하지 말고, 음식이나 발효식품으로 가공해 섭취하는 것이 좋습니다.

재료 (2인분)

소고기(다짐육) 60g
돼지고기(다짐육) 60g
매실장아찌 15g
양파 15g
인절미 60g
쪽파 5g

반죽 재료

빵가루 5g
부침가루 10g
달걀 20g
다진 마늘 5g

떡갈비 양념

간장 15g
맛술 20g
매실청 5g
설탕 5g
참기름 5g
생강가루 1g
후추 1g

요리 만들기

1. 양파, 매실장아찌는 다진다.
2. 볼에 다짐육, 양파, 매실장아찌, 반죽 재료를 넣는다. 떡갈비 양념도 잘 섞은 다음 반죽에 넣어 골고루 섞는다.
3. 반죽을 한 덩어리로 만들어 볼 바닥에 던지듯이 20회 이상 치댄다.
   많이 치댈수록 찜기에서 쪘을 때 갈라지지 않는다.
4. 떡갈비 반죽을 손바닥에 올리고 호떡 만들듯이 납작하게 편 다음, 안쪽에 인절미를 넣고 감싼다.
5. 김이 오른 찜기에 떡갈비 반죽을 올리고 8분간 찐다.
6. 그릇에 완성된 떡갈비를 담고, 송송 썬 쪽파를 올린다.

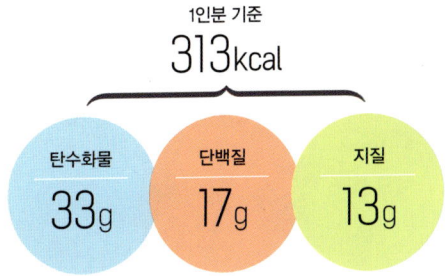

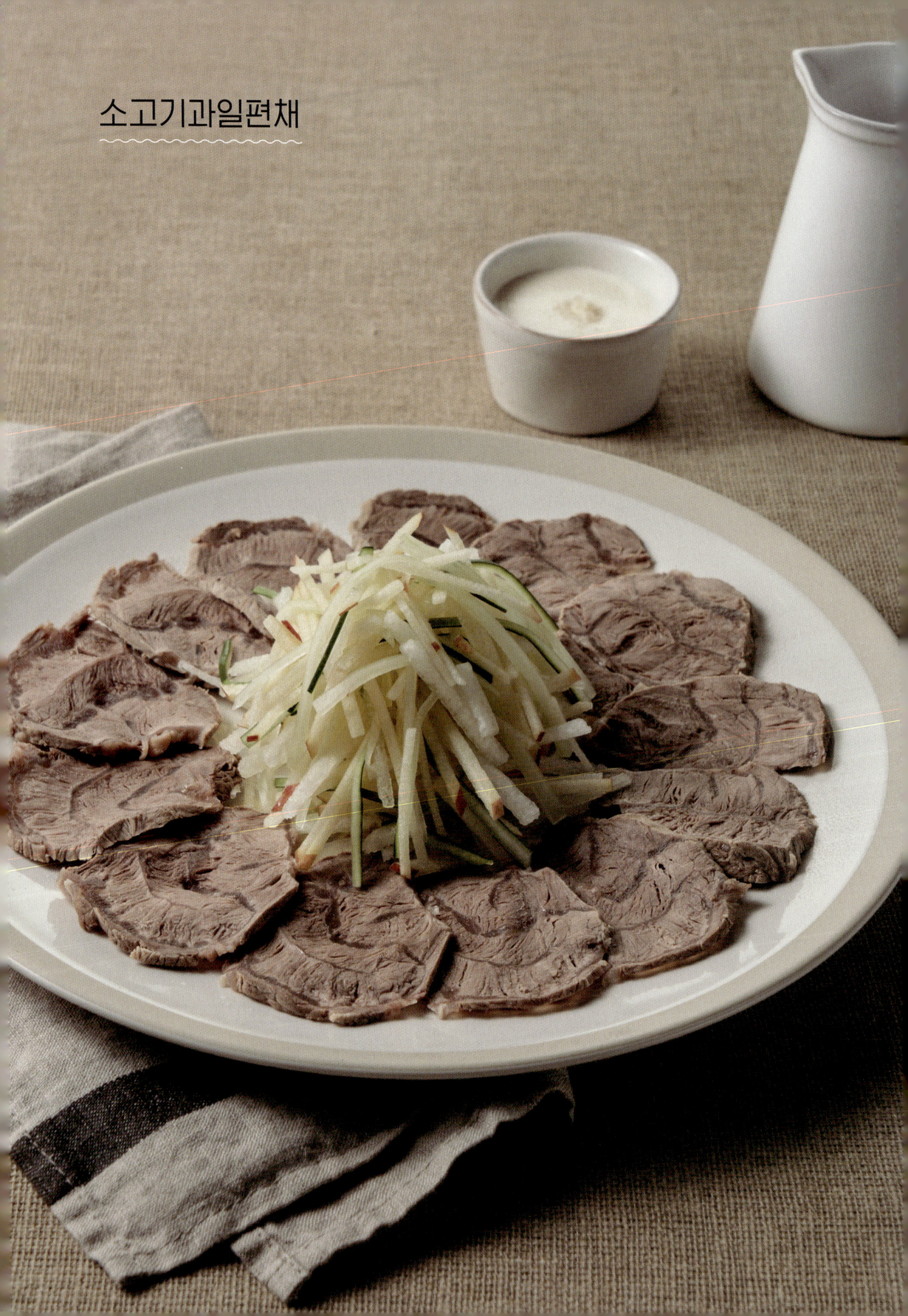

소고기과일편채

단백질이 풍부한 소고기 수육에 신선한 비타민, 무기질이 가득한 과일을 곁들여 먹는 메뉴입니다. 새콤달콤하면서 고소한 잣 향을 머금은 소스로 색다른 맛을 더했습니다. 원기 회복이 필요할 때 먹으면 좋은 메뉴입니다.

주재료 효능

잣은 불포화지방산과 칼륨이 풍부합니다. 다만 대부분의 견과류가 그렇듯이 매일 조금씩 먹으면 건강에 좋지만, 과다하게 섭취하면 지방 섭취량이 갑자기 많아져 설사를 유발할 수 있습니다.

재료 (2인분)

아롱사태 120g
사과 20g
배 20g
오이 20g
대파 5g
통마늘 5g
통후추 2g
잣 소스 70g

잣 소스

배 80g
잣 10g
식초 10g
마요네즈 15g
올리고당 15g
설탕 5g
소금 1g

요리 만들기

1. 아롱사태는 30분 정도 물에 담가 핏물을 뺀다.
2. 냄비에 고기가 잠길 만큼 물을 붓고 통마늘, 통후추, 대파를 넣는다. 물이 끓으면 핏물을 뺀 아롱사태를 넣어 센불에 40분간 삶은 뒤 불을 끄고 20분간 뜸을 들인다.
3. 사과, 배, 오이는 곱게 채 썬다.
4. 믹서에 분량의 재료를 넣고 갈아서 잣 소스를 만든다.
5. 익힌 아롱사태를 얇게 편 썰어 접시에 담고 사과, 배, 오이를 곁들여 담는다.
6. 소스는 그릇에 따로 담아낸다.

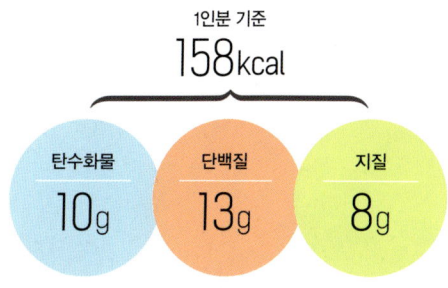

1인분 기준
158kcal

탄수화물	단백질	지질
10g	13g	8g

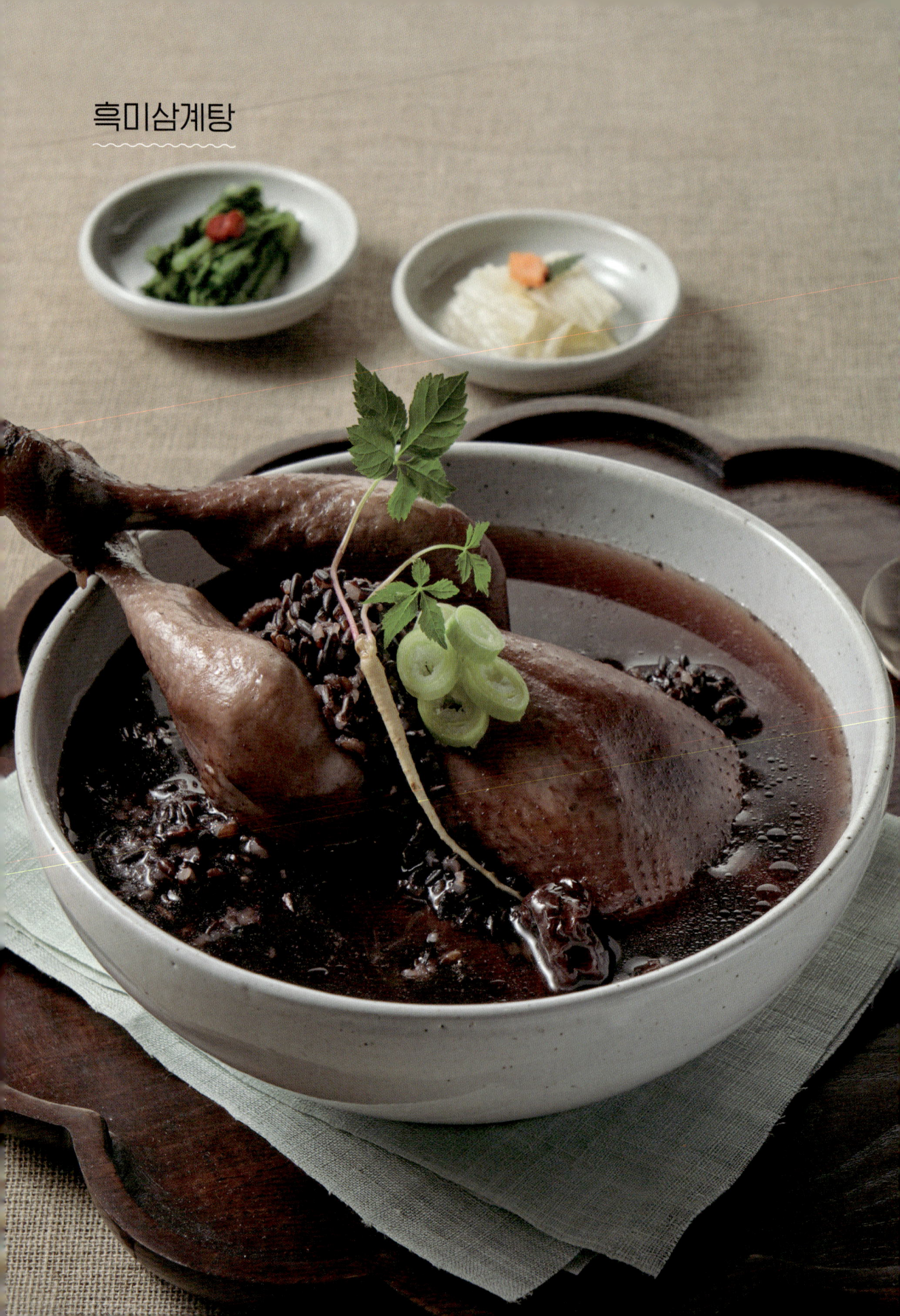

흑미삼계탕

삼계탕의 색다른 변신입니다. 인공색소가 아닌 몸에 좋은 흑미로 자연의 색을 입혔습니다. 흑미의 향과 맛이 삼계탕과 잘 어우러져 건강하고 담백한 맛을 내는 일품 메뉴입니다.

주재료 효능

흑미는 수용성 색소인 안토시아닌이 다량 함유돼 있어 항산화 작용이 뛰어나며, 무기질 성분은 노화 방지 효과가 있고 식이섬유는 배변 개선에 도움을 줍니다.

재료 (2인분)

- 생닭 500g
- 흑미 100g
- 찹쌀 100g
- 통마늘 30g
- 대파 5g
- 수삼 30g
- 대추채 4g
- 삼계탕 재료세트 1봉

요리 만들기

1. 흑미, 찹쌀은 30분가량 물에 불린다.
2. 생닭은 찬물에 씻어 지방을 제거한다.
3. 대파는 어슷 썰어 준비한다.
4. 냄비에 생닭, 흑미, 찹쌀, 삼계탕 재료세트, 통마늘을 넣은 후 물 1500㎖를 붓고 센불로 끓이다가 끓어오르면 중불로 50분가량 삶는다.
5. 삼계탕 재료세트를 건져내고 잘 익은 닭을 그릇에 담는다. 흑미와 찹쌀도 국물과 함께 담는다.
6. 수삼, 대추채, 대파를 고명으로 올려 완성한다.

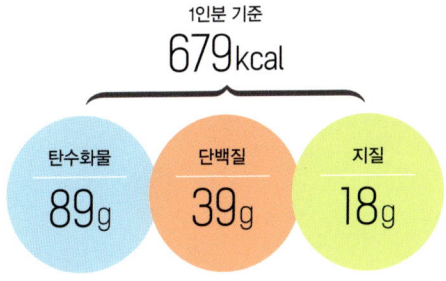

1인분 기준
679kcal

탄수화물 89g 단백질 39g 지질 18g

PART 4 암을 이기고 회복을 돕는 최고의 요리 레시피

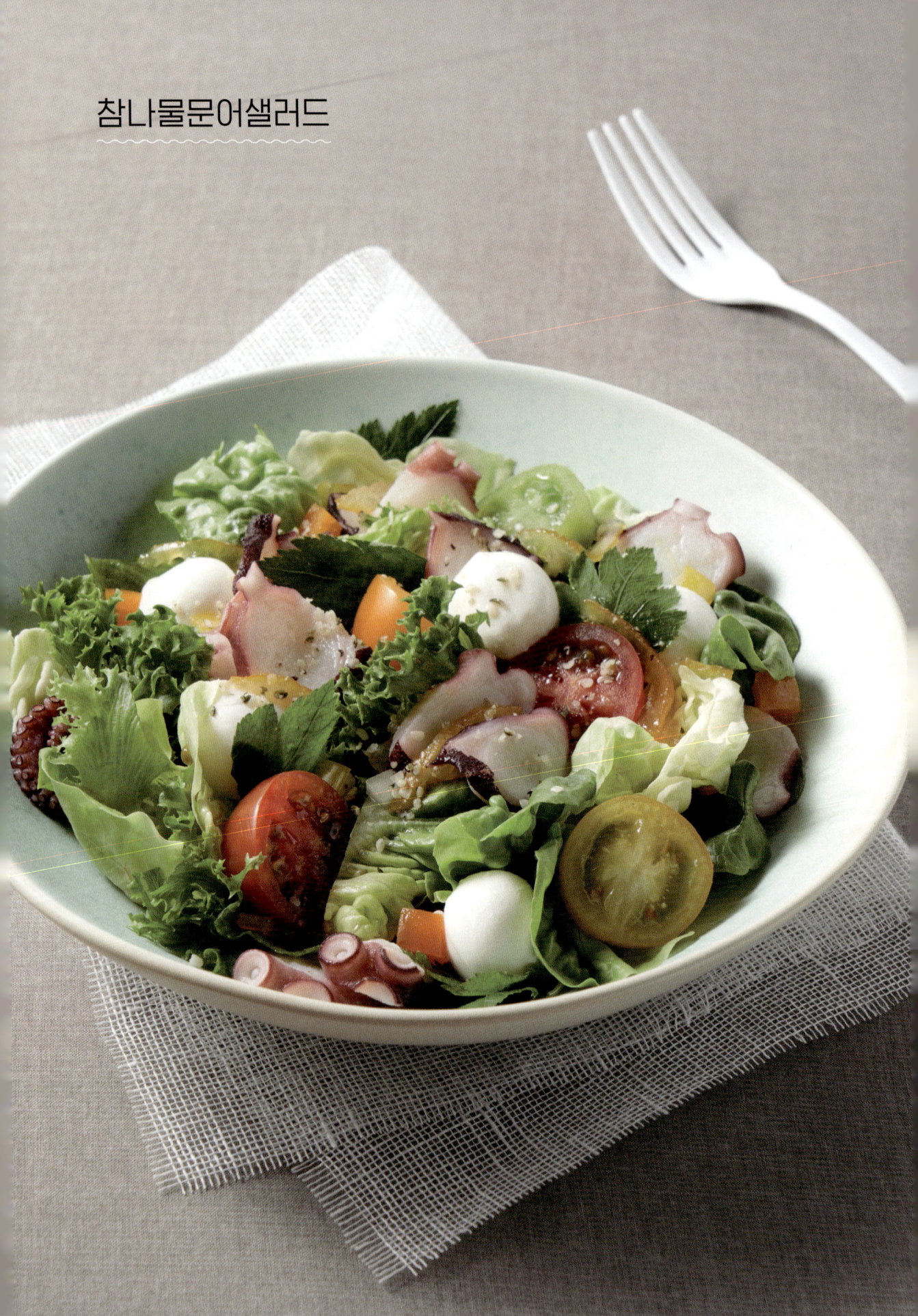

참나물문어샐러드

비타민, 무기질, 식이섬유가 풍부한 싱싱한 채소를 듬뿍 먹을 수 있는 맛깔난 샐러드입니다. 단백질이 풍부한 문어와 고소한 보코치니치즈를 토핑해 영양을 높이고, 참나물의 향긋함으로 입맛을 돋웠습니다.

주재료 효능

문어는 타우린이 풍부해 동맥경화, 협심증, 심근경색 등을 유발하는 나쁜 콜레스테롤인 LDL 콜레스테롤의 생성을 억제하고, 좋은 콜레스테롤인 HDL 콜레스테롤의 양을 증가시켜 각종 혈관계 질환을 예방하는 효과가 있습니다.

재료 (2인분)

자숙문어 100g
보코치니치즈 60g
참나물 15g
컬러방울토마토 60g
프릴아이스 30g
미니코스 30g
햄프씨드 5g

문어마리네이드 양념

레몬즙 30g
유자청 15g
양파 10g
주황파프리카 10g
노랑파프리카 5g
소금 1g
후추 약간

유자 드레싱

유자청 60g
올리브유 45g
식초 20g
소금 2g

요리 만들기

1. 문어는 끓는 물에 살짝 데쳐 찬물에 식힌 후 편으로 썬다.
2. 양파, 파프리카는 0.5×0.5cm 크기로 썬다.
3. 문어마리네이드 양념을 고루 섞어 문어와 버무려 놓는다.
4. 프릴아이스, 미니코스, 참나물은 찬물에 담갔다가 물기를 제거하고 먹기 좋은 크기로 잘라 준비한다.
5. 방울토마토는 반으로 자른다.
6. 분량의 재료를 섞어 유자 드레싱을 만들어 놓는다.
7. 그릇에 4에서 준비한 채소와 햄프씨드를 섞어 담고 방울토마토, 보코치니치즈, 문어를 올린다.
8. 드레싱은 따로 곁들여 기호에 따라 첨가한다.

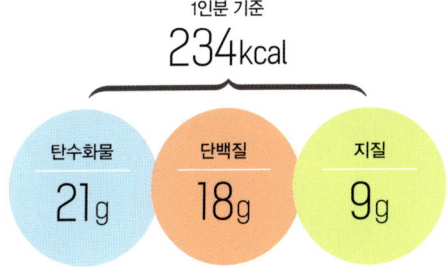

1인분 기준
234kcal

탄수화물 21g | 단백질 18g | 지질 9g

프로틴그레인샐러드

요즘은 다이어트를 위한 식단 조절 등의 목적이 아니더라도 한 끼 식사로 영양이 꽉 찬 샐러드를 찾는 사람들이 많습니다. 다양한 단백질 토핑이 올라가고, 탄수화물, 지방, 식이섬유까지 모두 들어 있어 균형 잡힌 영양을 챙길 수 있는 메뉴입니다.

주재료 효능

닭고기는 지방이 적고 단백질이 풍부한 백색육 중 하나입니다. 닭가슴살은 닭고기 부위 중에서도 특히 단백질 비율이 높고 맛이 담백해 환자 또는 어린이에게 권장됩니다. 다만 지나치게 익히면 식감이 퍽퍽해지므로 주의합니다.

재료 (2인분)

미니코스 40g
프릴아이스 20g
단호박 40g
닭가슴살 60g
달걀 50g
두부 50g
올리브유 5g
키드니빈(통조림) 30g
병아리콩(통조림) 30g
방울토마토 40g
보코치니치즈 30g
피칸 5g
아몬드슬라이스 3g

99쪽

발사믹 드레싱

올리브유 40g
발사믹 식초 30g
소금 1g
후추 약간
다진 양파 10g

요리 만들기

1. 샐러드 채소(미니코스, 프릴아이스)는 찬물에 담갔다가 물기를 제거하고 먹기 좋은 크기로 잘라 준비한다.
2. 단호박은 웨지감자처럼 긴 반달형으로 썰어 찜기에 10분간 찐 다음 식힌다.
3. 닭가슴살은 끓는 물에 데쳐 익히고, 식힌 다음 결대로 찢어 준비한다. 달걀은 완숙으로 삶아 0.5cm 두께로 썬다.
   달걀 커터기를 이용하면 편리하다.
4. 두부는 1.5×1.5cm 크기로 썬다. 팬에 올리브유를 두르고 겉이 바삭해지도록 굽는다.
5. 키드니빈, 병아리콩은 찬물에 헹궈 물기를 제거한다.
6. 방울토마토는 반으로 썬다.
7. 볼에 분량의 재료를 담고 섞어 발사믹 드레싱을 만든다.
8. 그릇에 샐러드 채소를 담고 준비한 재료들을 가지런히 담는다.

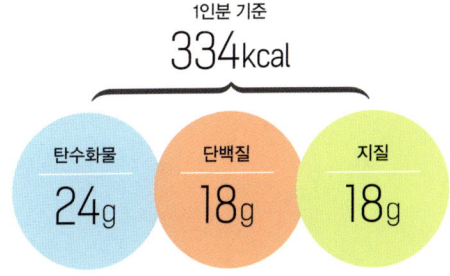

1인분 기준
334kcal

탄수화물 24g | 단백질 18g | 지질 18g

- 단호박은 끓는 물에 5분 정도 삶아도 좋고, 180℃ 예열한 오븐에 10분간 구워도 좋습니다.
- 미니코스, 프릴아이스 대신 양상추, 치커리 등을 사용해도 좋습니다.

PART 4 암을 이기고 회복을 돕는 최고의 요리 레시피

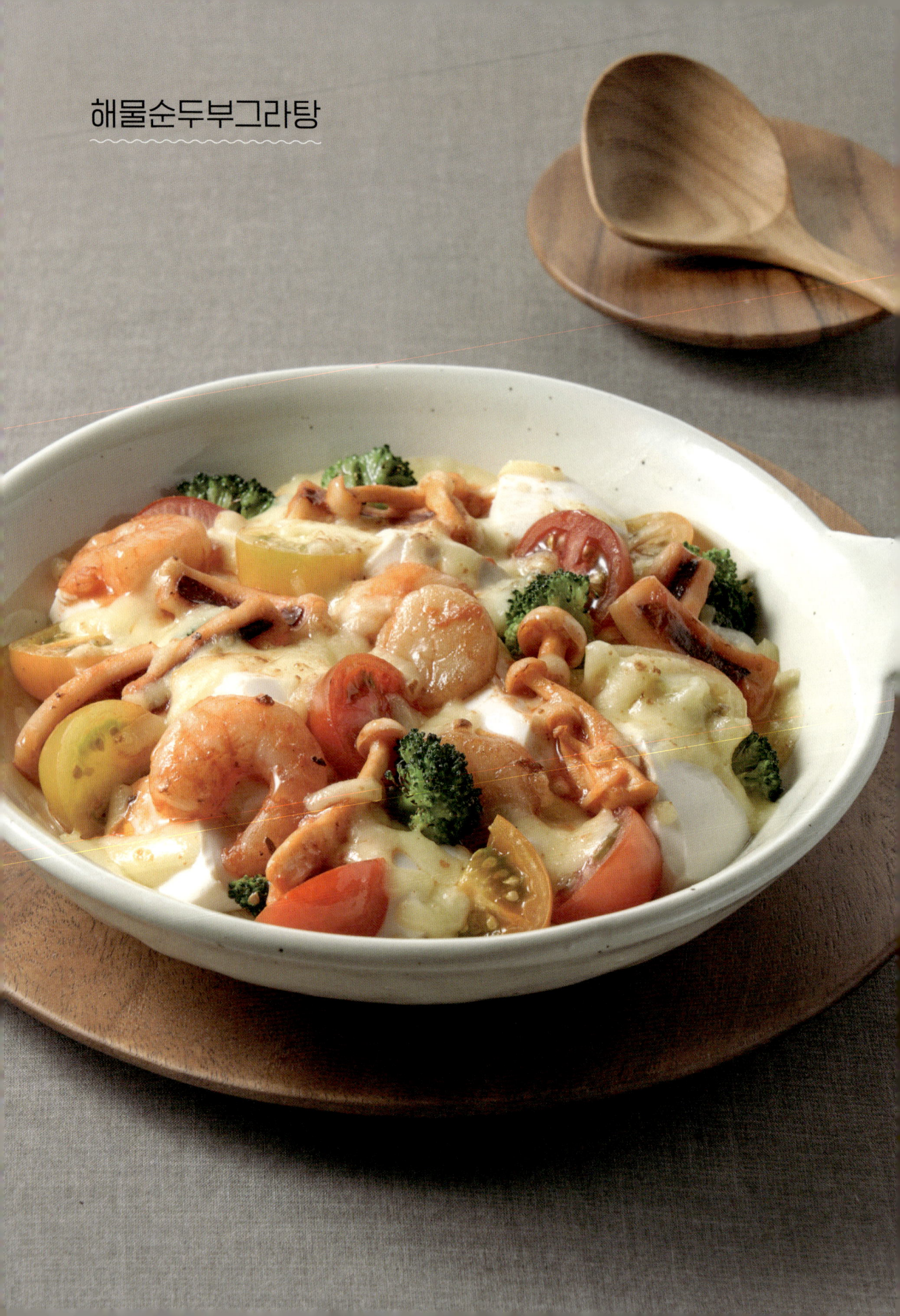

해물순두부그라탕

해물과 토마토 소스, 부드러운 순두부의 조합으로 만든 조금 색다른 그라탕입니다. 순두부를 넣어 소화에 부담이 줄였으므로 파스타면이 부담스러울 때 제격인 메뉴입니다.

주재료 효능

두부를 만드는 과정에서 콩 단백질이 몽글몽글하게 응고되었을 때 압착하지 않고 그대로 사용하는 것을 순두부라고 합니다. 순두부는 연하고 부드러운 특징 덕분에 먹기가 편해 소화를 잘 못하거나 씹는 것이 어려운 환자에게 권장할 만한 식품입니다.

순두부를 만드는 콩에는 이소플라본 성분이 들어 있는데, 이 이소플라본이 항암 효과가 있다는 연구가 보고된 바 있습니다.

재료 (2인분)

순두부 200g
관자 30g
새우살 30g
오징어 30g
만가닥버섯 30g
브로콜리 20g
방울토마토 20g
피자치즈 40g
버터 10g
토마토 소스 150g

94쪽

요리 만들기

1. 관자는 얇게 편 썰고, 오징어는 1×3cm 크기로 썬다.
2. 만가닥버섯은 한 송이씩 찢고, 방울토마토는 4등분으로 자른다. 브로콜리는 작은 송이로 자른다.
3. 팬에 버터를 녹이고 중불에서 해물을 볶다가 버섯을 넣어 볶고, 토마토 소스를 넣어 잘 섞이도록 볶는다.
4. 오븐용 팬에 순두부를 동그랗게 잘라 돌려 담고 3을 펴 담는다.
5. 4에 브로콜리, 방울토마토, 피자치즈를 올리고, 170℃로 예열한 오븐에 10분간 굽는다.

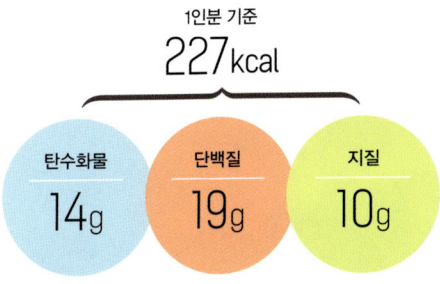

1인분 기준
227 kcal
탄수화물 14g
단백질 19g
지질 10g

PART 4 암을 이기고 회복을 돕는 최고의 요리 레시피

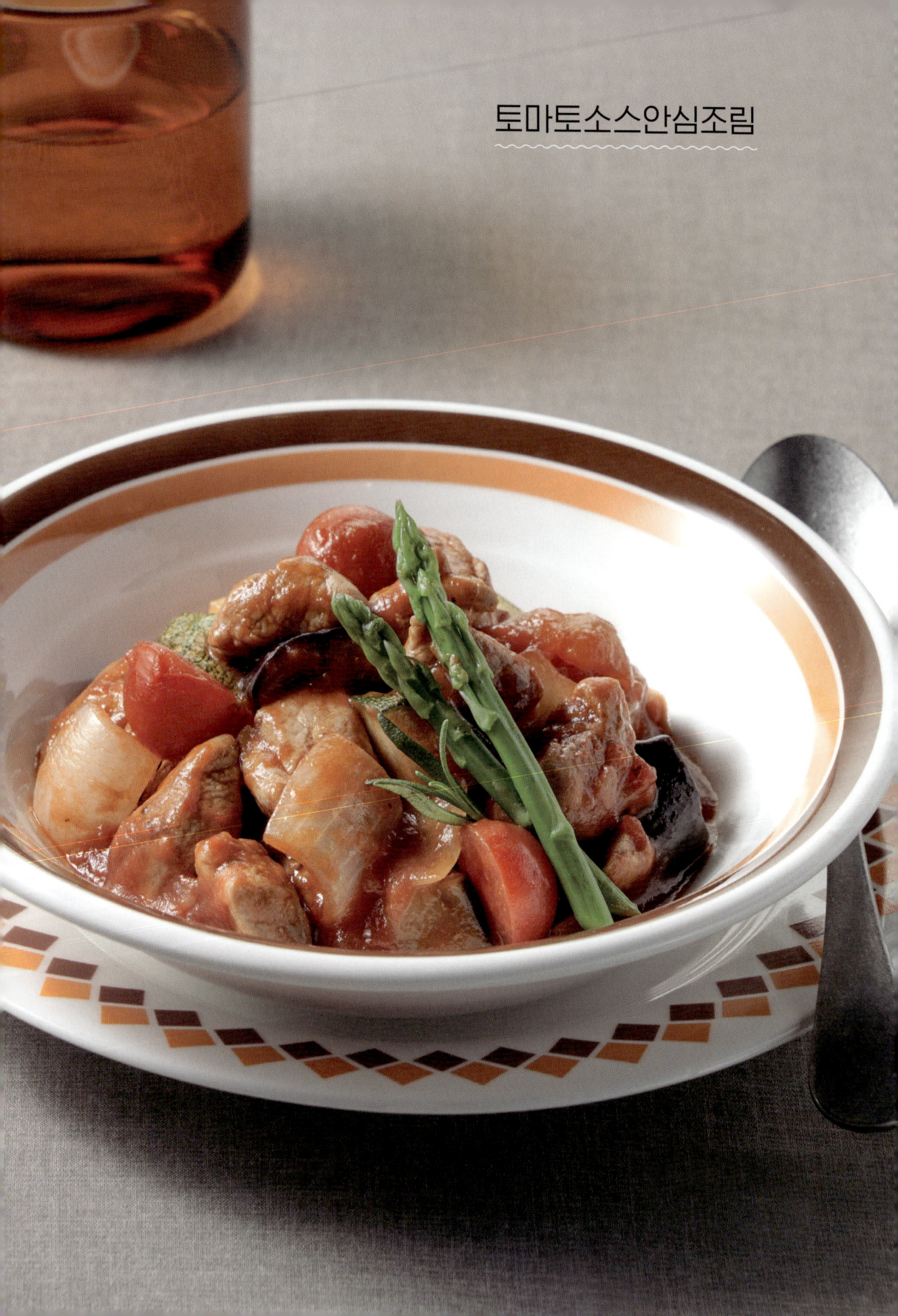

토마토소스안심조림

기름기는 적고 단백질이 풍부한 돼지 안심을 토마토 소스와 함께 푹 졸여 육질을 부드럽게 만들었습니다. 식이섬유가 풍부한 갖가지 채소에서 천연의 감칠맛이 우러나와 더욱 맛있게 즐길 수 있는 일품 메뉴입니다.

주재료 효능

대표적인 레드푸드 토마토에 함유된 라이코펜(리코펜)이라는 붉은색 색소는 활성산소를 제거해 강력한 항산화 작용을 합니다. 토마토에 함유된 비타민 C는 콜라겐의 생성을 도와 세포를 건강하게 만듭니다. 칼륨 또한 풍부하게 들어 있어 체내 나트륨을 배출해 혈압 조절에 도움을 줍니다.

* 라이코펜은 지용성으로 올리브유 같은 기름과 함께 조리해 먹으면 흡수율이 높아집니다.

재료 (2인분)

돼지고기(안심) 120g
아스파라거스 30g
가지 20g
양파 40g
쥬키니호박 20g
방울토마토 50g
키드니빈 40g
올리브유 15g
토마토 소스 120g
물 60㎖
소금 2g
후추 약간

94쪽

요리 만들기

1. 돼지고기는 키친타올로 핏물을 제거하고 2.5×2.5cm 크기로 썰어 준비한다.
2. 가지와 쥬키니호박, 양파는 2.5×2.5cm, 아스파라거스는 3cm 크기로 썬다. 방울토마토는 꼭지만 떼어 통째로 준비한다.
3. 냄비에 올리브유를 두른 후 돼지고기를 넣고 센불에 볶는다.
4. 돼지고기의 겉면이 익으면 2의 채소를 넣고 볶다가 토마토 소스, 키드니빈, 물을 넣고 자작해지도록 졸인다.
5. 모자란 간은 소금, 후추로 한다.

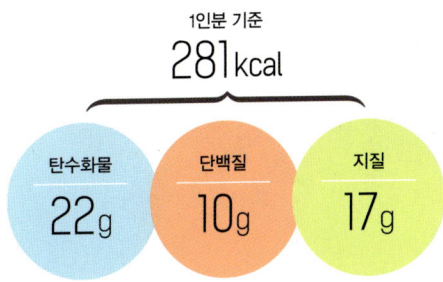

1인분 기준
281 kcal

탄수화물 22g | 단백질 10g | 지질 17g

PART 4 암을 이기고 회복을 돕는 최고의 요리 레시피

타워함박스테이크

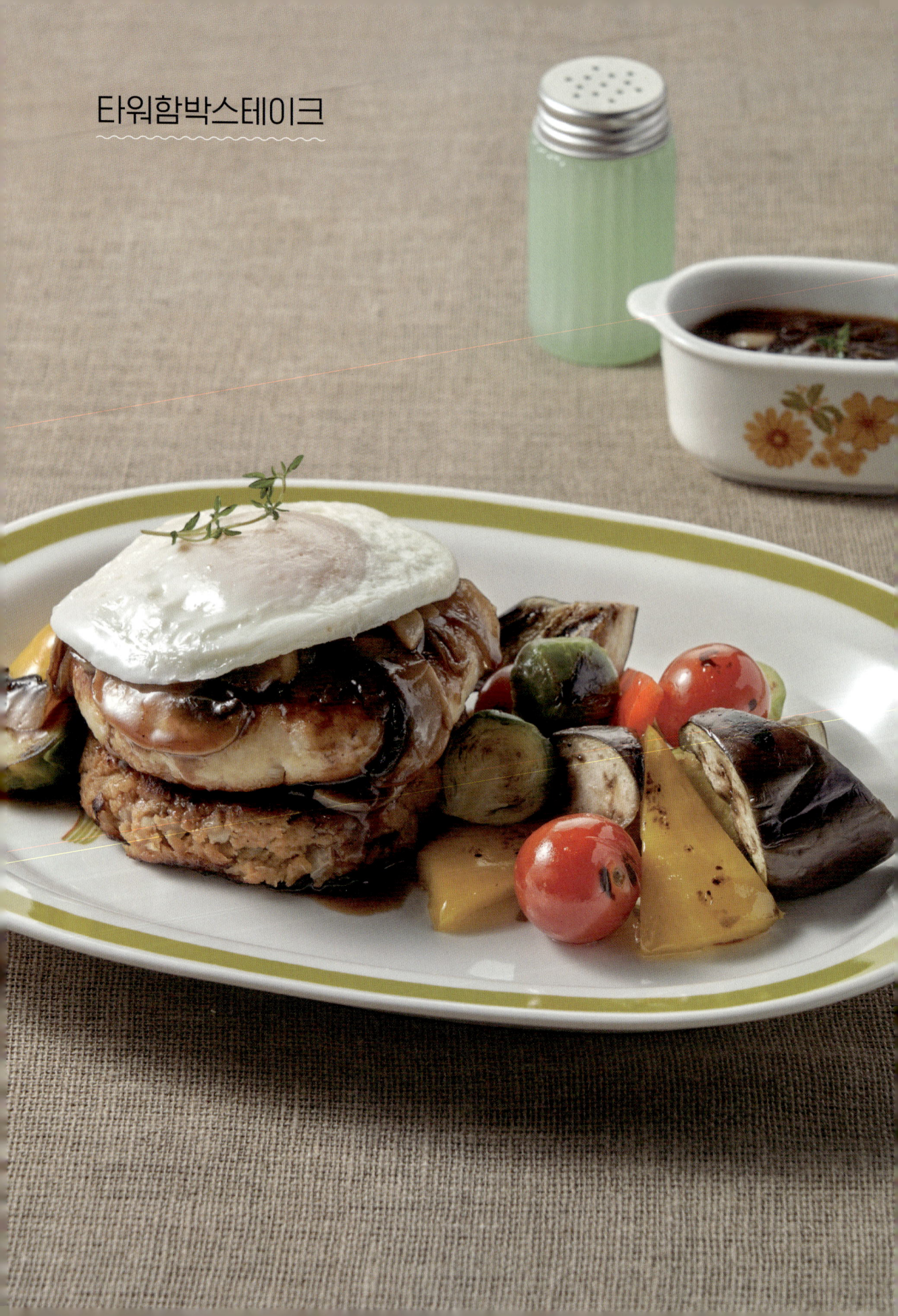

대표적인 외식 메뉴를 가정에서도 간단히 만들어 즐길 수 있게 만든 레시피입니다. 고기패티, 두부패티를 각각 만들어 입맛에 맞게 선택할 수 있습니다. 구운 채소도 풍성하게 곁들여 영양소를 고루 섭취할 수 있는, 남녀노소 모두에게 추천하는 메뉴입니다.

주재료 효능

파프리카는 세포를 튼튼하게 해 주는 비타민 C, 면역력을 높여 감염 예방을 돕는 베타카로틴을 함유하고 있습니다. 또한 모세혈관을 튼튼하게 해 주는 루틴, 콜레스테롤 수치를 낮추는 클로로필까지 들어 있어 혈관 건강에 도움이 되는 식품입니다.

재료 (2인분)

달걀 50g, 가지 40g, 통마늘 15g
빨강파프리카 20g
노랑파프리카 20g
방울토마토 30g
양송이버섯 10g, 미니양배추 20g
아스파라거스 20g
소금 1g, 식용유 15g

고기패티

돼지고기(다짐육) 40g
소고기(다짐육) 40g
양파 70g, 다진 마늘 10g
빵가루 15g, 부침가루 7g
케첩 15g, 머스타드 10g
소금 1g, 후추 약간

두부패티

두부 100g,
양파 50g, 다진 대파 10g
빵가루 20g, 부침가루 10g
소금 1g, 후추 1g

98쪽

함박스테이크 소스

버터 15g, 우스터 소스 80g
양파 50g, 양송이버섯 30g
케첩 15g, 통마늘 5g, 맛술 15g
올리고당 15g, 물 8㎖, 후추 약간

요리 만들기

1. 패티에 넣을 양파는 곱게 다져 준비한다. 고기패티 재료를 넣고 치댄 후 동글납작하게 모양을 내어 빚는다.
2. 두부는 으깨어 물기를 뺀 후 나머지 두부패티 재료를 넣고 치댄 다음 동글납작하게 모양 내어 빚는다.
3. 팬에 기름을 두르고 모양을 낸 고기패티, 두부패티를 앞뒤로 노릇하게 구워준다.
4. 함박스테이크 소스용 양파는 얇게 채 썰고, 마늘과 양송이버섯은 편 썬다.
5. 중불에서 팬을 달군 후 버터를 녹이고 마늘을 볶아 향을 낸 다음, 채 썬 양파를 옅은 갈색이 나도록 볶다가 양송이버섯과 나머지 함박스테이크 소스 재료를 넣고 한소끔 끓인다.
6. 가지는 1cm 두께로 썰고, 파프리카는 먹기 좋은 크기로 썬다. 방울토마토는 꼭지를 제거하고, 미니양배추와 아스파라거스, 양송이버섯은 반으로 자른다.
7. 기름을 두른 팬에 준비한 채소를 넣고 가지의 속살이 부드러워질 때까지 볶다가 소금으로 간한다.
8. 팬에 기름을 두르고 달걀 프라이를 한다.
9. 그릇에 두 가지 스테이크를 쌓아 담고, 소스를 뿌린 후 달걀 프라이를 올린다.
10. 구운 채소를 한쪽에 담는다.

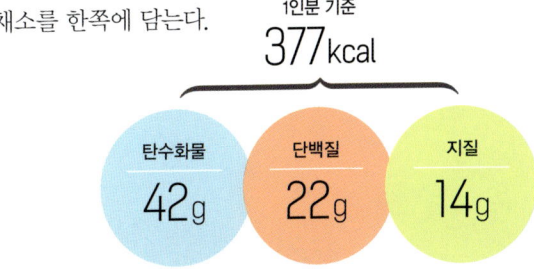

1인분 기준
377 kcal

탄수화물 **42g** | 단백질 **22g** | 지질 **14g**

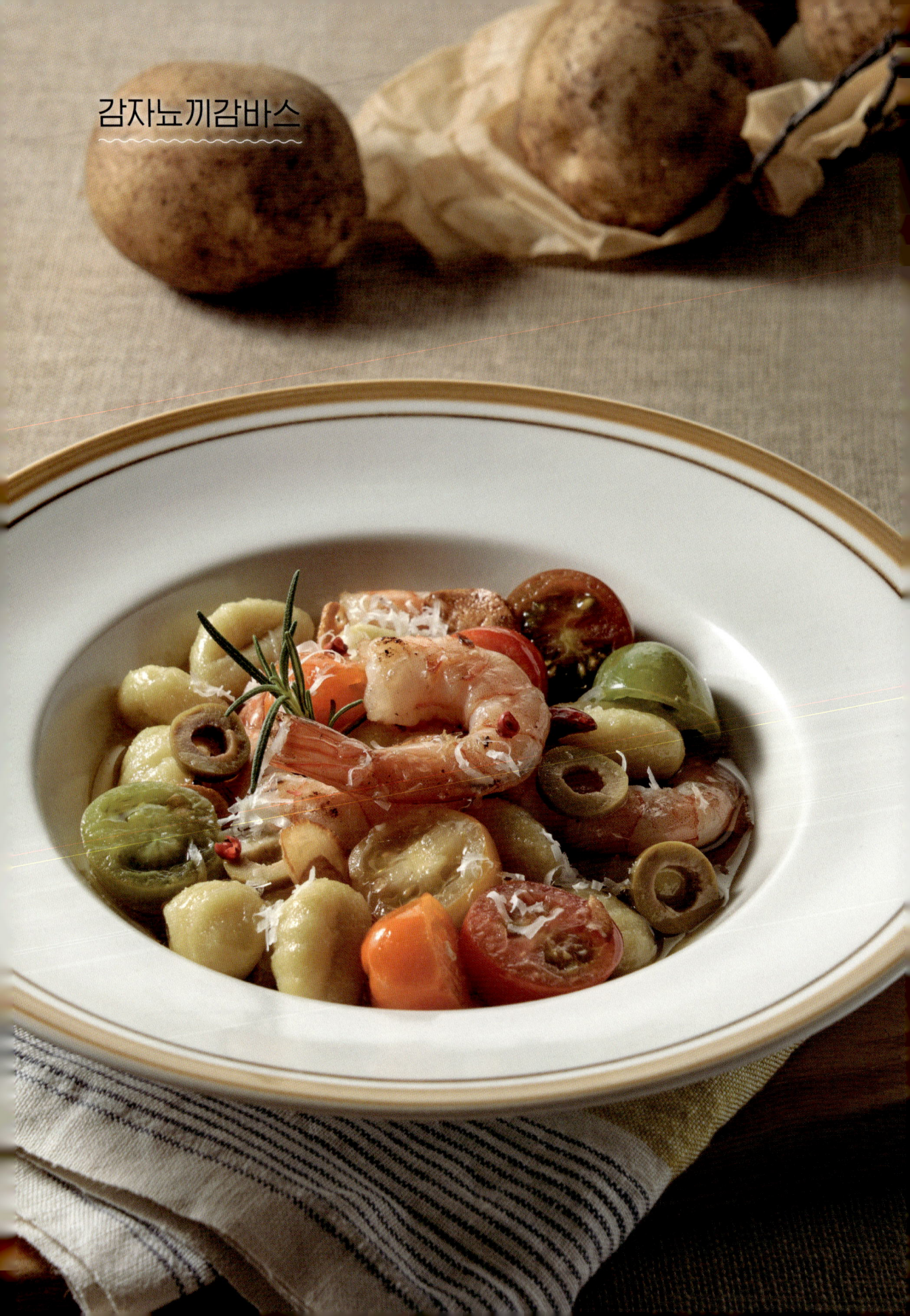

감자뇨끼감바스

풍미가 좋은 올리브유에 충분히 익혀 달큰해진 마늘과 탱글탱글한 식감의 새우, 쫄깃한 뇨끼를 함께 먹으면 다양한 식감과 맛을 즐길 수 있습니다.

주재료 효능

올리브유에 함유된 올레인산은 대표적인 단일불포화지방산입니다. 단일불포화지방산을 적당량 섭취하면 혈액 속의 나쁜 콜레스테롤과 중성지방을 감소시켜 심장 질환을 예방하는 데 도움이 됩니다. 올리브유는 항산화 작용을 하는 폴리페놀도 풍부하게 들어 있어 올레인산과 더불어 심혈관 질환 예방에 좋습니다.

재료 (2인분)

뇨끼(완제품) 80g
새우살 140g
올리브유 40g
통마늘 100g
그린올리브 10g
컬러방울토마토 100g
페퍼론치노 2g
바질 2g
파마산치즈 20g

요리 만들기

1. 마늘, 그린올리브는 슬라이스한다.
2. 새우살은 해동해 찬물에 헹궈 준비한다.
3. 페퍼론치노는 거칠게 부숴 준다.
4. 냉동 뇨끼를 끓는 물에 2분간 삶아 준비한다.
5. 팬에 올리브유, 마늘, 페퍼론치노, 바질 2장을 넣고 약불에서 4분 정도 끓인다.
6. 마늘 향이 진하게 올라오면 새우, 방울토마토, 그린올리브, 삶은 뇨끼를 넣고 익힌다.
7. 파마산치즈로 간을 한다.
8. 그릇에 가지런히 담고, 남은 바질을 얹어 장식한다.

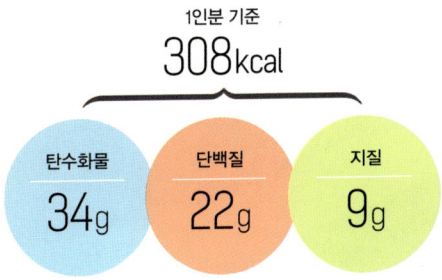

1인분 기준
308 kcal

탄수화물 34g 단백질 22g 지질 9g

• 바게트빵을 곁들여 먹어도 좋습니다.

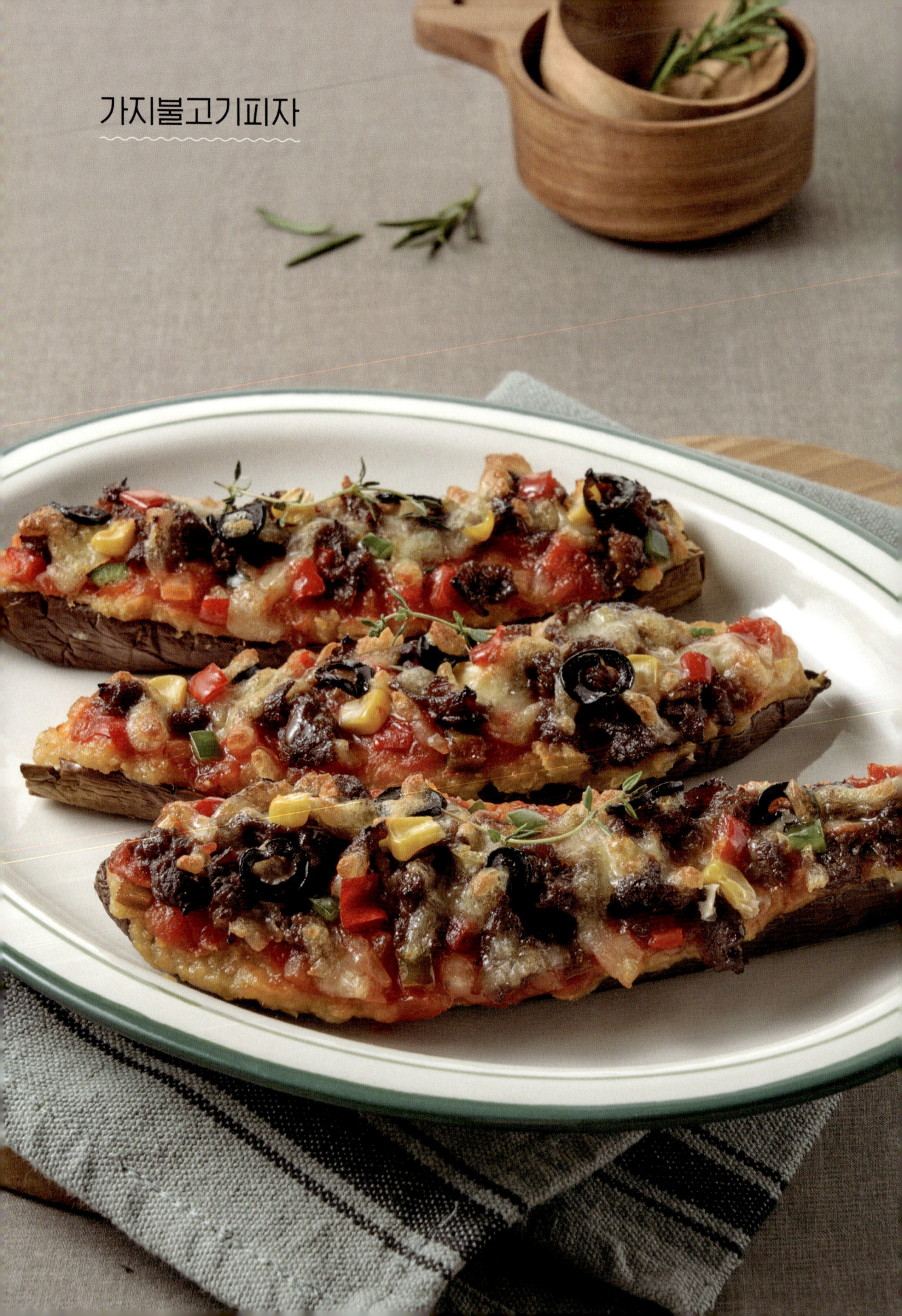

가지불고기피자

밀가루 대신 가지를 먹음직스럽게 통으로 잘라 구워 이색 도우를 만들고, 불고기와 치즈를 토핑해 단백질을 보충했습니다. 피자가 당기지만 밀가루 도우가 부담스러울 때 시도하기 좋은 메뉴입니다.

재료 (2인분)

가지 300g
소고기 100g
고구마 90g
양파 20g
청피망 20g
홍피망 20g
스위트콘 20g
블랙올리브 5g
토마토 소스 90g (94쪽)
꿀 10g
소금 0.5g
피자치즈 60g
올리브유 5g

고기 양념

간장 7g
설탕 5g
다진 마늘 5g
물 40㎖

요리 만들기

1. 소고기는 핏물을 제거한 뒤 고기 양념에 재워 냉장고에서 30분 숙성시킨다.
2. 가지는 반으로 갈라 안쪽 속살을 티스푼으로 살짝 긁어내고 격자무늬 칼집을 내어, 170℃로 예열한 오븐에 5분간 굽는다.
   전자레인지에 1분간 익혀도 좋다.
3. 고구마는 삶아서 껍질을 제거하고 뜨거울 때 꿀, 소금을 넣고 으깬다.
4. 양파, 청피망, 홍피망은 0.7×0.7cm 크기로 다지고 블랙올리브는 슬라이스한다.
5. 달군 팬에 양념한 소고기를 중불에 볶아 익힌다.
6. 팬에 올리브유를 두르고 양파, 청피망, 홍피망을 볶다가 토마토 소스를 넣고 소스가 끓을 때까지 센불에 볶는다.
7. 구운 가지에 고구마를 펴 바르고 그 위에 6의 소스, 소고기, 블랙올리브, 피자치즈, 스위트콘을 올려 170℃로 예열한 오븐에 다시 7분간 굽는다.

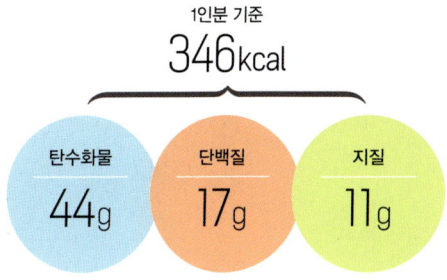

1인분 기준
346kcal

탄수화물 44g | 단백질 17g | 지질 11g

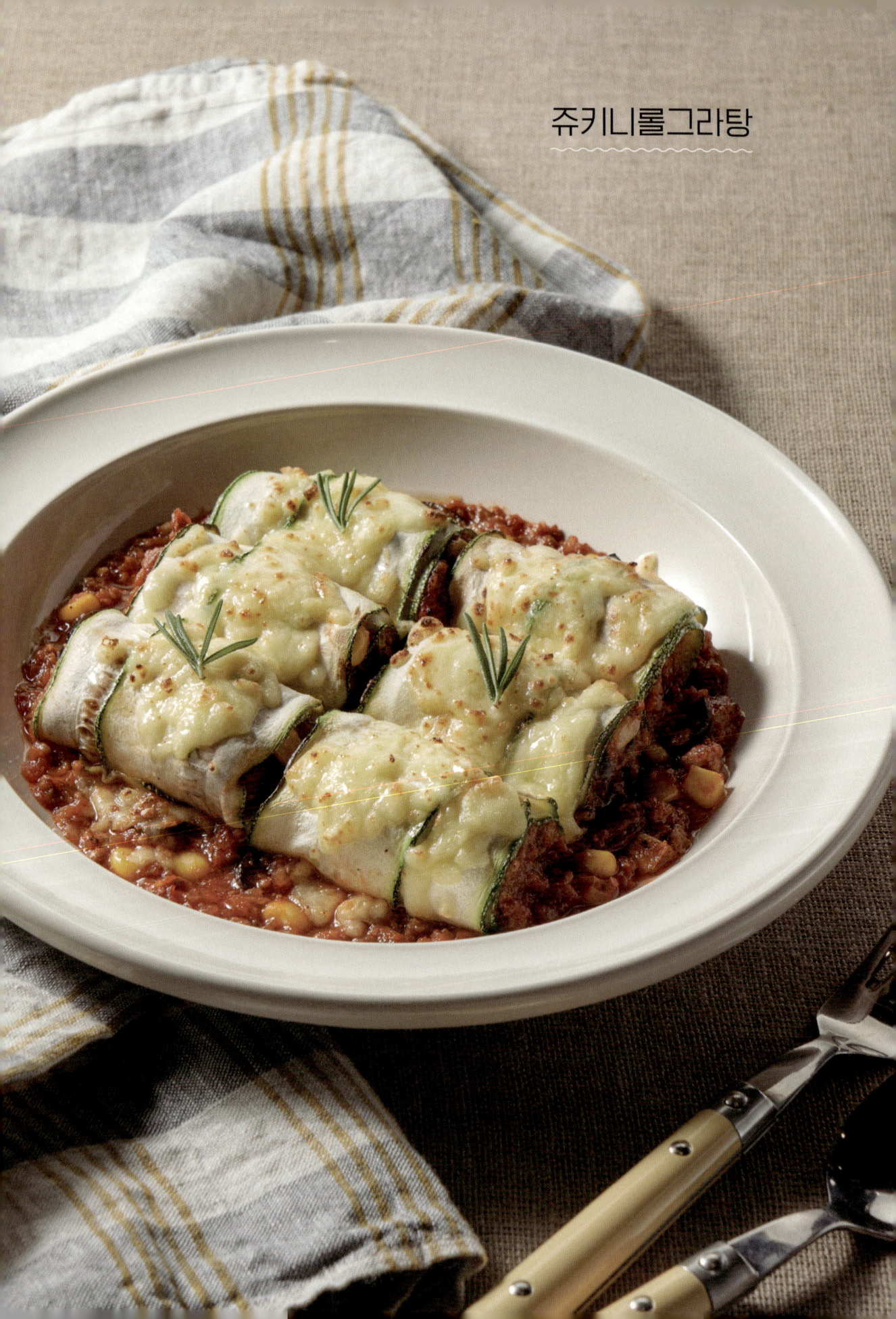

쥬키니롤그라탕

호박을 색다르게 이용한 메뉴입니다. 채소가 무르지 않고 씹는 맛이 살아 있어 식감도 좋고, 토마토 소스에 치즈까지 얹으니 떠먹는 피자 같기도 합니다. 단백질, 식이섬유 등 어느 영양소 하나 빠트리지 않고 섭취할 수 있는 메뉴입니다.

주재료 효능

쥬키니호박은 비타민 C가 많이 들어 있어 피부를 탄력 있게 만들고 면역력 향상에 도움이 됩니다. 안토시아닌이 풍부한 가지는 항산화 작용이 탁월해 면역력 증강과 암을 예방하는 효과가 있습니다.

재료 (2인분)

쥬키니호박 120g
돼지고기(다짐육) 50g
소고기(다짐육) 50g
양파 50g
다진 마늘 10g
키드니빈 50g
스위트콘 50g
가지 40g
블랙올리브 20g
토마토 소스 150g
물 30㎖
피자치즈 30g
올리브유 10g
소금 1g
설탕 2g
후추 약간

94쪽

요리 만들기

1. 다짐육은 키친타올로 핏물을 제거한다.
2. 쥬키니호박은 채칼이나 필러로 얇고 길게 편 썬다.
3. 양파는 다지고, 블랙올리브는 슬라이스하고, 가지는 반달썰기 한다.
4. 팬에 올리브유를 두르고 다진 마늘, 다진 양파를 볶다가 다짐육을 넣고 볶는다.
5. 양파가 투명해지면 토마토 소스와 키드니빈, 스위트콘, 가지, 블랙올리브를 모두 넣고 소금, 설탕, 후추로 간한다. 고기가 익고 소스가 자작해지도록 잘 섞어 주며 볶는다.
6. 쥬키니호박을 2장씩 겹쳐 8cm 정도 길이를 만들어 5의 재료를 적당히 넣어 만다.
7. 남은 5의 재료에 분량의 물을 넣고 살짝 끓인 다음 그라탕 그릇에 펴 담고 쥬키니호박말이를 올린다.
8. 피자치즈를 토핑한다.
9. 160℃로 예열한 오븐에 15분간 굽는다.

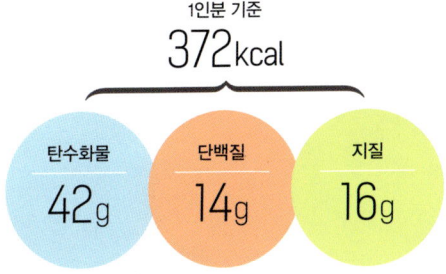

1인분 기준
372 kcal

탄수화물 42g | 단백질 14g | 지질 16g

PART 4 암을 이기고 회복을 돕는 최고의 요리 레시피

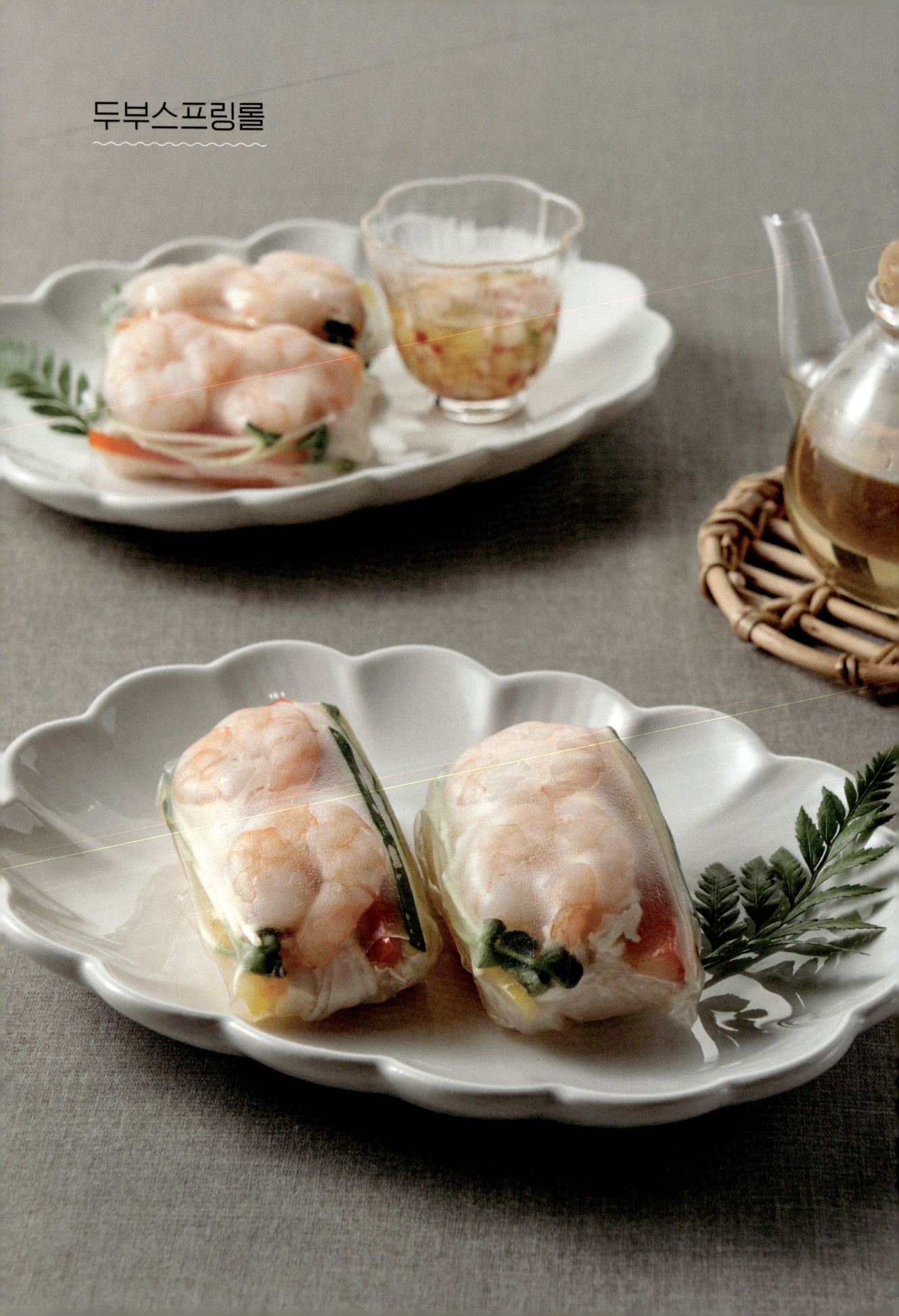

두부스프링롤

노릇하게 구운 두부와 닭가슴살, 새우, 알록달록한 각종 채소를 준비해 취향에 따라 라이스페이퍼로 쌈을 싸서 먹습니다. 가벼운 듯하지만 속을 든든하게 채우는 메뉴입니다.

주재료 효능

식물성 단백질이 풍부한 두부는 소화 능력이 떨어진 환자에게 권장할 만한 식품입니다. 당근은 체내에서 비타민 A로 전환되는 베타카로틴 함량이 가장 높은 채소로, 노화 방지 및 항암 효과가 뛰어나며 면역 기능 강화에도 도움을 줍니다. 당근은 날로 먹거나 갈아서 먹기보다는 기름에 조리하는 것이 흡수율을 높일 수 있습니다.

재료 (2인분)

라이스페이퍼(6장) 40g
닭가슴살 60g
새우살 80g
두부 160g
노랑파프리카 20g
빨강파프리카 20g
파인애플 40g
무순 10g
오이 30g
당근 30g
올리브유 10g

스프링롤 소스

땅콩버터 10g
피쉬소스 5g
파인애플 10g
양파 5g
청양고추 3g
홍고추 3g
물 15㎖

요리 만들기

1. 노랑파프리카, 빨강파프리카, 오이, 당근, 파인애플은 채 썰어 준비한다.
2. 닭가슴살, 새우살은 끓는 물에 데치고 닭가슴살은 결대로 찢는다.
3. 소스용 파인애플, 양파, 고추를 다지고, 분량의 재료를 섞어 스프링롤 소스를 준비한다.
4. 팬에 기름을 두르고 두부를 노릇하게 구워 1×5cm 길이로 썰어 놓는다.
5. 라이스페이퍼는 찬물에 담가 부드러워지도록 불린 후 접시에 펼치고 준비해 놓은 재료를 넣고 말아서 완성한다.
   라이스페이퍼를 찬물에 불리면 덜 찢어진다.
6. 접시에 완성한 스프링롤을 가지런히 담고, 스프링롤 소스를 따로 담아 마무리한다.

- 취향에 따라 고수를 넣어도 좋습니다.
- 두부구이 대신 두부면도 좋습니다.

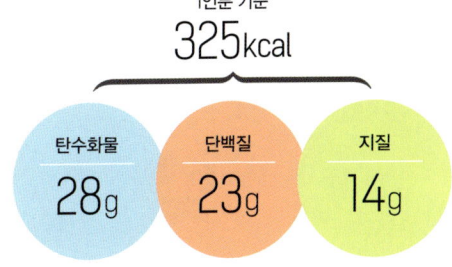

1인분 기준
325kcal
탄수화물 28g | 단백질 23g | 지질 14g

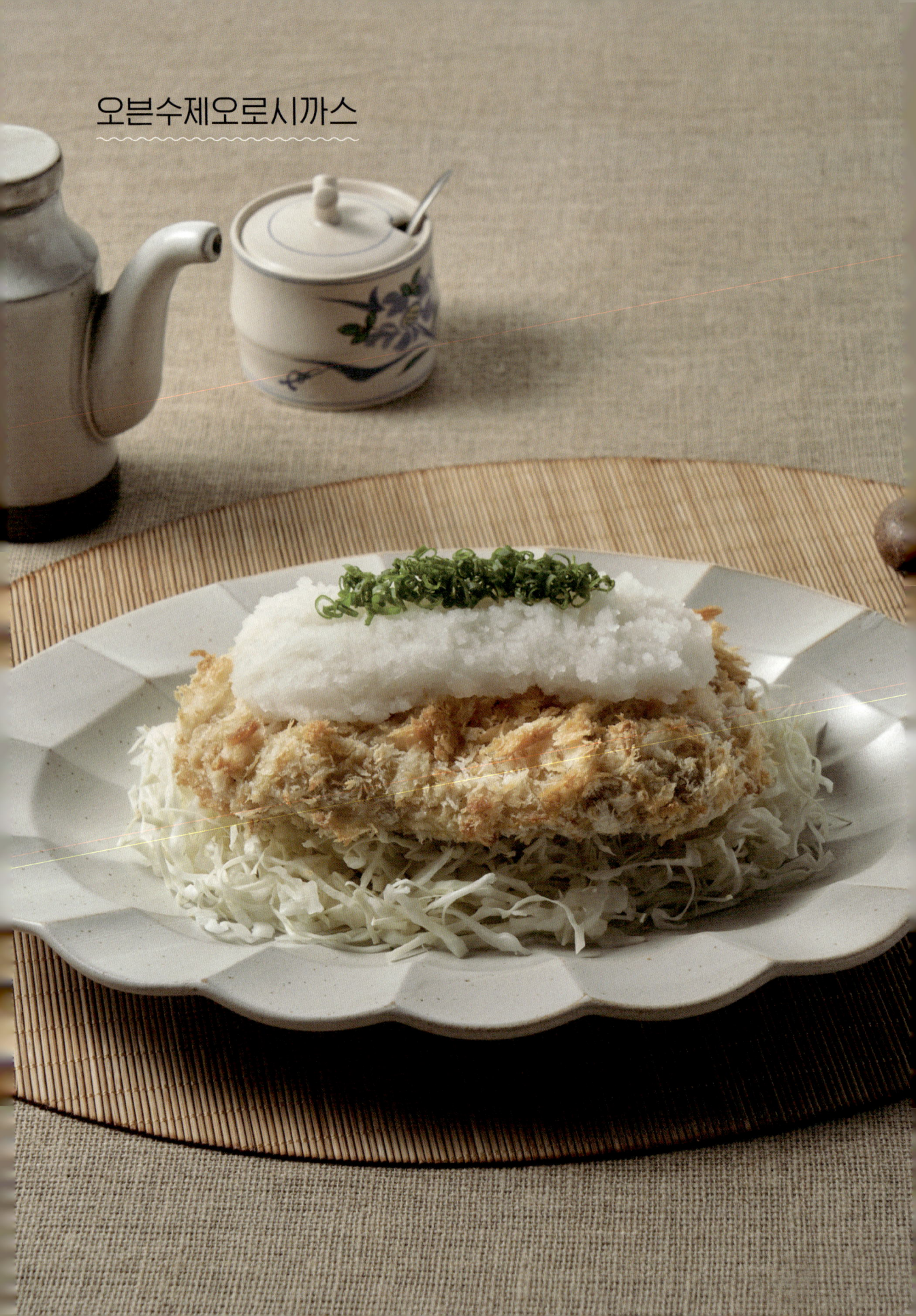

오븐수제오로시까스

오로시까스는 돈가스 소스 대신 폰즈 소스(일식 유자맛 소스)와 무를 갈아 곁들여 먹는 요리입니다. 수제 돈가스를 튀기지 않고 오븐에 구워서 기름지지 않고 담백하게 즐길 수 있습니다. 간 무를 듬뿍 올려 시원한 맛을 함께 맛볼 수 있는 색다른 조합의 메뉴입니다.

주재료 효능

무는 특히 겨울철에 많이 이용하는 식재료로 무에 함유된 디아스타제 효소는 전분과 단백질을 분해해 소화를 돕고 대사를 촉진해 영양성분이 잘 흡수되도록 돕습니다.

재료 (2인분)

돼지고기(안심) 120g
무 200g, 물 50㎖
양배추 30g
쪽파 3g
연겨자 5g
빵가루 30g
달걀 25g
밀가루 30g
소금 2g
후추 1g

드레싱

폰즈 소스(시판용) 15g
식초 15g
물 15㎖
설탕 5g
유자청 15g

요리 만들기

1. 돈가스용 돼지고기는 키친타올로 핏물을 제거한 후 소금, 후추로 밑간한다.
2. 1의 돼지고기를 밀가루, 달걀, 빵가루 순으로 튀김옷을 입힌다.
3. 170℃로 예열한 오븐에 15분간 굽는다.
4. 무와 분량의 물을 믹서에 넣고 간 후 고운 체에 밭쳐 5분 정도 물기를 빼 준다.
5. 양배추는 얇게 채 썰어 얼음물에 10분 담갔다가 체에 밭쳐 물기를 빼 준다. 쪽파는 송송 썬다.
6. 드레싱 재료를 섞어 폰즈 드레싱을 만든다.
7. 그릇에 양배추를 담고 돈가스를 올린다. 그 위에 간 무를 소복하게 올린 다음 쪽파를 올린다. 그릇 한 쪽에 연겨자를 올린다.
8. 폰즈 드레싱은 따로 담아 내어 먹기 전에 흠뻑 부어 준다.

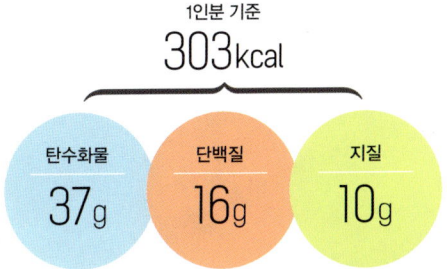

- 에어프라이어 사용 시에는 180℃로 15분간 굽습니다.
- 돈가스 고기 두께에 따라 조리 시간을 가감합니다(고기의 두께가 0.7cm 정도일 때 15분 정도 소요).

두부오꼬노미야끼

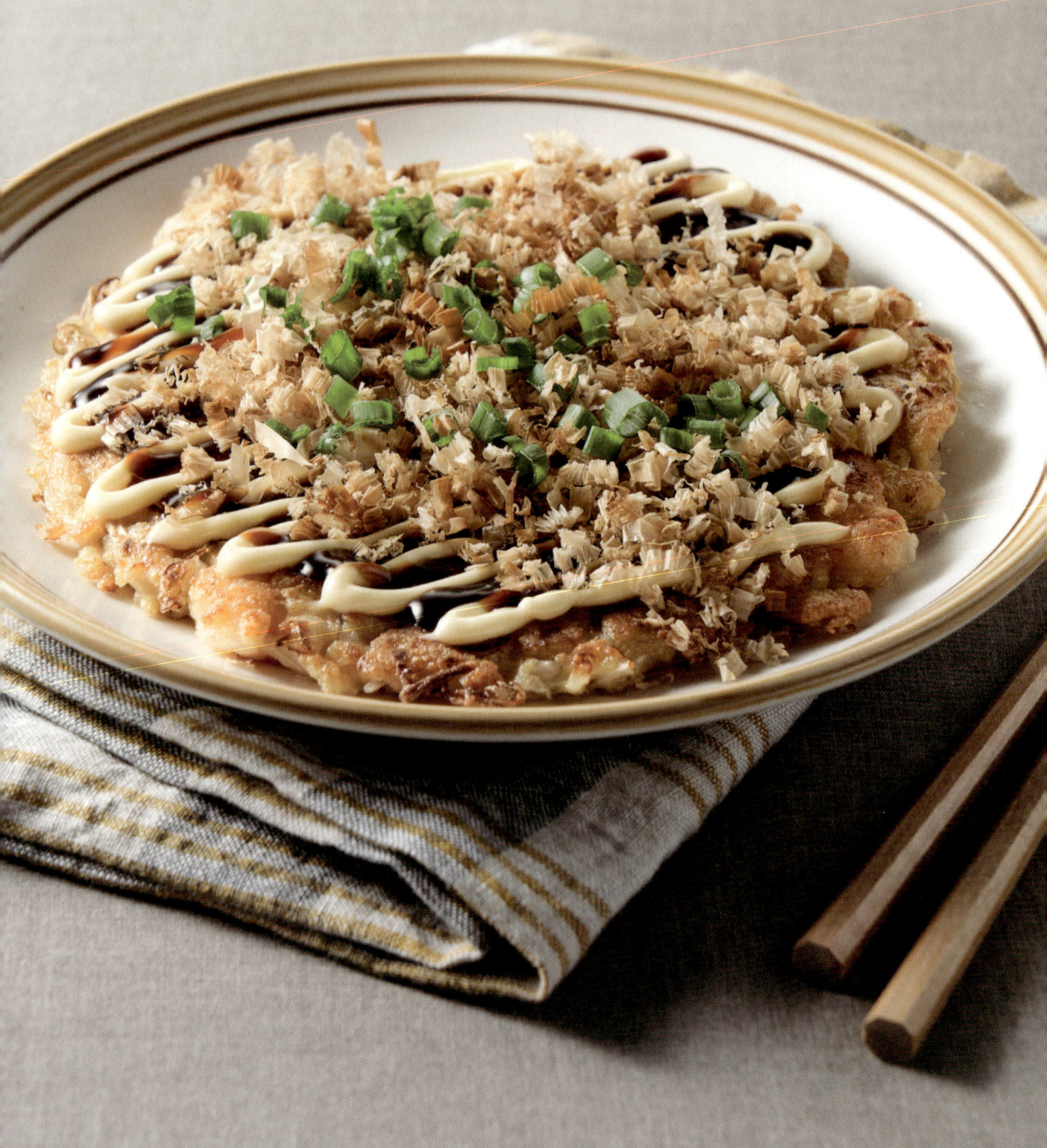

오꼬노미야끼는 일본식 부침개입니다. 단백질 섭취를 늘리는 방안으로, 반죽에 밀가루 대신 두부를 넣어 식물성 단백질을 공급하고 새우살과 오징어, 달걀로 동물성 단백질을 추가해 다양한 단백질을 고루 섭취하도록 했습니다.

주재료 효능

양배추에는 글루코시놀레이트라는 파이토케미컬 성분이 있습니다. 활성산소를 차단하는 해독 효소의 생성을 촉진함으로써 천연 산화방지제 작용을 합니다. 또 글루코시놀레이트는 암과 관련된 호르몬의 생성을 억제해 발암물질과 종양의 성장을 막는 작용도 있습니다.

재료 (2인분)

- 두부 100g
- 새우살 50g
- 오징어 50g
- 달걀 50g
- 양배추 40g
- 숙주 20g
- 양파 40g
- 쪽파 3g
- 감자전분 20g
- 소금 2g
- 후추 약간
- 식용유 20g
- 데리야끼 소스 30g
- 마요네즈 15g
- 가쓰오부시 3g

96쪽

요리 만들기

1. 두부는 물기를 제거해 으깬다.
2. 양배추, 양파, 오징어는 얇게 채 썰고 숙주는 3~4cm 길이로 자른다.
3. 쪽파는 송송 썰어 놓는다.
4. 볼에 1, 2에서 준비한 재료를 담고 달걀, 새우살, 감자전분, 소금, 후추를 넣고 섞는다.
5. 팬에 기름을 두르고 반죽을 부어 중불에 앞뒤를 노릇하게 익힌다.
6. 익은 반죽을 접시 위에 담고 그 위에 마요네즈, 데리야끼 소스를 뿌리고 가쓰오부시와 쪽파를 올린다.

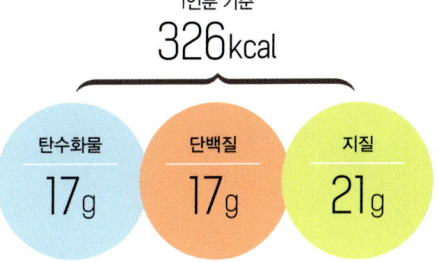

1인분 기준
326kcal

탄수화물 **17g** | 단백질 **17g** | 지질 **21g**

· 씻은 김치를 채 썰어 반죽에 추가하면 깔끔한 맛을 낼 수 있습니다.

가볍고 맛있게 영양을 더하는
별미 간식

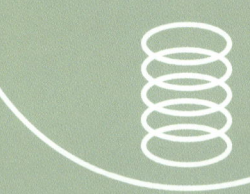

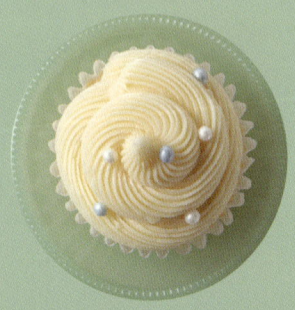
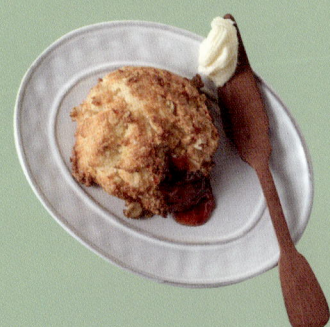
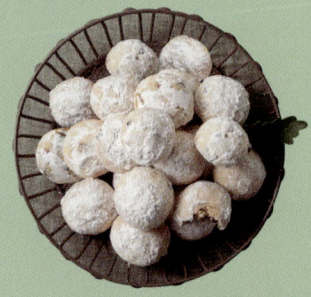

항암 치료 기간 중에는 식욕 부진, 메스꺼움 등의 부작용으로 식사 시 충분한 열량을 섭취하지 못하는 상황이 생기기도 합니다. 이때는 정규 식사 외에 중간중간 간식으로라도 열량을 보충해 주는 것이 중요합니다. 간식의 종류는 구강이나 몸 컨디션에 맞추어 선택합니다. 조금이라도 입맛이 당기거나 식간에 출출함을 느낄 때 간단히 섭취할 수 있는 메뉴 위주로 구성했습니다. 여유가 있을 때 미리 만들어 소분한 다음 냉동 보관하면 필요할 때 해동해서 간편하게 먹을 수 있습니다.

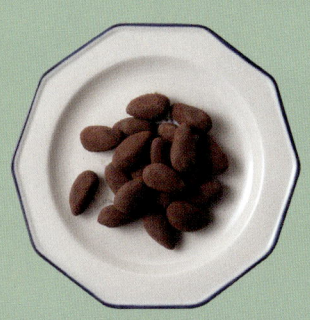
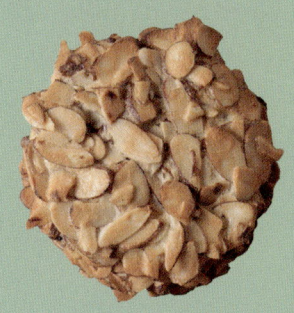
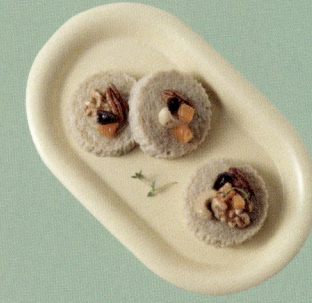

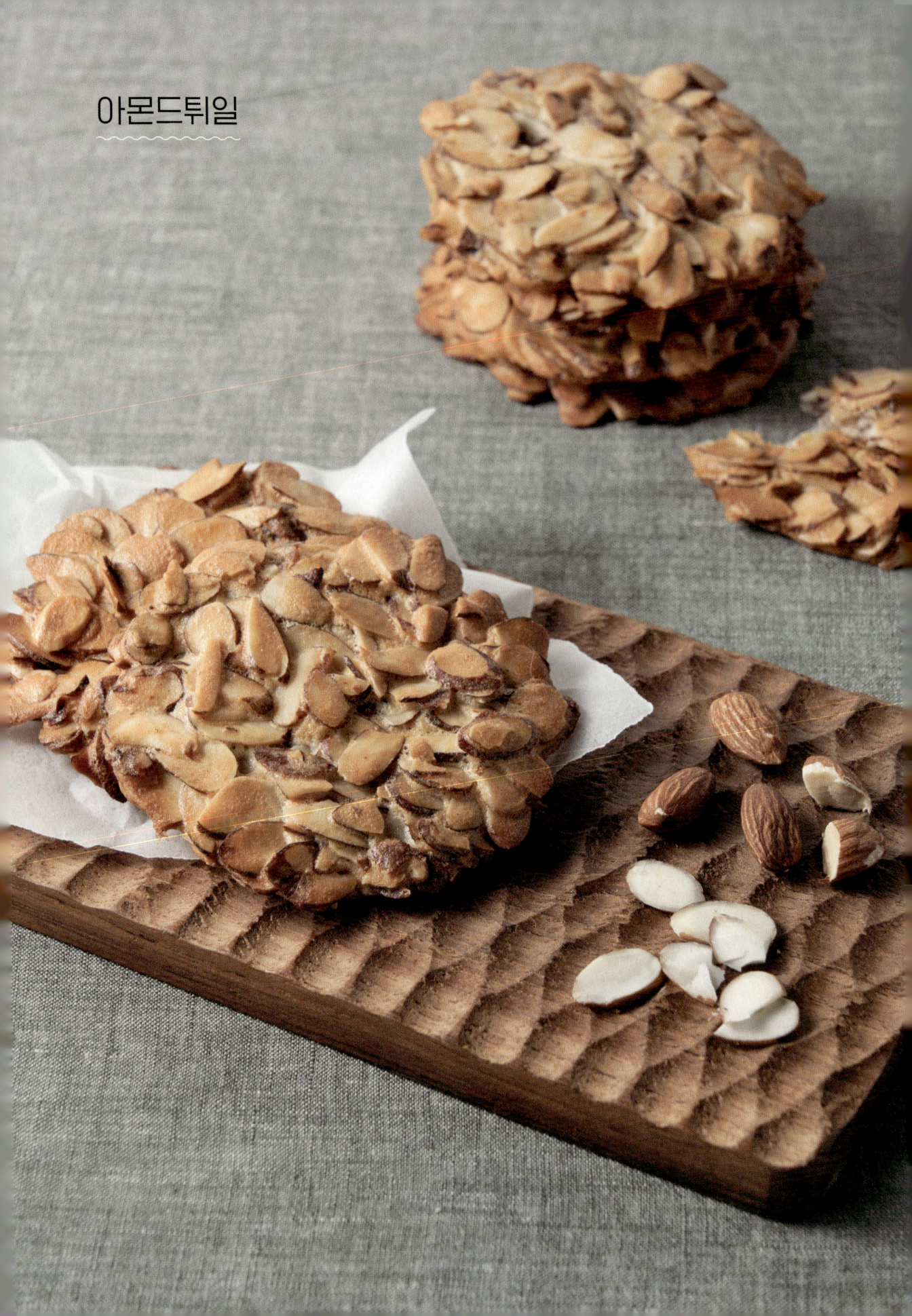

아몬드튀일

튀일은 얇고 바삭바삭한 식감을 가진 프랑스식 과자입니다. 얇게 슬라이스한 아몬드와 프로틴가루, 달걀흰자를 섞어 얇게 편 다음 오븐에 구워 냈습니다. 바삭바삭하고 고소한 맛이 자꾸 손이 가는 간식입니다.

주재료 효능

아몬드는 식이섬유와 단백질을 동시에 섭취할 수 있는 식품으로 불포화지방산의 함량이 높고 비타민 E가 풍부해 혈액 속의 나쁜 콜레스테롤(LDL 콜레스테롤) 수치를 낮추어 심혈관 질환 및 관상동맥 질환의 발생 위험을 감소시킵니다. 또 아몬드에 들어 있는 생리활성물질은 항산화 효과가 있어 암 예방에 도움을 줍니다.

재료 (10개 분량)

- 프로틴가루 15g
- 아몬드슬라이스 150g
- 달걀흰자 60g
- 버터 20g
- 설탕 30g
- 소금 1g

요리 만들기

1. 버터는 전자레인지에 20초간 돌려 녹여서 준비한다.
2. 아몬드슬라이스는 마른 팬에서 약불로 노릇하게 구운 다음 껍질 찌꺼기를 체로 거른다.
3. 볼에 달걀흰자와 설탕을 넣고 설탕이 녹도록 거품기로 가볍게 섞는다.
4. 녹인 버터와 소금을 3에 넣고 거품기로 잘 섞는다. 골고루 섞이면 프로틴가루, 아몬드슬라이스를 넣고 베이킹 주걱으로 섞어 준다.
5. 오븐용 팬에 종이호일을 깔고 반죽을 10개로 나눠 얇게 편다.
6. 160℃로 예열한 오븐에 8분간 굽는다.
7. 식힘망 위에 튀일을 올려 식힌다.

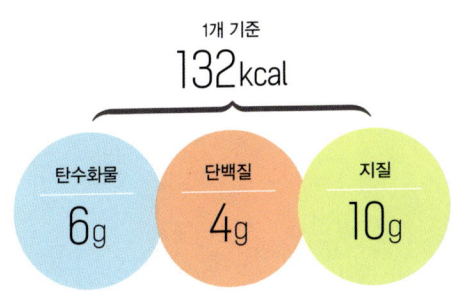

- 코코넛을 좋아한다면 코코넛롱(건코코넛과육)을 첨가하면 풍미가 좋습니다.

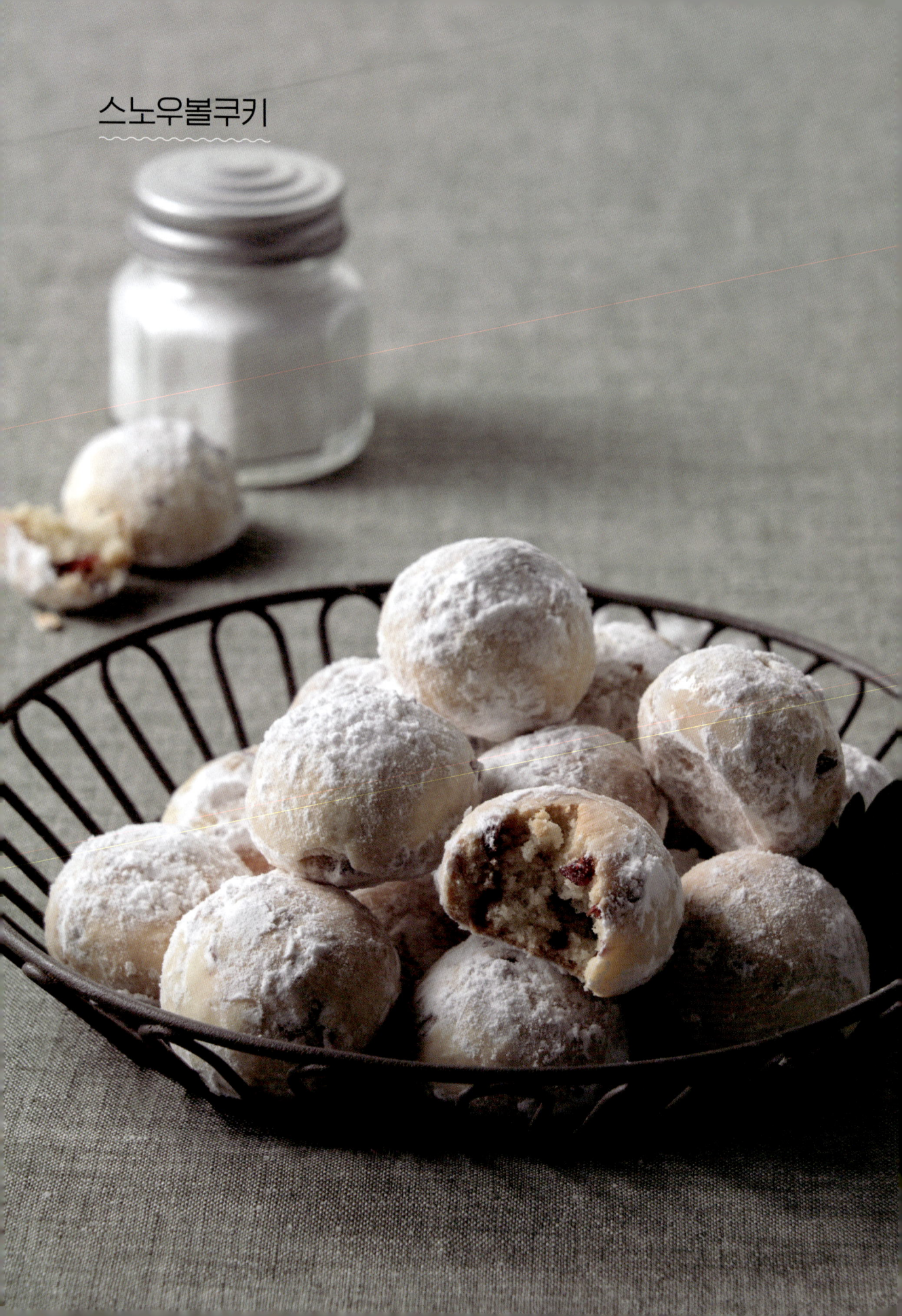

스노우볼쿠키

단백질을 간단히 보충할 수 있는 프로틴가루를 이용해 만든 쿠키입니다. 프로틴가루, 아몬드가루, 달걀흰자를 반죽해 구운 다음 슈가파우더를 뿌려 달콤함을 더했습니다. 만들어 놓고 하루 5알 정도 먹으면 단백질 10g을 보충할 수 있습니다.

재료 (33개 분량)

프로틴가루 100g
달걀흰자 30g
아몬드가루 30g
건크랜베리 30g
버터 70g
슈가파우더 25g
소금 1g

요리 만들기

1. 건크랜베리는 잘게 다지고, 아몬드가루는 체에 내린다.
2. 볼에 버터와 달걀흰자를 넣고 거품기로 섞어 크림화한 후 슈가파우더, 소금을 넣고 잘 섞어 준다.
   달걀과 버터는 상온을 유지해야 크림화하기 쉽다.
3. 2에 프로틴가루와 아몬드가루를 넣고 섞다가 반죽이 어느 정도 뭉쳐지면 다진 건크랜베리를 넣어 반죽한다.
   처음에는 반죽이 뻑뻑할 수 있지만 손으로 반죽하다 보면 버터가 녹아 덩어리 반죽이 된다.
4. 완성된 반죽을 10g씩 분할해 둥글린다(지름 2cm 정도).
5. 150℃로 예열한 오븐에서 10분간 굽고, 식힌 다음 슈가파우더에 2~3회 굴려 준다.
   비닐봉투에 슈가파우더를 담고 쿠키를 넣어 봉투째 흔들어 섞으면 쉽게 입힐 수 있다.

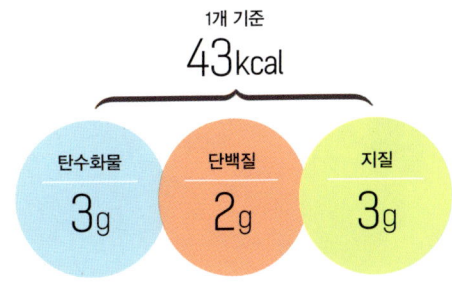

- 프로틴가루는 밀가루보다 오븐에서 금방 색이 나므로 오븐의 상태에 따라 온도는 낮출 수 있습니다.
- 프로틴가루를 초코맛으로 사용하면 초코스노우볼쿠키로 응용할 수 있습니다.

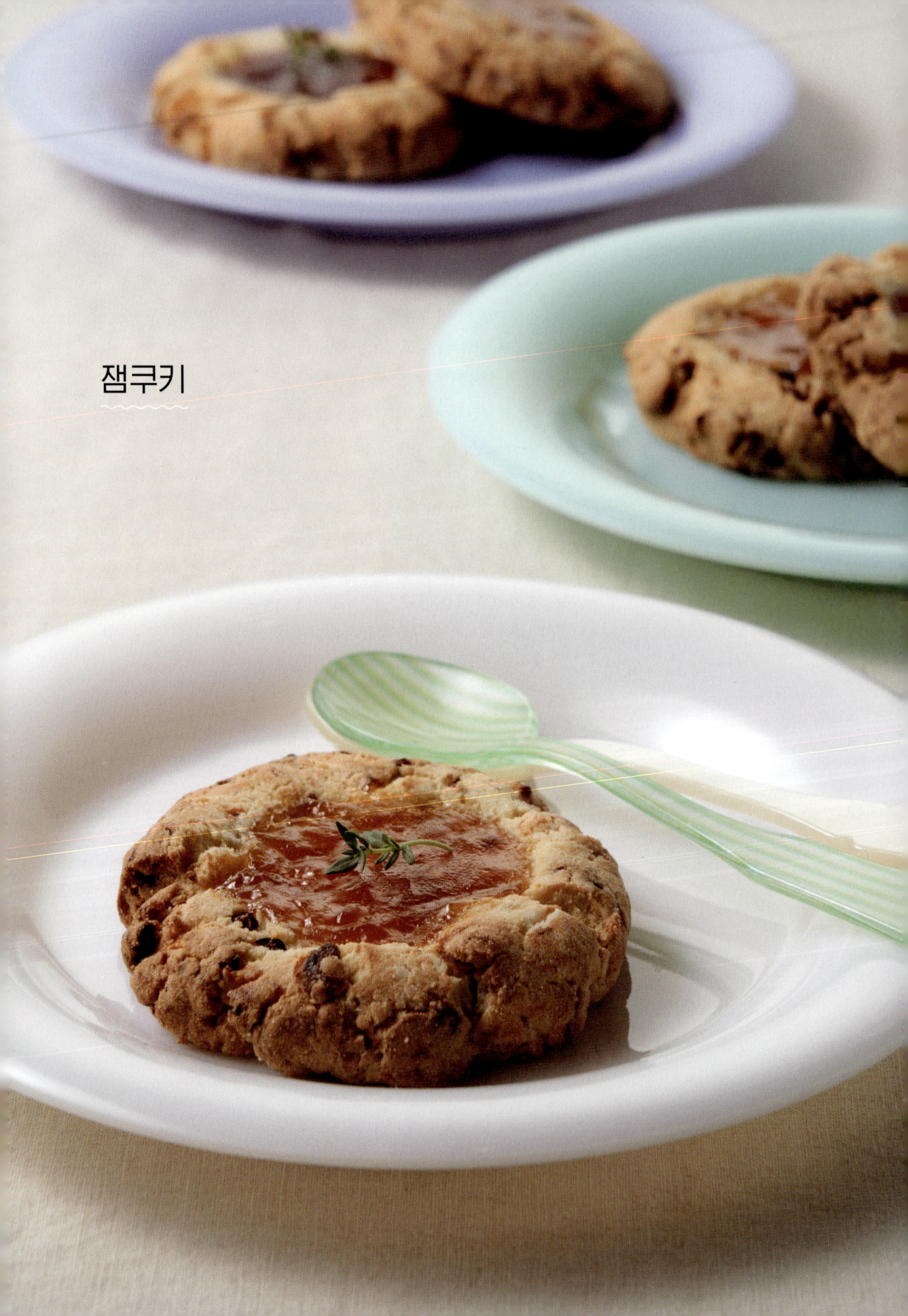

잼쿠키

밀가루 대신 아몬드가루와 프로틴가루로 반죽을 만들고, 상큼달콤한 과일잼과 건과일을 얹어 바삭하게 구운 잼쿠키입니다. 고소함과 달콤함에 진한 코코넛 향까지 어우러져 맛있게 즐길 수 있습니다.

재료 (6개 분량)

프로틴가루 80g
아몬드가루 50g
달걀 50g
코코넛오일 40g
설탕 40g
소금 1g
아몬드슬라이스 15g
건크랜베리 15g
건살구 15g
딸기잼 30g
살구잼 30g

요리 만들기

1. 아몬드가루를 체에 내리고, 건크랜베리와 건살구는 잘게 잘라 준비한다.
2. 볼에 달걀을 풀고 코코넛오일을 조금씩 넣어가며 거품기로 섞는다.
   달걀에 코코넛오일을 섞을 때 조금씩 나눠서 섞어야 달걀과 오일이 분리되지 않는다.
3. 2에 프로틴가루, 아몬드가루, 소금, 설탕을 넣고 가루가 남지 않도록 베이킹 주걱으로 잘 섞어 준다.
4. 쿠키 반죽에 아몬드슬라이스, 건크랜베리, 건살구를 넣고 섞어 준다.
5. 완성된 쿠키 반죽을 50g씩 나누어 동글납작하게 모양을 빚은 다음 반죽 가운데를 살짝 눌러 자리를 만들고 잼을 10g씩 얹는다.
6. 150℃로 예열한 오븐에 12분간 굽는다.

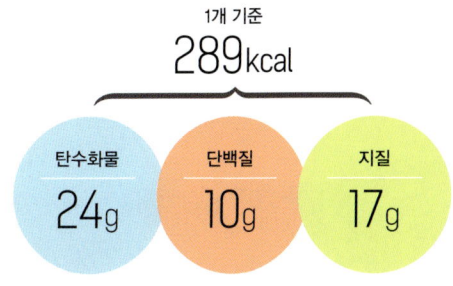

PART 4 암을 이기고 회복을 돕는 최고의 요리 레시피

아몬드초코볼

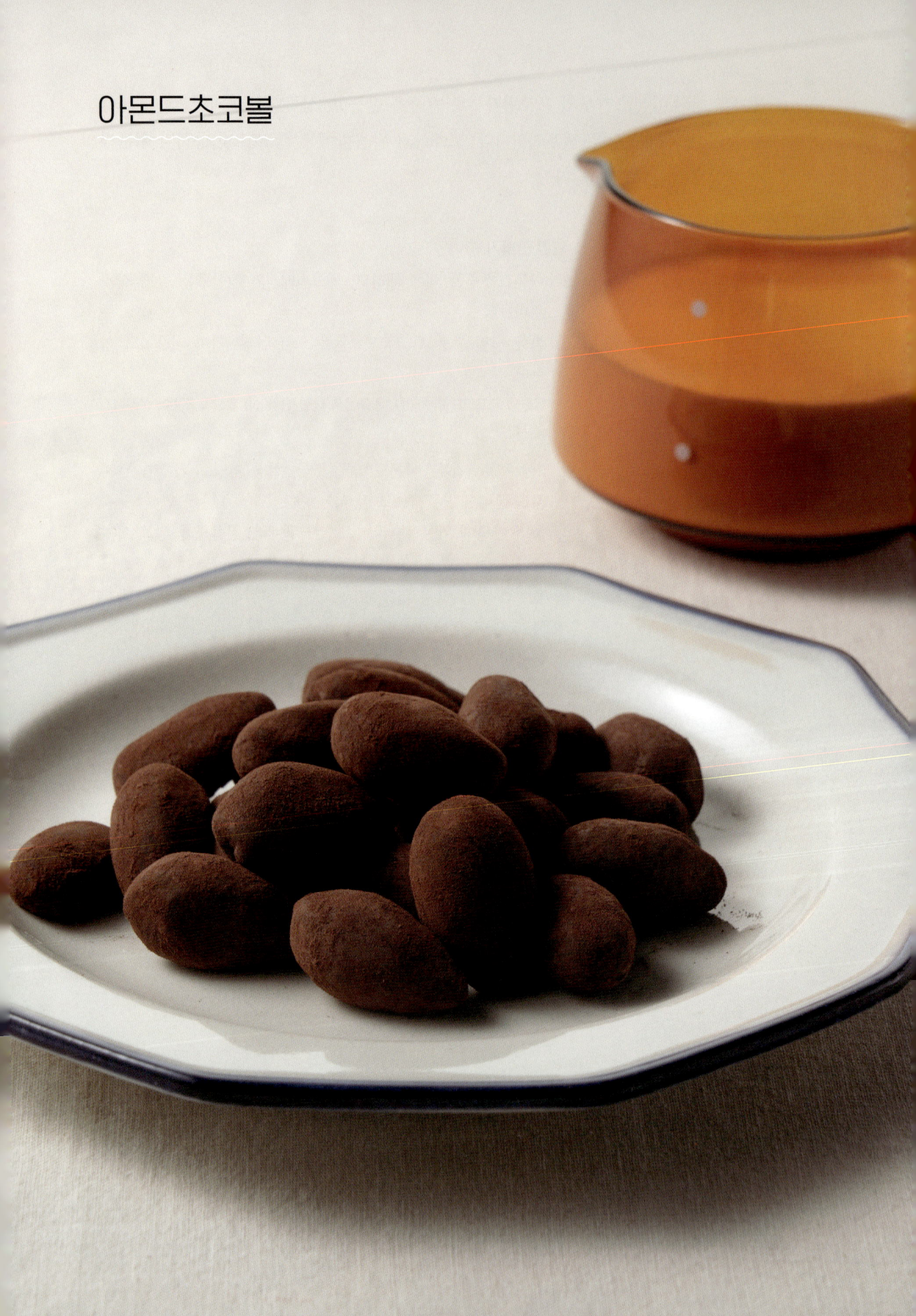

프로틴가루와 코코아가루로 빚은 반죽 속에 아몬드를 넣어 만든 초코볼입니다. 고소한 아몬드와 달콤한 코코아 반죽이 잘 어우러져 익숙하고도 맛있는 맛을 냅니다. 오븐에 굽는 등의 과정 없이 간단히 만들 수 있는 간식입니다.

재료 (25개 분량)

프로틴가루(초코) 40g
코코아가루(반죽용) 30g
코코아가루(덧가루용)
_약간
연유 70g
아몬드 25g

요리 만들기

1. 코코아가루와 초코프로틴가루는 체에 내린다.
2. 볼에 체에 내린 가루와 연유를 넣은 후 베이킹 주걱으로 가루가 없도록 반죽한다.
3. 완성된 초콜릿 반죽을 6g씩 나눈다.
4. 초콜릿 반죽을 펴서 안에 통아몬드를 1개씩 넣고 감싸 아몬드 초코볼을 만든다.
5. 볼에 코코아가루를 붓고 아몬드초코볼을 넣고 굴려 코코아가루를 묻혀 완성한다.

유산지로 낱개 포장하면 서로 붙지 않아 먹기 편하다.

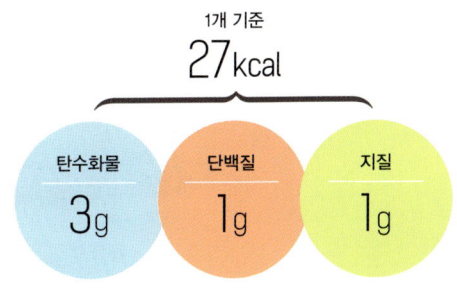

1개 기준
27kcal
탄수화물 3g | 단백질 1g | 지질 1g

> 아몬드를 넣지 않고 0.7cm 높이로 납작하게 밀어 사각형으로 자르고 코코아가루를 묻히면 쫀득한 생초콜릿처럼 즐길 수 있습니다.

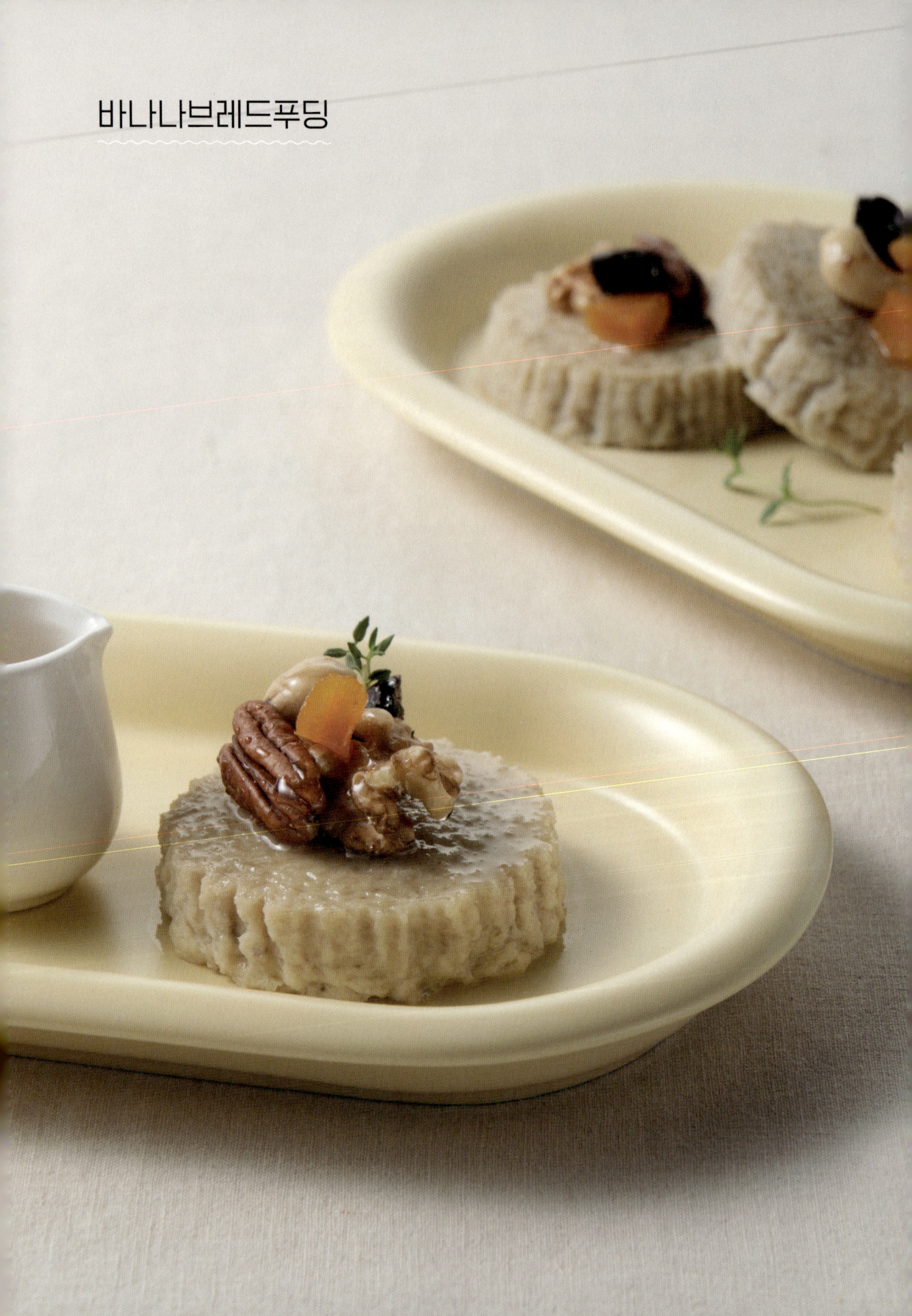

바나나브레드푸딩

바나나와 프로틴가루를 반죽해 부드럽게 쪄 낸 케익입니다. 고소한 견과류와 상큼한 건과일을 토핑으로 올려 다양한 재료의 맛을 느낄 수 있습니다.

재료 (5개 분량)

프로틴가루 60g
바나나(껍질 제거) 150g
달걀 55g
우유 100g
피칸 10g
호두 10g
캐슈넛 10g
건자두 20g
건살구 10g
꿀 10g

요리 만들기

1. 바나나는 덩어리지지 않게 포크로 으깬다.
2. 볼에 으깬 바나나, 달걀, 우유, 프로틴가루를 넣고 잘 섞는다.
3. 완성된 반죽을 베이킹컵에 1/2가량 부어 김이 오른 찜기에서 10~12분간 찐다.
4. 건자두, 건살구는 6등분으로 큼직하게 자르고 피칸, 호두, 캐슈넛과 함께 꿀을 넣고 버무린다.
5. *3*에서 완성한 브레드푸딩을 완전히 식힌 다음, 그 위에 준비한 *4*를 토핑으로 올린다.

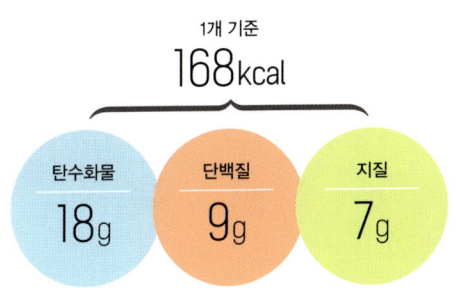

- 차갑게 식혀 먹으면 더 맛있게 즐길 수 있습니다.

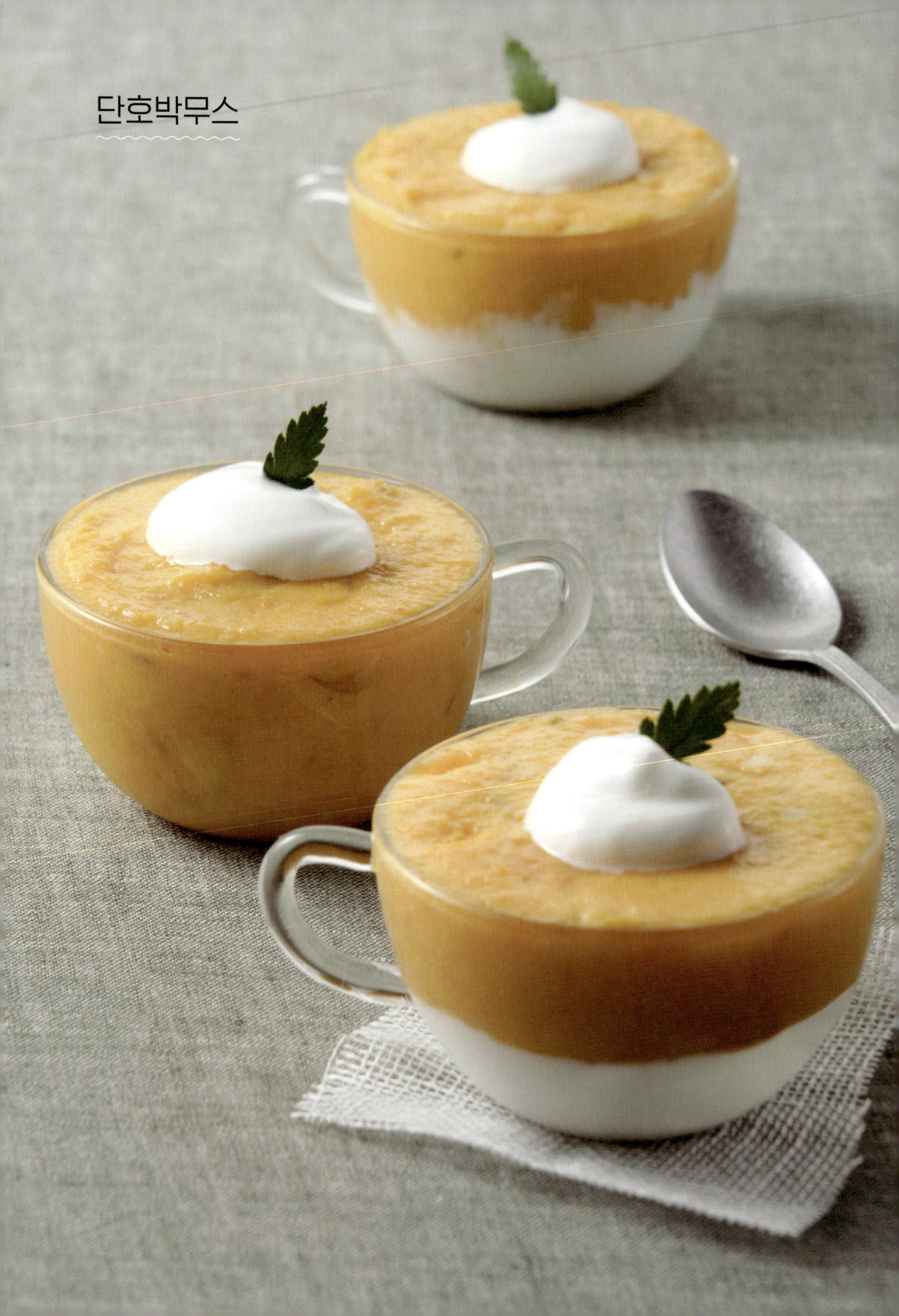

단호박무스

단호박과 요거트, 프로틴가루를 섞어 만든 무스 케익입니다. 케익을 홀사이즈로 만들면 선물용으로도 좋습니다. 컵케익처럼 낱개로 만들어 얼려 두었다가 먹기 전에 꺼내어 살짝 녹여 먹으면 시원하고 맛있게 즐길 수 있습니다.

재료 (8개 분량)

프로틴가루 60g
단호박 600g
플레인요거트 60g
설탕 15g
꿀 20g
아몬드슬라이스 40g
그릭요거트 100g

요리 만들기

1. 단호박은 베이킹소다, 식초를 사용해 깨끗이 씻은 후 속을 파내고 김이 오른 찜기에서 중불로 20분간 쪄 준다.
   단호박을 냄비에 삶을 경우, 단호박이 잠기도록 물을 넣고 10분 이상 삶은 다음 익으면 체에 밭쳐 물기를 빼면서 식힌다.
2. 찐 단호박은 식힌 후 포크로 대충 으깬다.
3. 볼에 으깬 단호박, 아몬드슬라이스, 그릭요거트, 프로틴가루, 설탕, 꿀을 넣고 가루가 뭉치지 않도록 섞어 준다.
4. 작은 컵(냉동 보관이 가능한 용기)에 3에서 만든 단호박 무스를 담고 냉동실에 1시간 이상 얼린다.
5. 먹기 전에 미리 꺼내어 살짝 녹으면 플레인요거트를 1큰술을 올려 섞어 먹는다.

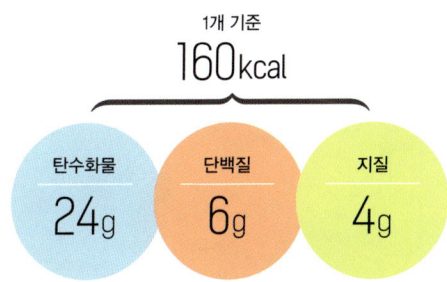

1개 기준
160kcal

탄수화물 24g | 단백질 6g | 지질 4g

- 취향에 따라 다양한 견과류를 넣어도 좋고, 카스텔라를 곁들여도 어울립니다.
- 단호박 상태에 따라 전체적인 질감이 너무 퍽퍽하다면 요거트를 좀 더 추가해도 좋습니다.

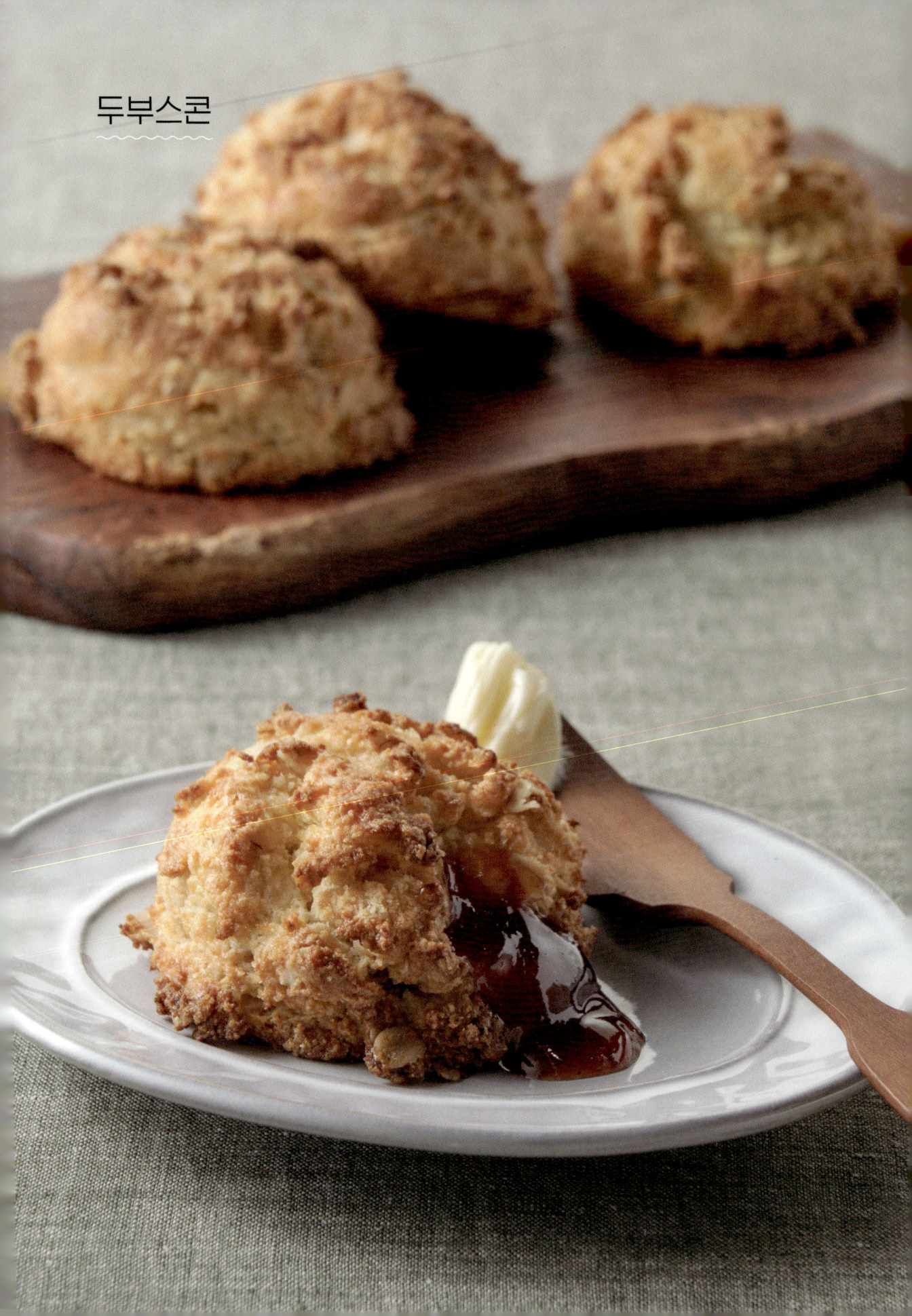

두부스콘

프로틴가루, 아몬드가루에 두부와 오트밀을 더해 고소하고 든든한 스콘을 만들었습니다. 우유 한 잔과 함께 먹으면 단백질을 보충하기 좋습니다.

재료 (10개 분량)

- 프로틴가루 50g
- 아몬드가루 150g
- 두부 150g
- 달걀 55g
- 버터 80g
- 오트밀 50g
- 우유 50㎖
- 설탕 40g
- 베이킹파우더 2g
- 소금 1g

요리 만들기

1. 프로틴가루, 아몬드가루, 베이킹파우더는 체에 내린다.
2. 두부는 면보에 감싸 물기를 짜고 잘 으깬다.
3. 버터는 차가운 상태로 1×1cm 크기로 자른다.
4. 넉넉한 크기의 볼에 1의 가루류, 오트밀, 버터, 소금, 설탕을 넣고 스크래퍼를 이용해 버터를 잘게 자르듯이 섞어 준다.
5. 버터가 쌀알 크기 정도가 되면 으깬 두부, 달걀, 우유를 추가로 넣고, 가루가 어느 정도 보이면서 한 덩어리가 되도록 베이킹 주걱을 세워 자르듯이 섞는다.
6. 완성된 스콘 반죽은 랩으로 밀봉해 냉장고에서 30분 이상 휴지시킨다.
   '휴지'는 완성한 반죽을 사용하기 전 냉장고에 일정 시간 넣어 숙성시키는 것을 뜻한다.
7. 휴지시킨 반죽은 스쿱으로 떠서 오븐용 팬에 올리고, 160℃로 예열한 오븐에 13~15분간 굽는다.

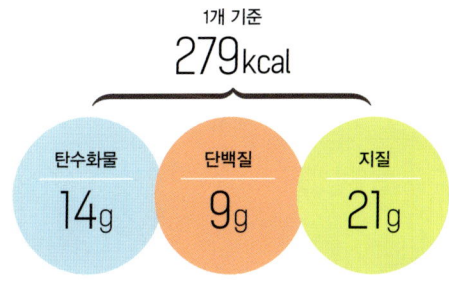

- 스콘을 구울 때 버터를 차가운 상태로 유지해 바로 구우면 버터가 녹지 않고 구워져 스콘의 향이 더욱 풍부해지고 속이 부드럽게 구워집니다.
- 스쿱이 없다면 손으로 떼내어 구워도 좋고, 두껍게 밀어 잘라서 구워도 좋습니다.

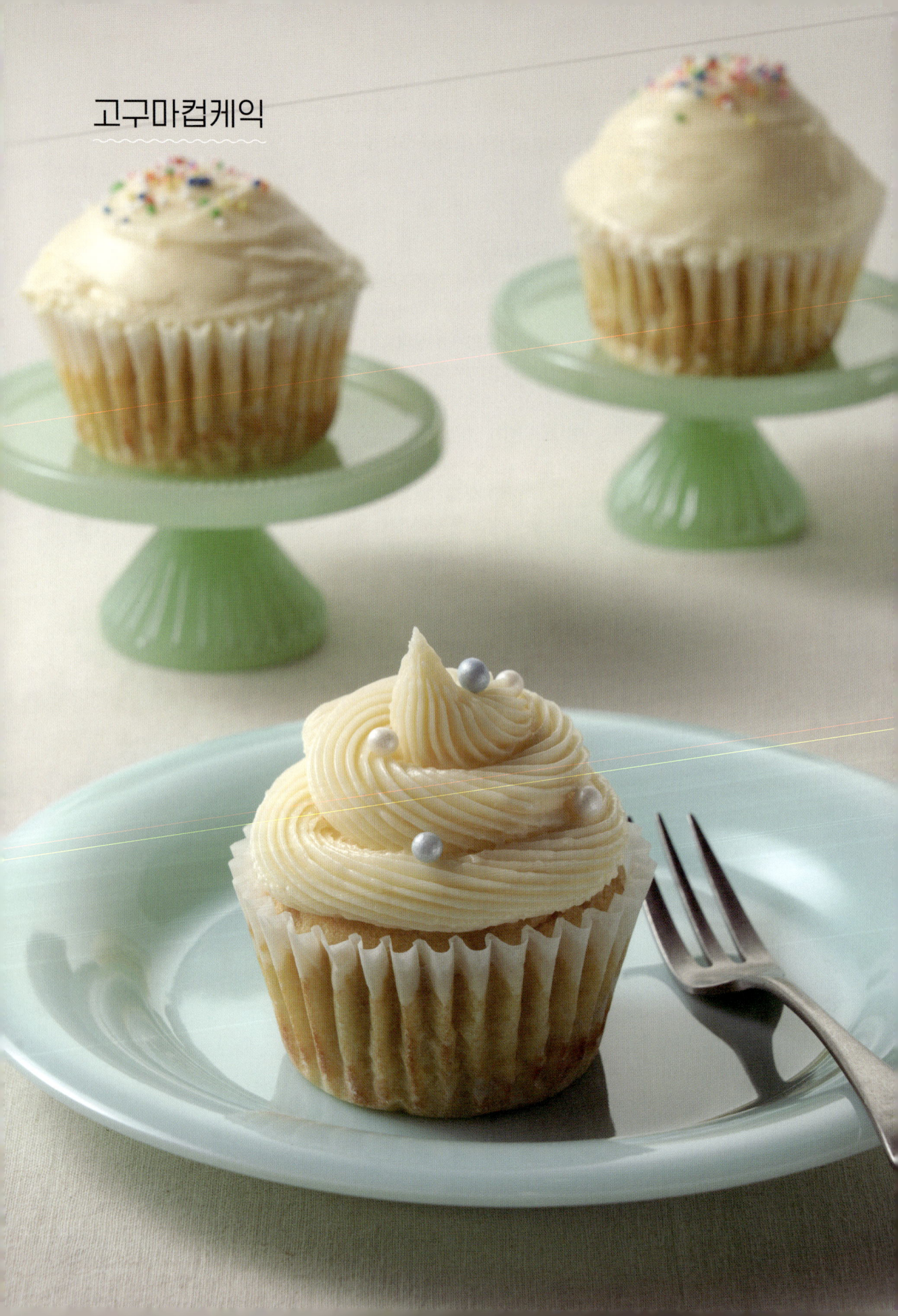

고구마컵케익

식이섬유가 풍부해 장운동에 도움이 되는 고구마와 프로틴가루를 섞어 만든 컵케익입니다. 크림치즈와 슈가파우더로 크림을 만들어 장식하면, 보는 것만으로도 기분 전환이 되는 아기자기한 디저트를 만들 수 있습니다.

재료 (8개 분량)

프로틴가루 30g
호박고구마 250g
백앙금 90g
그릭요거트 100g
달걀 55g
버터 60g
설탕 35g
오트밀 30g
올리고당 15g
소금 2g
베이킹파우더 1g
스프링클 약간 (장식용)

크림치즈아이싱

크림치즈 100g
슈가파우더 70g
버터 40g

요리 만들기

1. 호박고구마는 껍질을 벗겨 김이 오른 찜기에 중불로 20분간 쪄낸다.
2. 찐 호박고구마는 식혀서 으깬 다음 체에 내려 준비한다.
3. 볼에 으깬 호박고구마, 백앙금, 그릭요거트, 설탕, 달걀, 소금, 올리고당을 넣고 잘 섞어 준다.
4. 3에 프로틴가루, 베이킹파우더, 오트밀을 넣고 재료가 고루 섞이도록 잘 섞다가 마지막에 버터를 넣고 섞어 준다.
5. 머핀틀에 베이킹컵을 깔고 머핀 반죽을 2/3가량 부은 다음 160℃로 예열한 오븐에 15분간 굽는다.
6. 컵케익을 머핀틀에서 꺼내어 식힌 후 크림치즈아이싱을 짤주머니에 넣어 케익 위에 돌려 짠 다음 스프링클로 장식한다.

크림치즈아이싱 만들기

1. 슈가파우더를 체에 내려 준비한다.
2. 상온의 버터와 크림치즈를 볼에 담고 거품기로 섞는다.
3. 1에 2를 넣고 가루가 없도록 주걱으로 부드럽게 섞는다.

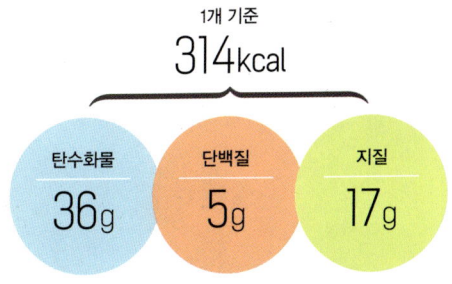

PART 4 암을 이기고 회복을 돕는 최고의 요리 레시피

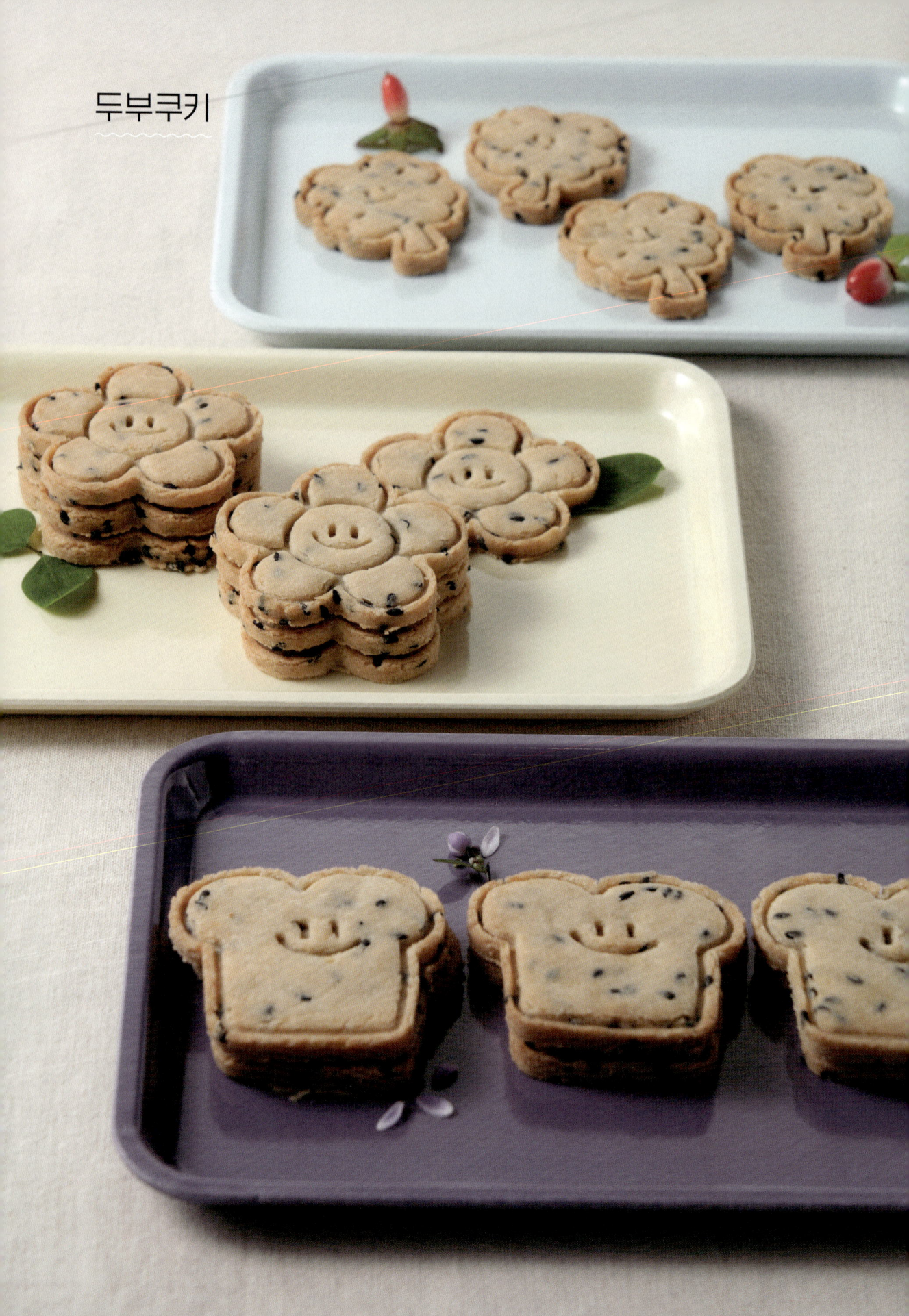

두부쿠키

두부와 아몬드가루로 반죽을 만들어 바삭하게 구운 쿠키입니다. 검은깨를 넣어 고소한 맛을 더했습니다. 단백질을 가볍게 보충할 수 있는 간식입니다.

재료 (46개 분량)

두부 200g
쌀가루 200g
아몬드가루 50g
달걀 55g
설탕 50g
포도씨유 40g
땅콩버터 30g
검은깨 20g
베이킹파우더 2g

요리 만들기

1. 두부는 면보에 감싸 물기를 짜고 으깬다.
   물기를 너무 꽉 짜면 반죽이 뻑뻑해 모양을 만들기 어려우므로 손으로 잡았을 때 물기가 묻어날 정도로 물기를 짠다.
2. 아몬드가루, 베이킹파우더, 쌀가루는 체에 내려 준비한다.
3. 볼에 달걀, 설탕, 으깬 두부, 포도씨유, 땅콩버터, 검은깨를 넣고 잘 섞은 다음, 체에 내린 가루류를 넣고 가루가 없이 한 덩어리로 뭉쳐지도록 반죽한다.
4. 평평하고 넓은 곳에 종이호일을 깔고 반죽을 올린 다음 종이호일을 덮고 밀대로 얇게 밀어준 뒤 냉장고에서 30분 이상 휴지시킨다.
5. 휴지시킨 반죽은 쿠키 커터로 찍어 모양을 내거나 14g씩 균일하게 잘라 160℃로 예열한 오븐에 15~20분간 구워 준다.

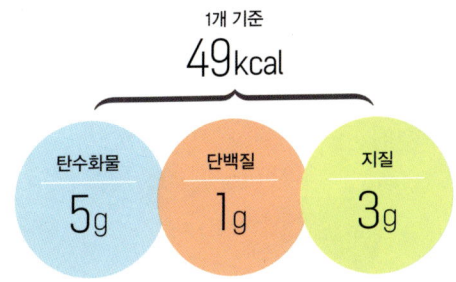

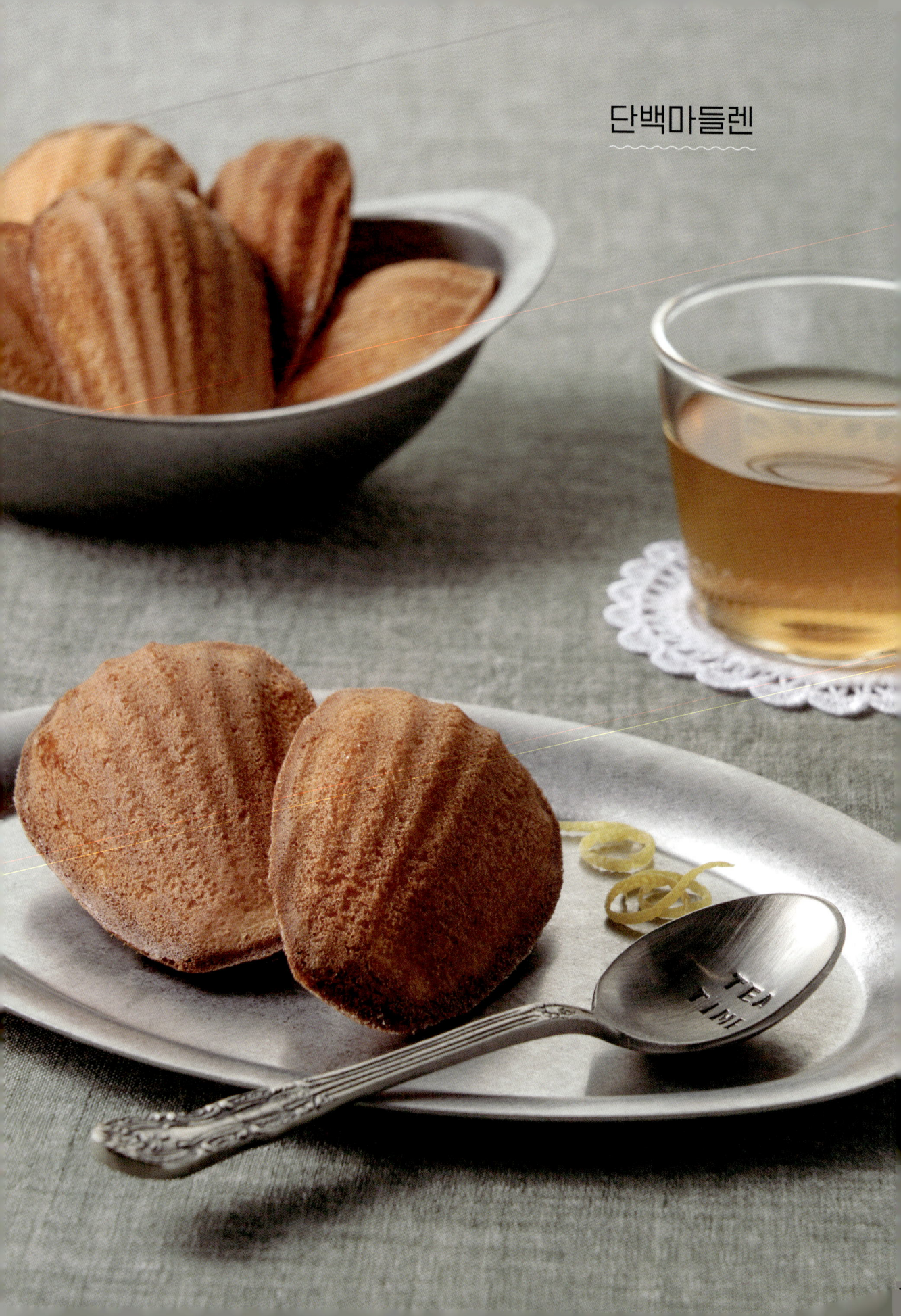
단백마들렌

프로틴가루와 아몬드가루에 레몬을 넣어 만든 구움과자입니다. 레몬즙과 레몬껍질이 들어가 상큼한 맛이 매력입니다. 따뜻한 차와 함께 먹으며 휴식을 취해 보세요.

재료 (12개 분량)

- 프로틴가루 30g
- 아몬드가루 80g
- 달걀 100g
- 버터 100g
- 설탕 40g
- 올리고당 20g
- 레몬즙 10g
- 베이킹파우더 4g
- 레몬제스트 2g

요리 만들기

1. 버터는 전자레인지에서 30초씩 두 차례 상태를 보면서 녹인다. 처음 30초에 다 녹으면 한 번만 돌리면 된다.
2. 레몬은 굵은 소금으로 겉면을 문질러 닦고 찬물에 헹군 다음 제스터를 이용해 껍질을 얇게 긁어낸다.
   제스터가 없는 경우 껍질의 노란부분만 얇게 떠서 채 썬다.
3. 아몬드가루, 프로틴가루, 베이킹파우더를 체에 내린다.
4. 마들렌틀에 버터를 미리 꼼꼼히 발라 놓는다.
5. 볼에 달걀을 풀고 설탕을 2번에 나눠 넣으며 주걱으로 잘 섞어 준다. 설탕이 어느 정도 녹으면 올리고당을 넣고 섞는다.
6. 5에 레몬즙을 넣고 섞다가 1에서 녹인 버터를 3번에 나눠 넣으며 섞어 준다.
7. 6에 아몬드가루, 프로틴가루, 베이킹파우더, 레몬제스트를 넣고 가루가 없어질 때까지 잘 섞어 반죽을 완성한다.
8. 반죽을 짤주머니에 넣은 다음 마들렌틀에 반죽을 80% 채운다.
   마들렌틀이 없다면 모양과 상관 없이 오븐용 작은 그릇이나 베이킹컵을 이용해도 좋다(대략 12개가 나오도록 담는다).
9. 160℃로 예열한 오븐에 10분간 굽는다.
10. 마들렌을 틀에서 떼어 내어 식힘망에 옮겨 식힌다.

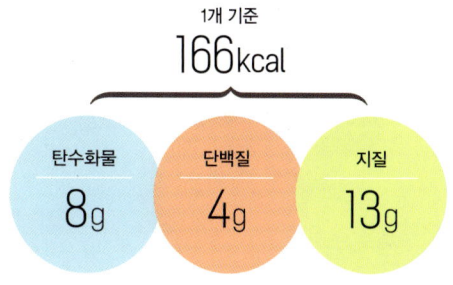

PART 4 암을 이기고 회복을 돕는 최고의 요리 레시피

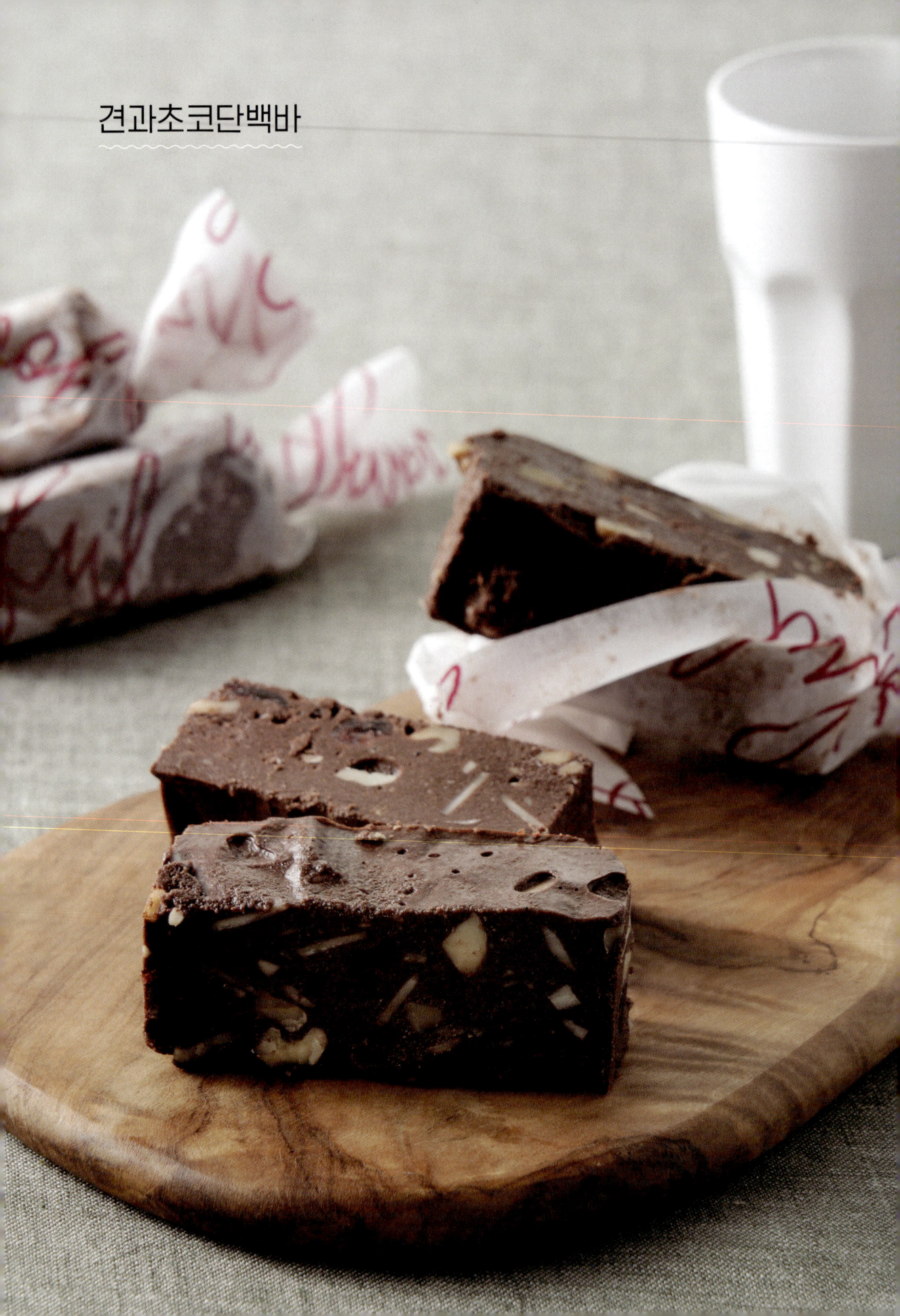

견과초코단백바

아몬드가루, 코코넛오일, 프로틴가루로 반죽을 만들어 굳혀 낸 프로틴바입니다. 통밀크래커와 견과류가 들어가 고소하고, 코코넛오일과 땅콩버터를 넣어 향이 진합니다. 낱개로 포장해 냉장고에 보관했다가 하나씩 꺼내 먹으면 간편하게 열량을 보충하기 좋습니다.

재료 (20개 분량)

프로틴가루(초코) 100g
아몬드가루 70g
코코아가루 40g
통밀크래커 40g
코코넛오일 200g
올리고당 80g
땅콩버터 20g
캐슈넛 30g
호두 30g
건크랜베리 20g
아몬드슬라이스 30g
소금 2g

요리 만들기

1. 아몬드가루, 프로틴가루, 코코아가루는 체에 내려 준비하고 통밀크래커는 잘게 부순다.
2. 볼에 아몬드가루, 프로틴가루, 코코아가루, 소금을 넣고 섞어 준 뒤 코코넛오일, 올리고당, 땅콩버터를 넣어 가루가 보이지 않도록 주걱으로 잘 섞는다.
3. 2에 캐슈넛, 호두, 건크랜베리, 아몬드슬라이스, 잘게 부순 크래커를 넣고 잘 섞어 한 덩어리가 되도록 반죽한다.
4. 사각용기에 종이호일이나 비닐을 깔고 반죽을 넣어 평평하게 편다. 냉장고에 1시간 이상 굳힌다.
5. 굳힌 반죽을 20개가 나오도록 자른다(1개당 30g 정도). 자를 때 칼을 따뜻한 물에 담갔다가 물기를 닦고 자르면 부서지지 않게 자를 수 있다.

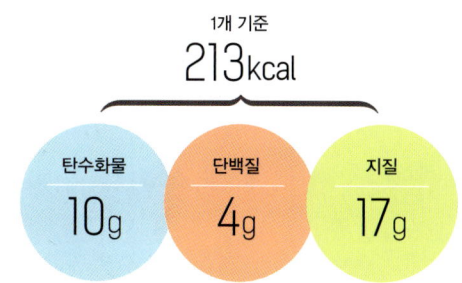

1개 기준
213kcal

탄수화물 10g | 단백질 4g | 지질 17g

· 코코넛오일이 굳었을 때는 전자레인지에 20~30초간 돌린 후 사용합니다.

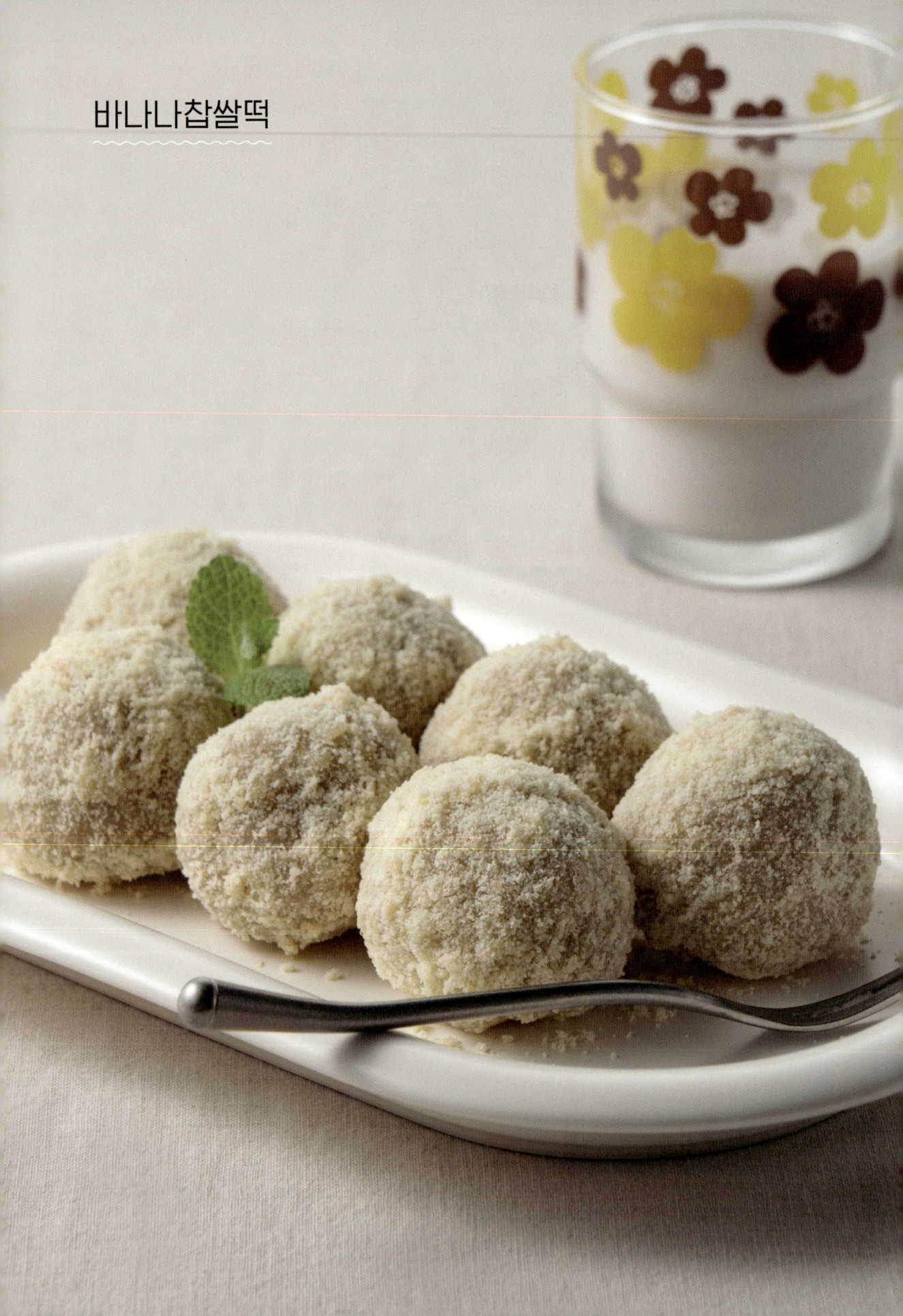

바나나찹쌀떡

프로틴가루, 찹쌀가루에 부드럽고 달콤한 바나나를 넣어 만든 쫀득한 찹쌀떡입니다. 겉면에 카스텔라가루를 묻혀 더욱 달콤하고 부드럽습니다. 남녀노소 누구나 좋아하는 메뉴입니다.

재료 (13개 분량)

프로틴가루 30g
바나나(껍질 제거) 330g
찹쌀가루 170g
설탕 15g
소금 2g
카스텔라가루 120g

요리 만들기

1. 준비된 바나나 중 180g은 덩어리지지 않게 포크로 으깨고 150g은 1cm 크기로 잘라 준비한다.
2. 찹쌀가루, 프로틴가루는 체에 내린다.
3. 으깬 바나나에 체에 내린 가루, 설탕, 소금을 넣고 반죽한다. 이때 농도는 반죽을 잡았을 때 손에 반죽이 묻지 않을 정도로 한다.
4. 완성된 반죽을 30g씩 나눈 후 잘라 놓은 바나나를 넣고 만두를 빚듯이 감싼다.
5. 카스텔라는 체에 가볍게 문질러 가루를 낸다.
6. 4에서 빚어 놓은 바나나찹쌀떡을 끓는 물에서 4~6분 정도 삶은 후 건진다.
7. 삶은 바나나찹쌀떡에 카스텔라가루를 묻혀 완성한다.

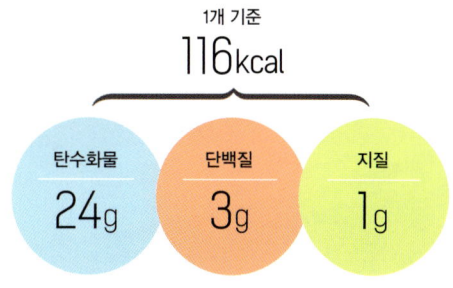

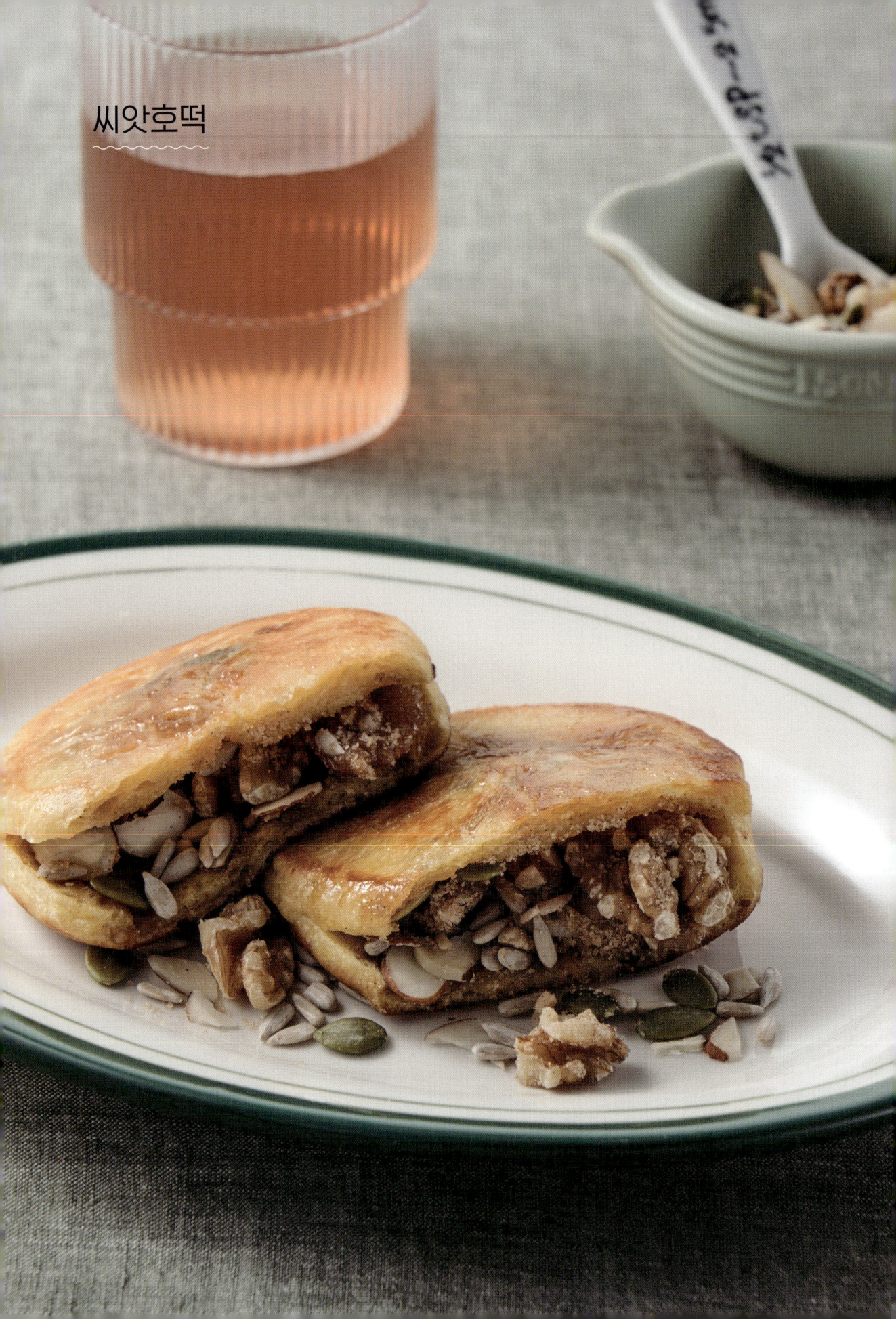

씨앗호떡

쫄깃한 호떡 반죽에 프로틴가루를 더하고 견과류를 듬뿍 넣은 호떡입니다. 손쉽게 만들 수 있도록 호떡 반죽은 시판 제품을 활용했고, 몸에 좋고 맛도 좋은 견과류를 추가해 단백질을 보충했습니다.

재료 (10개 분량)

액상프로틴 125㎖
프로틴가루 60g
호떡반죽믹스 290g
따뜻한 물 60g
이스트 4g
호떡설탕믹스 100g
땅콩분태 20g
호박씨 20g
해바라기씨 20g
아몬드슬라이스 20g
호두 20g
식용유 10g

요리 만들기

1. 볼에 따뜻한 물과 호떡믹스 제품에 동봉된 이스트를 넣은 후 잘 섞어 준다.
2. 1에 액상프로틴, 호떡반죽믹스, 프로틴가루를 넣고 골고루 섞이도록 5~10분 정도 주걱으로 부드럽게 반죽한 다음 10분가량 휴지시킨다.
3. 호떡설탕믹스 2큰술에 준비한 견과류를 섞어 따로 준비한다.
4. 손에 식용유를 바른 후 반죽을 40g씩 떼어서(약 10개가 나올 정도의 양으로) 손바닥 위에 넓게 펴고, 견과류를 넣지 않은 호떡설탕믹스를 넣어 터지지 않도록 잘 오므려 준다.
5. 약불로 예열한 팬에 기름을 두르고 반죽의 오므린 부분이 아래를 향하도록 올린다.
6. 약불에 굽다가 밑부분이 노릇노릇해지면 뒤집어서 누르개로 눌러 준다.
7. 타지 않도록 자주 뒤집어 주며 3~4분간 익힌다.
8. 익은 호떡의 윗부분을 가위로 가르고 속을 벌려 3에서 준비한 견과류믹스를 채운다.

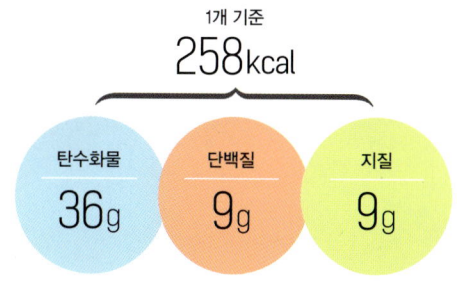

PART 4 암을 이기고 회복을 돕는 최고의 요리 레시피

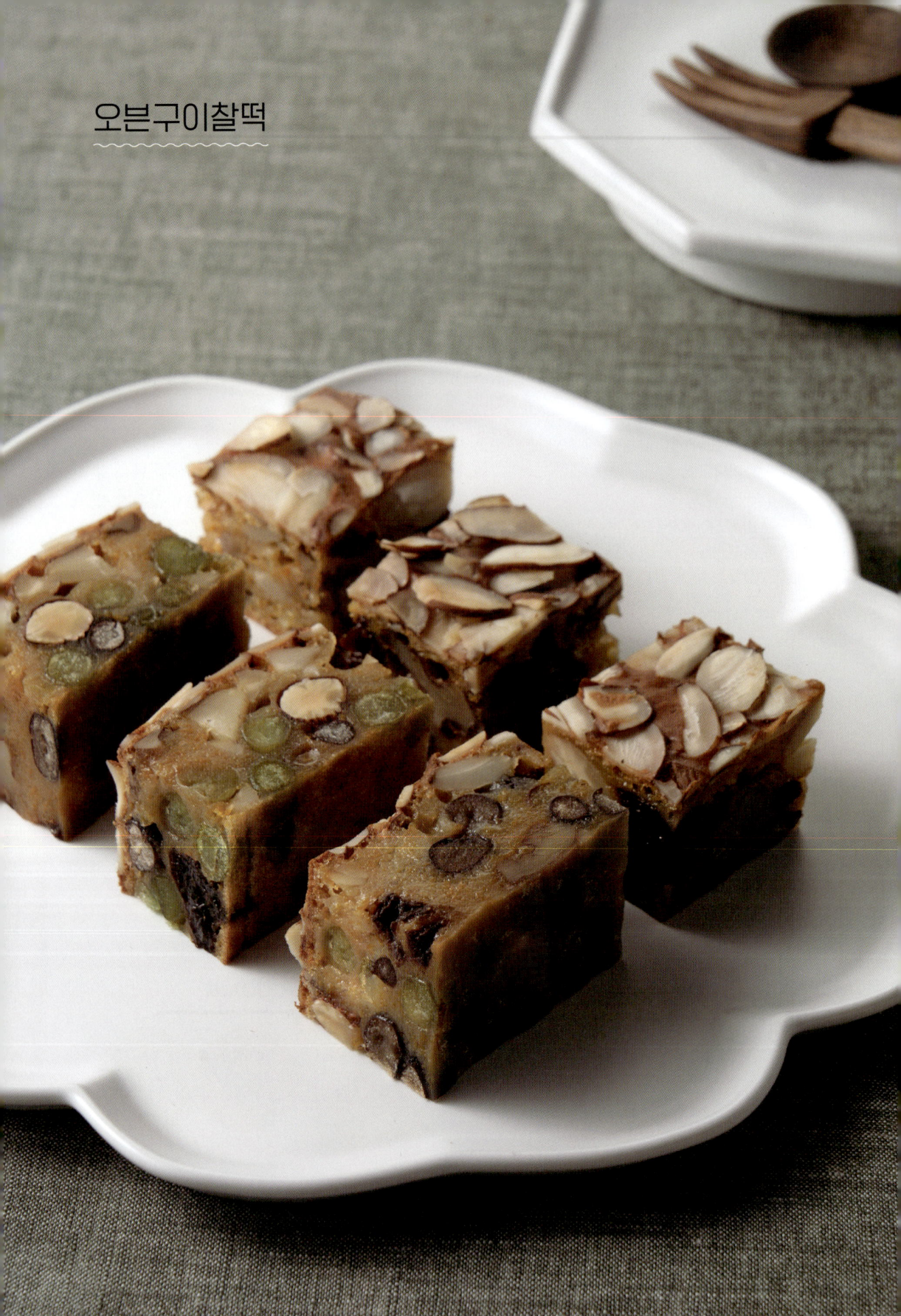

오븐구이찰떡

찹쌀가루, 단호박, 프로틴가루로 반죽하고 각종 견과류와 건자두를 넣어 오븐에 구웠습니다. 찹쌀과 단호박이 들어가 출출할 때 하나만 먹어도 든든해지는 간식입니다. 조각 내어 하나씩 포장해서 냉동 보관하고, 생각날 때 꺼내어 해동하면 간단하게 영양과 열량을 챙길 수 있습니다.

재료 (20개 분량)

- 프로틴가루 50g
- 찹쌀가루 200g
- 단호박 250g
- 우유 250㎖
- 액상프로틴 40㎖
- 설탕 40g
- 달걀 25g
- 베이킹파우더 5g
- 소금 1g
- 완두배기 100g
- 팥배기 100g
- 건자두 100g
- 아몬드 30g
- 호두 30g
- 캐슈넛 30g
- 아몬드슬라이스 50g

요리 만들기

1. 단호박은 삶은 다음 으깨서 준비한다.
2. 찹쌀가루, 프로틴가루, 베이킹파우더는 체에 내려 준비한다.
3. 볼에 달걀을 풀고 설탕, 소금을 넣어 섞은 다음 우유와 프로틴음료(액상프로틴), 으깬 단호박을 넣고 섞는다.
4. 이어서 찹쌀가루, 프로틴가루, 베이킹파우더를 넣고 섞는다.
5. 가루가 뭉치지 않게 잘 섞었으면 건자두, 아몬드, 호두, 캐슈넛, 완두배기, 팥배기도 모두 넣어 섞어 준다.
   견과류, 건과일은 많이 넣으면 맛과 식감이 좋고, 단백질 함량도 높아진다.
6. 오븐용 팬에 종이호일을 깔고 반죽을 편편하게 붓는다. 종이호일을 이용하면 팬에 반죽이 붙지 않아 분리가 잘된다.
7. 아몬드슬라이스를 반죽 위에 뿌린다.
8. 160℃로 예열한 오븐에 30분간 굽는다.

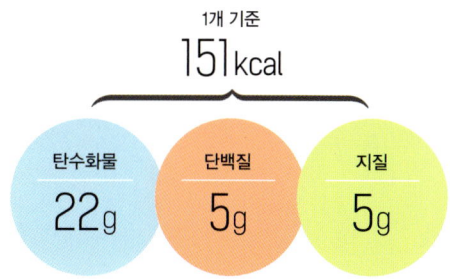

1개 기준
151 kcal

탄수화물	단백질	지질
22g	5g	5g

PART 4 암을 이기고 회복을 돕는 최고의 요리 레시피

아보카도망고스무디 &
라즈베리스무디

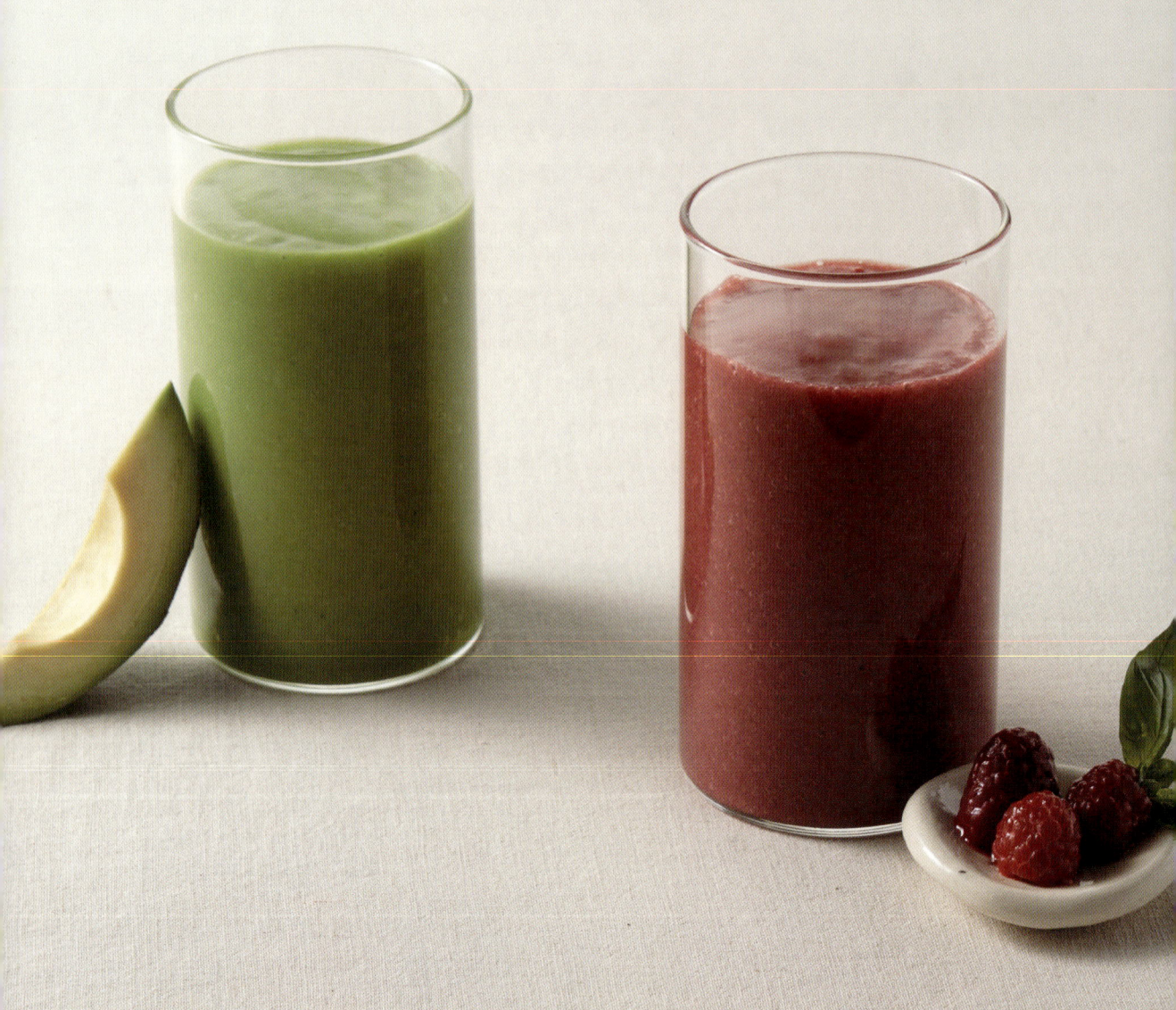

망고와 파인애플, 아보카도 등으로 만든 상큼하고 부드러운 맛의 건강 음료입니다.

재료 (2잔 분량)

아보카도 60g
망고 80g
파인애플 60g
케일 15g
파슬리 2g
물 100㎖

요리 만들기

1. 아보카도는 잘 익은 것으로 선택해 껍질과 씨를 제거한다.
2. 망고와 파인애플을 갈기 쉬운 크기로 자른다.
3. 케일, 파슬리는 식초를 탄 물에 20분 담가 소독 후 흐르는 물에 씻는다.
4. 블렌더에 준비한 재료를 모두 넣고 간다.

· 280~285쪽의 주스·스무디 재료는 기본적으로 껍질을 제거한 과육을 사용합니다.

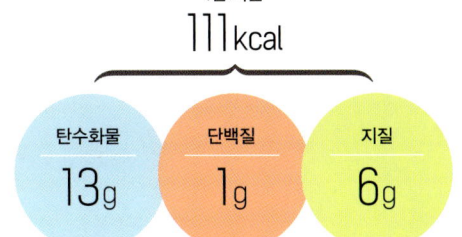

1잔 기준 111kcal
탄수화물 13g / 단백질 1g / 지질 6g

라즈베리와 딸기를 넣어 달콤상큼한 맛을 살리고 비트로 건강함과 색감을 더했습니다. 베리의 상큼한 향이 바질과 잘 어우러집니다.

재료 (2잔 분량)

바나나 120g
비트 20g
딸기 70g
냉동라즈베리 20g
바질 2g
물 100㎖

요리 만들기

1. 바나나, 비트는 갈기 쉬운 크기로 자른다.
2. 블렌더에 손질한 재료와 딸기, 냉동라즈베리, 바질, 물을 넣고 곱게 간다.

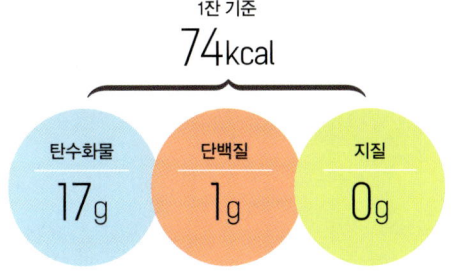

1잔 기준 74kcal
탄수화물 17g / 단백질 1g / 지질 0g

오렌지파인애플스무디 &
올리브토마토주스

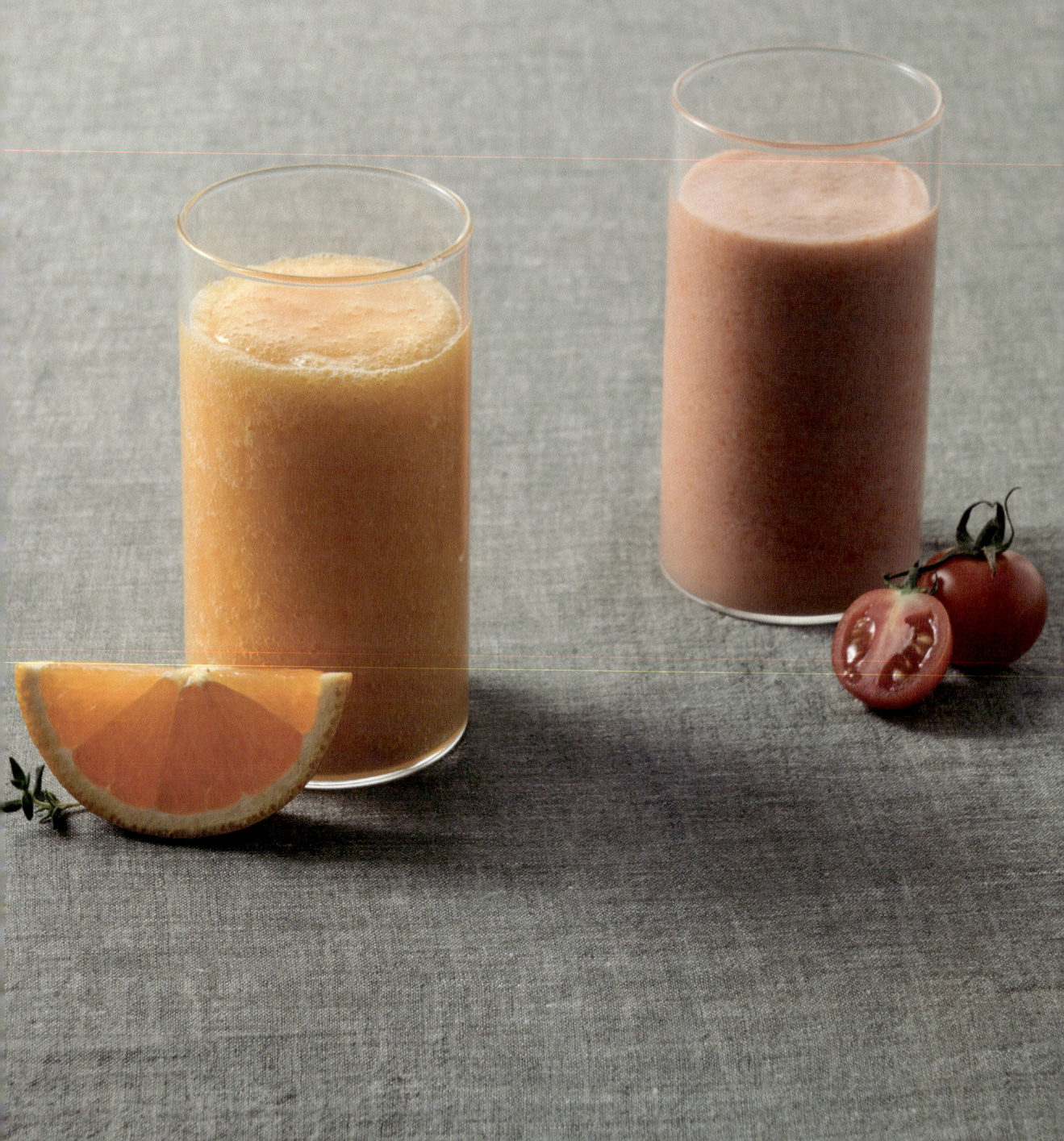

향긋한 단맛을 내는 망고, 오렌지, 파인애플의 조화가 매스꺼운 속을 달래 줍니다.

재료 (2잔 분량)

오렌지 80g
망고 80g
파인애플 60g
당근 20g
물 100㎖

요리 만들기

1. 망고, 오렌지, 파인애플, 당근을 갈기 쉬운 크기로 자른다.
2. 블렌더에 손질한 재료와 물을 넣고 곱게 간다.

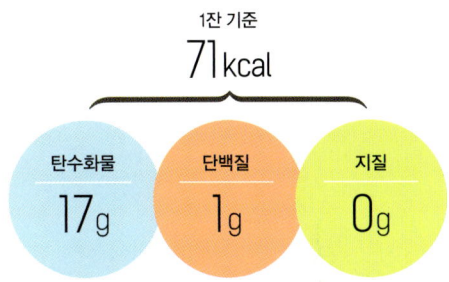

토마토에는 라이코펜이 풍부합니다. 라이코펜은 지용성이므로 식물성 기름과 함께 먹으면 체내 흡수율을 높일 수 있습니다.

재료 (2잔 분량)

토마토 300g
올리브유 5g
스테비아 3g
소금 0.3g

요리 만들기

1. 토마토는 꼭지를 제거하고 열십자(+) 모양으로 칼집을 내어 끓는 물에 살짝 데친 다음, 찬물에 담가 껍질을 벗긴다.
2. 블렌더에 토마토를 넣고 곱게 간다.
3. 냄비에 간 토마토를 넣고 끓인다.
4. 불을 끄고 올리브유, 소금, 스테비아를 넣어 섞는다.
5. 식혀서 용기에 담아 냉장 보관한다.

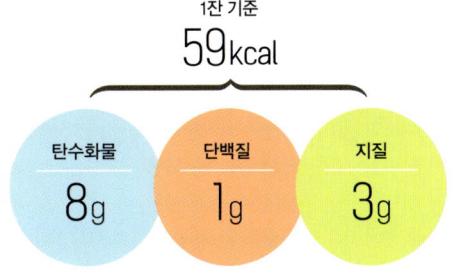

블루베리딸기스무디 &
바나나키위스무디

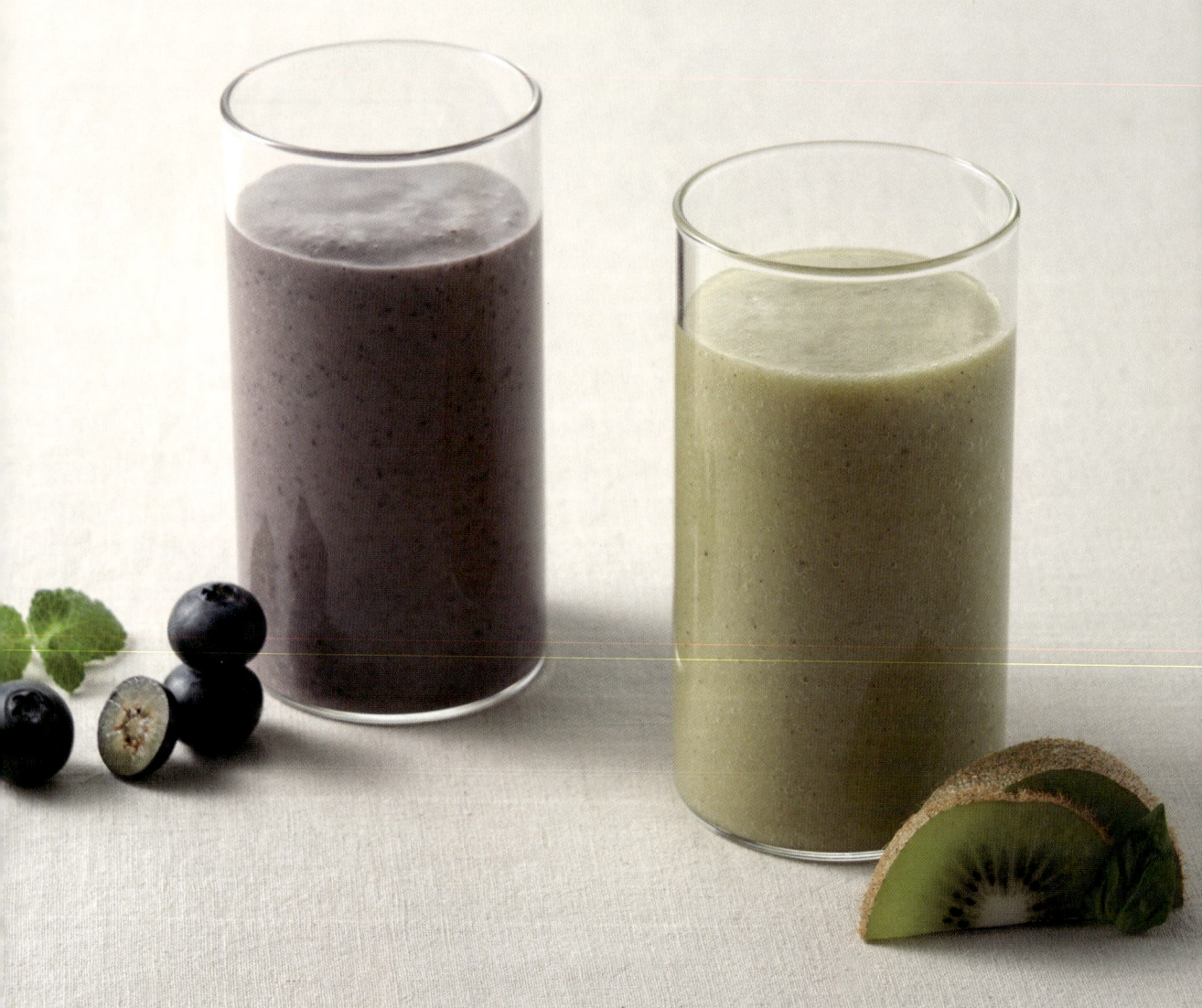

달콤한 바나나와 블루베리, 딸기를 넣어 부드럽고 향긋합니다. 아몬드가루를 더해 단백질과 열량을 보충했습니다.

재료 (2잔 분량)

바나나 100g
블루베리 80g
딸기 30g
아몬드가루 20g
물 100㎖

요리 만들기

1. 바나나를 갈기 쉬운 크기로 자른다.
2. 블렌더에 모든 재료를 넣고 간다.

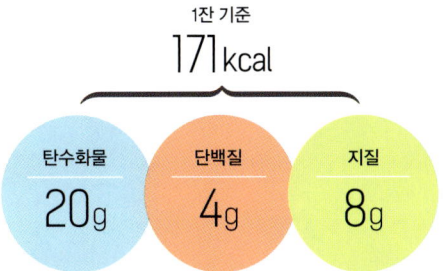

바나나, 파인애플, 키위의 새콤달콤한 맛이 조화로우며, 바질이 향기로운 뒷맛을 남깁니다. 식이섬유가 풍부해 배변 활동이 원활하도록 도와 줍니다.

재료 (2잔 분량)

바나나 100g
파인애플 80g
키위 40g
바질 2g
물 100㎖

요리 만들기

1. 바나나, 파인애플, 키위를 갈기 쉬운 크기로 자른다.
2. 블렌더에 과일과 바질, 물을 넣고 간다.

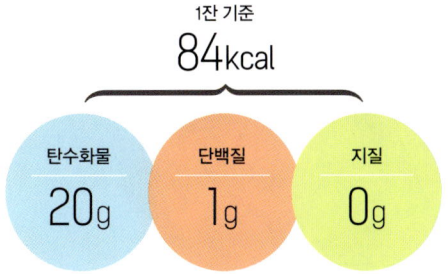

눈과 입이 즐거운
어린이 요리

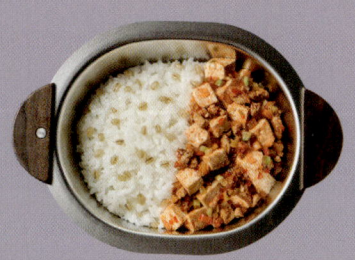
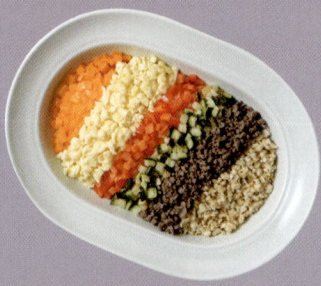
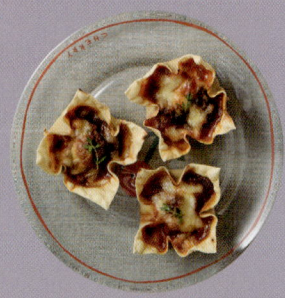

항암 치료 기간 중에는 소아 환자 역시 입맛이 떨어지고 소화도 잘되지 않아 식사에 어려움을 겪습니다. 충분한 양의 음식을 먹지 못하거나, 식사 자체를 거부하기도 합니다. 이번 파트에서는 아이들의 섭취량을 늘리는 데 도움이 될 수 있는 맞춤 메뉴를 소개합니다. 맛과 영양뿐 아니라 아이들의 눈높이에서 흥미를 유발하고, 먹는 재미를 줄 수 있도록 구성했습니다. 비교적 조리법이 간단한 메뉴는 아이들과 함께 만들면서 식사에 대한 긍정적인 이미지를 심어줄 수도 있을 것입니다.

* 어린이 요리 레시피는 2인분이 기본이며, 양이 충분한 요리는 1인분으로 소개합니다.

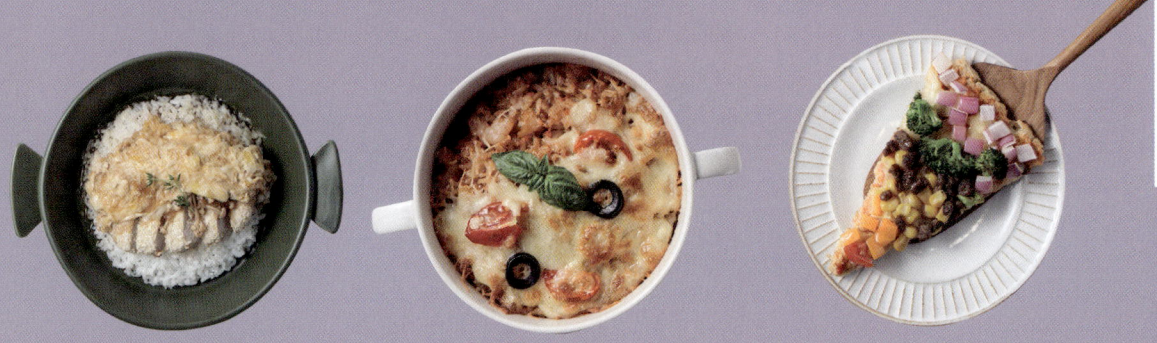

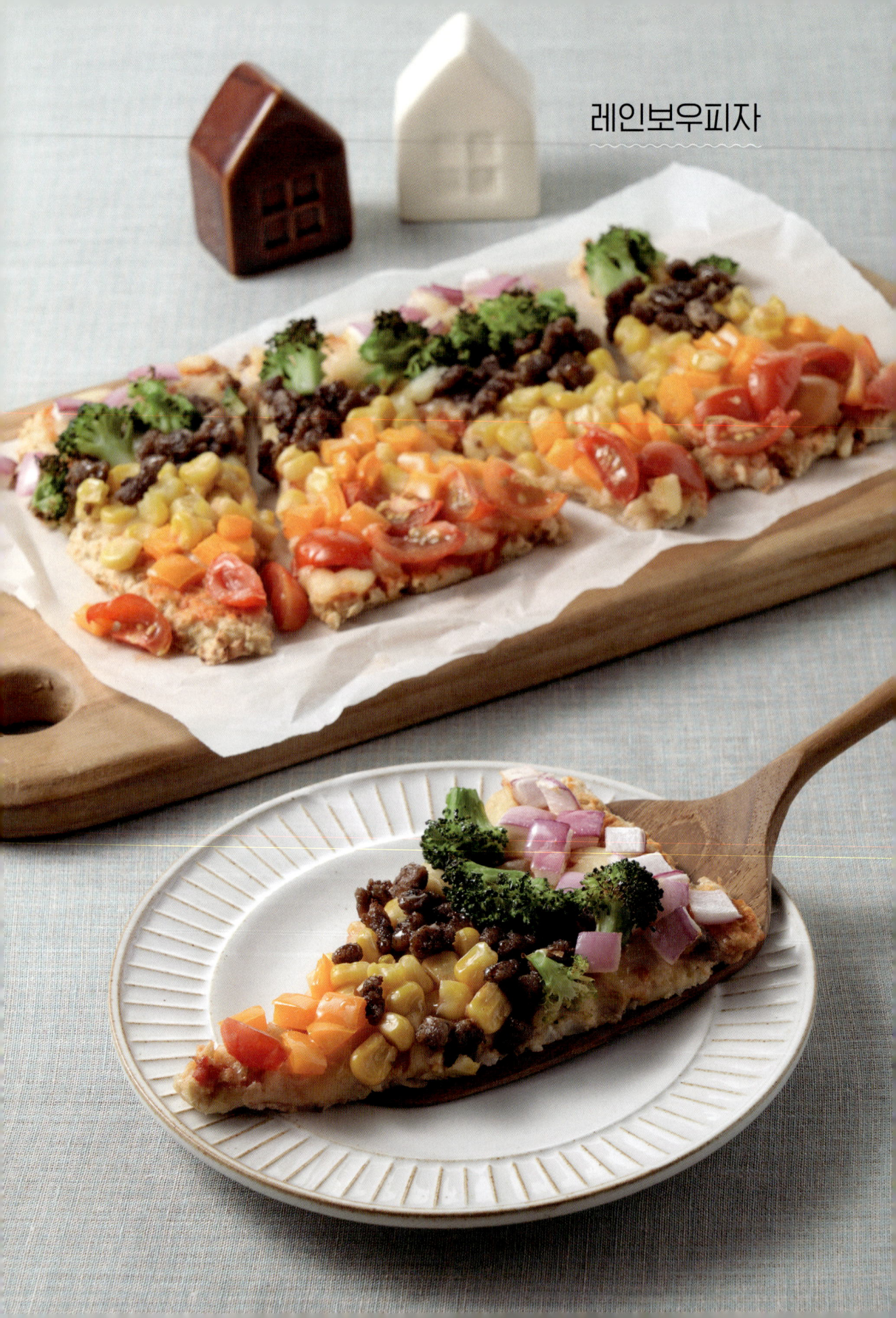
레인보우피자

식이섬유가 풍부한 콜리플라워라이스와 오트밀가루로 색다른 피자 도우를 만들었습니다. 아이들이 좋아하는 토마토 소스를 듬뿍 바르고 무지개빛 토핑을 올려 눈과 입이 즐거운 메뉴입니다. 균형 잡힌 영양을 섭취할 수 있고 식이섬유도 풍부해 배변 활동 개선에도 도움이 됩니다.

재료 (2인분)

방울토마토 60g
주황파프리카 30g
스위트콘 30g
청피망 30g
브로콜리 30g
적양파 20g
소고기(다짐육) 80g
피자치즈 100g
토마토 소스 80g
식용유 5g

94쪽

피자 도우

냉동콜리플라워라이스 300g
오트밀가루 40g
달걀 55g
소금 1g

요리 만들기

1. 냉동콜리플라워라이스는 해동 후 체에 밭쳐 흐르는 물에 세척하고, 체나 거즈를 이용해 물기를 짜서 준비한다.
2. 볼에 콜리플라워라이스, 달걀, 오트밀가루, 소금을 넣고 가루가 보이지 않도록 잘 섞는다.
3. 오븐팬에 종이호일을 깔고, 반죽을 직사각형 모양으로 얇게 편다(30×14cm). 170℃로 예열한 오븐에 15분간 굽는다.
4. 방울토마토는 6등분해 썰고 주황파프리카, 청피망, 적양파는 1×1cm 크기로 썬다.
5. 브로콜리는 송이를 작게 잘라 끓는 물에 살짝 데친다.
6. 팬에 기름을 살짝 두르고 소고기를 볶아 익힌다. 소금, 후추로 간한다.
7. 구워진 도우에 토마토 소스를 펴 바르고 피자치즈를 골고루 올린다.
8. 무지개색에 맞춰서 방울토마토, 주황파프리카, 스위트콘, 소고기, 청피망과 브로콜리, 적양파 순으로 토핑을 올린다.
9. 160℃로 예열한 오븐에 10분간 굽는다.
10. 삼각형 모양으로 잘라 피자 모양을 만들어 낸다.

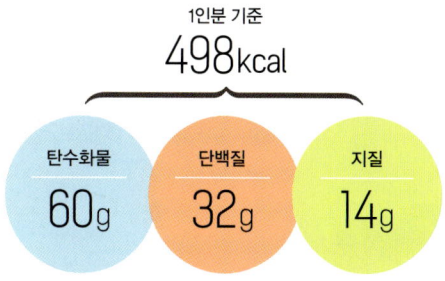

1인분 기준
498kcal

탄수화물 60g 단백질 32g 지질 14g

- 프라이팬 조리 시 프라이팬에 종이호일을 깔고 도우를 펴서 구우면 팬에 붙지 않게 익힐 수 있습니다.
- 프라이팬 조리 시 도우는 앞뒤로 노릇하게 익히고, 토핑까지 올린 후에는 약불로 줄이고 뚜껑을 덮어 치즈를 녹입니다.

수제닭가슴살소시지부리토

닭가슴살과 두부로 만든 부드러운 수제 소시지를 토르티야(또띠아)와 포두부로 말아 낸 부리토입니다. 닭가슴살소시지는 그것만 따로 아이들 반찬으로 활용해도 좋습니다.

재료 (2인분)

토르티야(지름 12cm)
_50g(1장)
포두부(20×20cm)
_20g(1장)
양상추 40g
토마토 60g
빨강파프리카 20g
주황파프리카 20g
스위트콘 40g
체다치즈 20g
허니머스타드소스 20g

수제닭가슴살소시지

닭가슴살 80g
두부 60g
양파 40g
카레가루 5g
소금 0.5g

요리 만들기

1. 두부는 키친타올로 물기를 제거한 다음 닭가슴살과 함께 믹서에 갈고, 양파는 다져서 준비한다.
2. 1에 카레가루와 소금을 넣고 카레가루가 덩어리지지 않도록 잘 섞는다. 그리고 두 덩어리로 나누어 종이호일로 말아(길쭉한 소시지 모양이 되도록) 양끝을 사탕 포장처럼 묶는다.
3. 김이 오른 찜기에 2를 넣고 10분간 찐 후 꺼내어 식힌다.
4. 체다치즈는 4등분하고 파프리카, 토마토, 양상추는 채 썬다.
5. 토르티야는 약불로 달군 팬에 앞뒤로 노릇하게 굽고, 포두부는 끓는 물에 살짝 데친 후 찬물에 헹군다.
   토르티야를 오래 구우면 딱딱해지므로 겉면이 약간 노릇해질 정도로 살짝 굽는다.
6. 토르티야와 포두부에 허니머스타드소스를 펴 바르고 양상추, 파프리카, 체다치즈, 토마토, 스위트콘을 중앙에 올린다. 그 위에 소시지를 올리고 돌돌 말아 부리토를 완성한다.

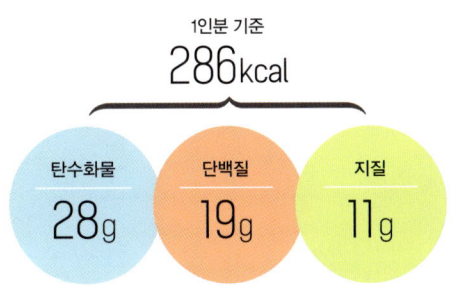

1인분 기준
286kcal

탄수화물	단백질	지질
28g	19g	11g

• 야채다지기를 사용해 두부, 닭가슴살, 양파를 한꺼번에 넣고 다져도 편리합니다.

새우스프링롤

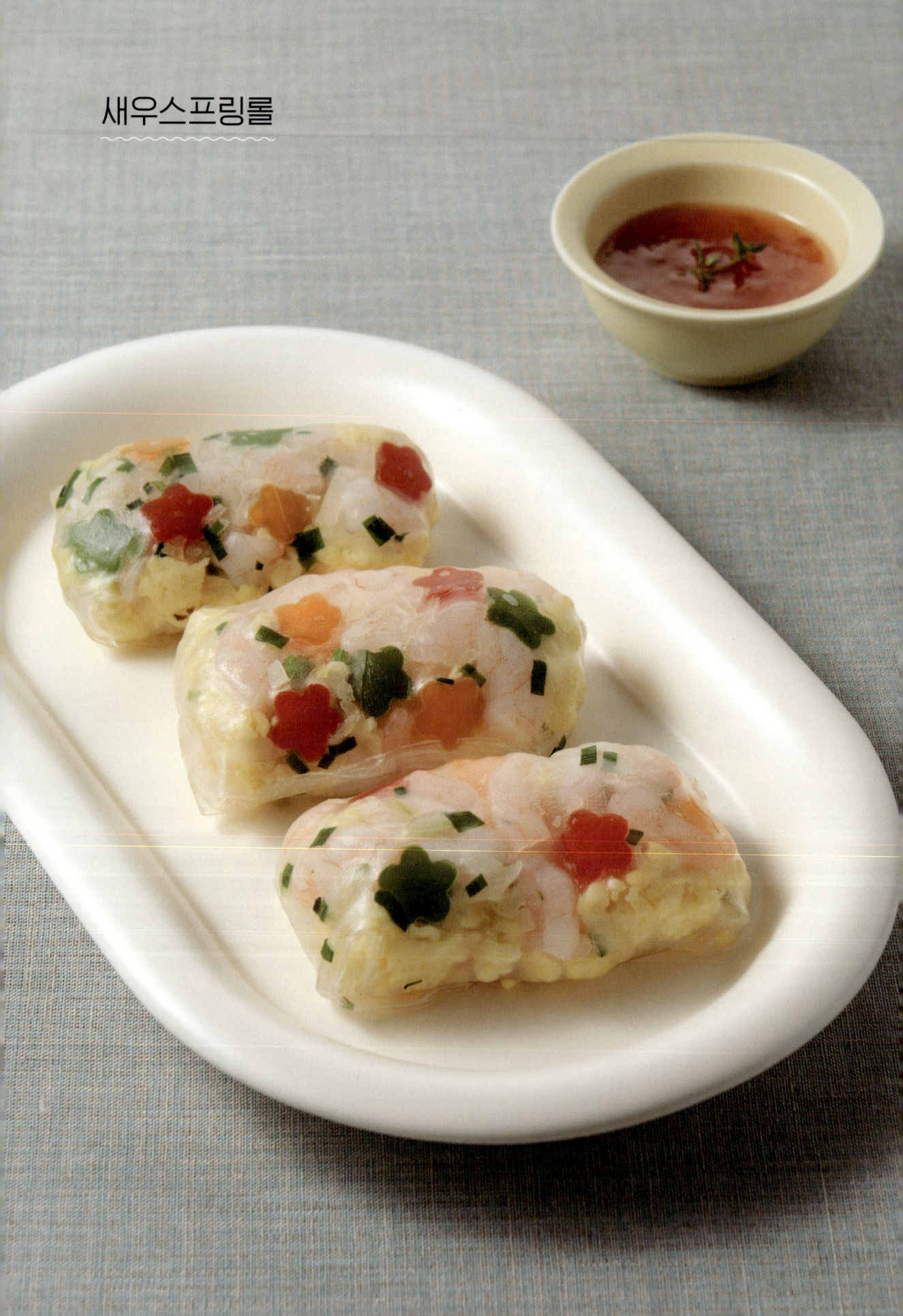

다양한 채소와 새우, 달걀을 쫄깃한 식감의 라이스페이퍼에 싸 먹는 메뉴입니다. 레시피에 나온 재료가 아니어도 괜찮습니다. 여러 가지 재료를 활용하면 아이들이 다양한 식재료를 자연스럽게 접할 수 있습니다.

재료 (2인분)

새우살 100g
양파 30g
빨강파프리카 10g
주황파프리카 10g
청피망 10g
부추 15g
달걀 50g
소금 1g
참기름 2g
스위트칠리소스 30g
월남쌈 페이퍼 24g(4장)
식용유 10g

요리 만들기

1. 냉동새우살은 흐르는 물에 깨끗이 씻은 후 크기가 크면 1cm 길이로 자른다.
2. 양파는 다지고 부추는 0.5cm 길이로 송송 썬다.
3. 파프리카와 청피망은 야채 모양틀로 찍어 귀여운 모양을 낸다.
4. 팬에 기름을 두른 후 새우, 양파를 넣고 수분이 없어질 때까지 볶다가 마지막에 부추를 넣고 살짝 볶는다.
5. 팬에 기름을 두른 후 달걀을 볶아 스크램블을 만들고 소금, 참기름으로 간을 한다.
6. 월남쌈 페이퍼를 찬물에 적신 후 만들어 놓은 속을 넣고 돌돌 말아 싼다.
7. 스위트칠리소스를 곁들인다.

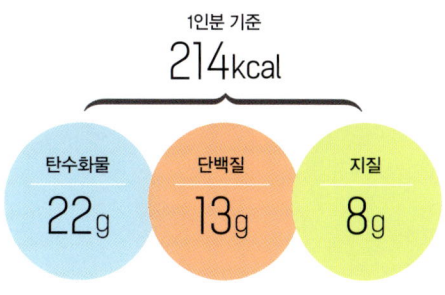

1인분 기준
214kcal

탄수화물 **22g** | 단백질 **13g** | 지질 **8g**

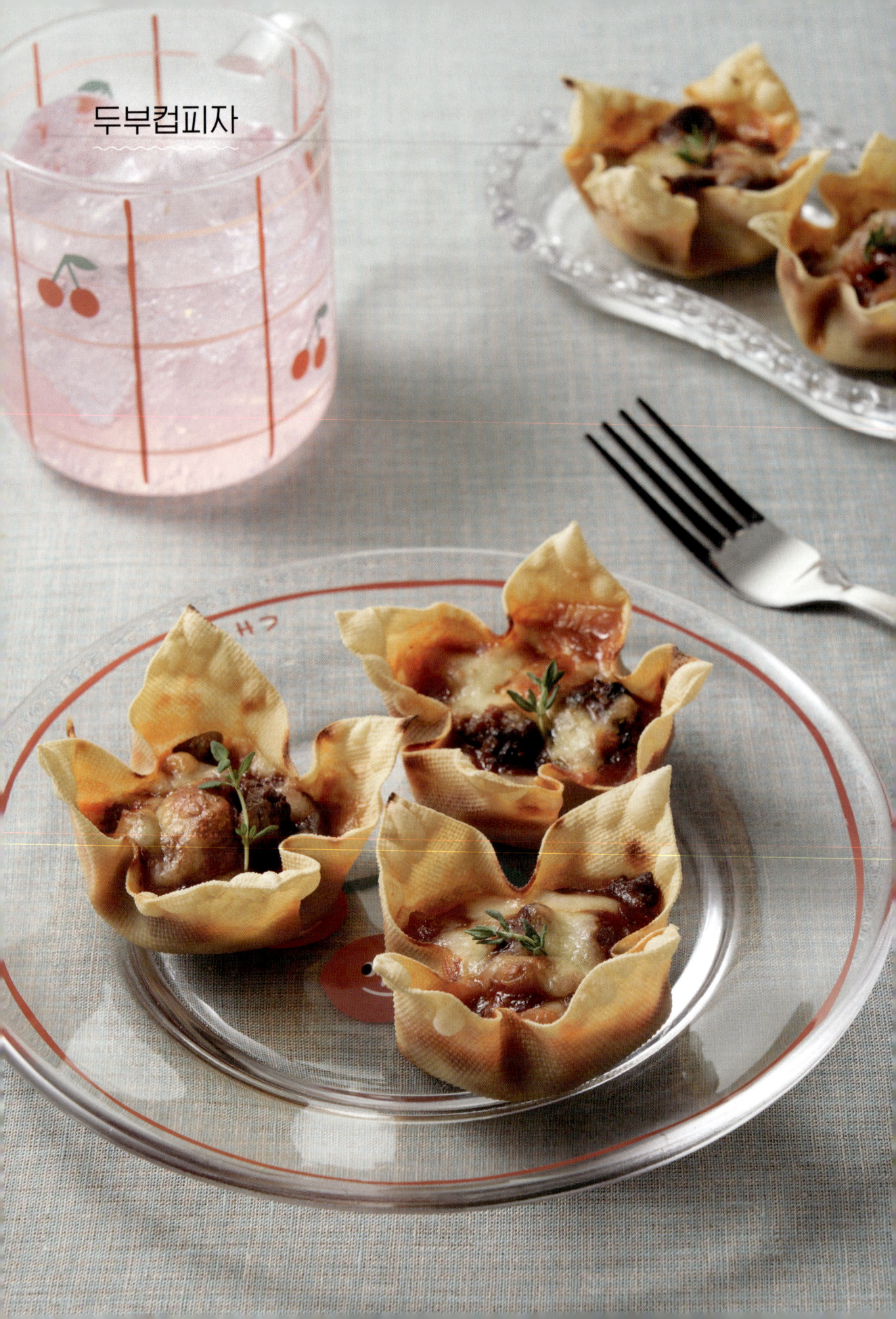

두부컵피자

밀가루 대신 포두부를 활용해 만든 컵피자입니다. 포두부를 구워 바삭한 식감을 살렸습니다. 아이들의 건강도 챙기고 재미있는 식감으로 흥미와 식욕을 당길 수 있는 메뉴입니다. 냉장고에 있는 채소와 피자치즈만 있으면 손쉽게 만들 수 있어 간편하게 영양을 챙길 수 있습니다.

재료 (2인분)

포두부 47g
(8×8cm 크기 4장)
소고기(불고기용) 60g
애호박 20g
가지 20g
시금치 20g
토마토 20g
식용유 10g
토마토 소스 100g
피자치즈 60g

94쪽

소고기 양념

저염 간장 15g
설탕 3g
다진 마늘 3g
참기름 3g
후추 약간

요리 만들기

1. 포두부는 흐르는 물에 헹군 다음 물기를 제거하고 체에 받쳐 둔다.
2. 소고기는 먹기 좋은 크기로 자르고 분량의 양념을 섞어 10분간 재워 둔다.
3. 애호박, 가지, 시금치, 토마토를 잘게 다진다.
4. 팬에 기름을 두르고 소고기를 센불에 볶다가 소고기가 익으면 다진 야채를 넣고 고루 섞이도록 볶는다.
5. 볶아 놓은 재료에 토마토 소스를 넣어 잘 섞는다.
6. 원형 틀에 포두부를 놓고 컵 모양을 만들어 준다.
7. 포두부 안에 5를 넣은 후 피자치즈를 올린다.
8. 170℃로 예열한 오븐에 10분간 구워 피자치즈를 녹인다.

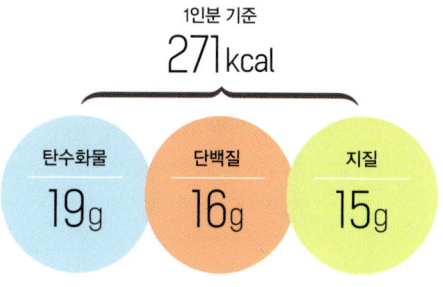

PART 4 암을 이기고 회복을 돕는 최고의 요리 레시피

두부소보로비빔밥

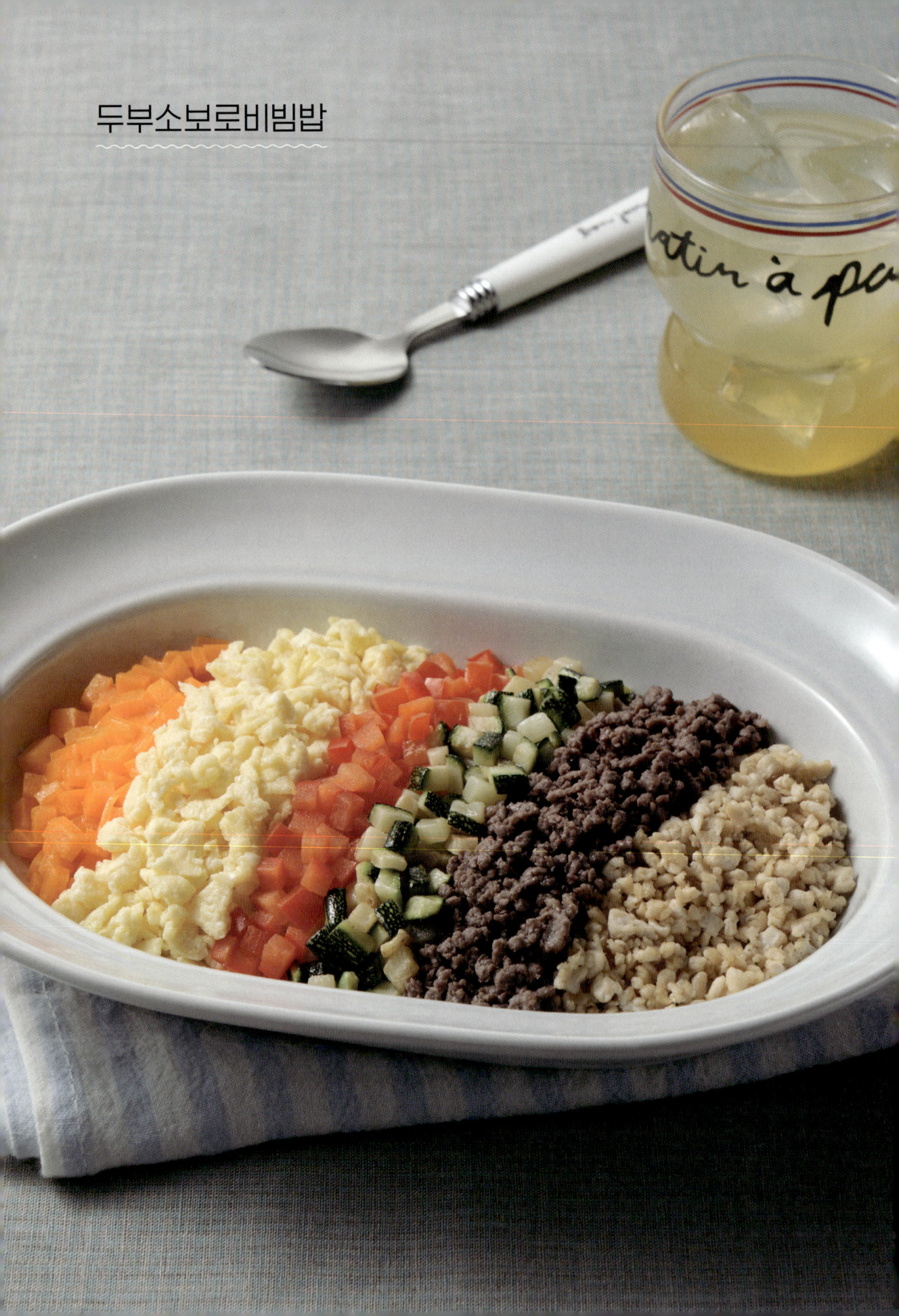

두부를 으깨어 포슬포슬해지도록 볶고, 그 밖의 다양한 식재료를 잘게 손질해 밥과 비벼 먹는 어린이용 비빔밥입니다. 모든 재료를 잘게 다져 소화하기 쉽도록 만들었습니다. 컬러푸드를 이용해 알록달록하게 담아 내면 아이들의 호기심을 자극해 즐거운 식사 시간을 유도할 수 있습니다. 이렇게 다양한 식재료와 친해지면 편식을 줄이고 여러 영양소를 고루 섭취할 수 있습니다.

재료 (1인분)

두부 40g
달걀 30g
빨강파프리카 20g
주황파프리카 20g
쥬키니호박 30g
소고기(다짐육) 40g
저염 간장 5g
설탕 2g
다진 마늘 1g
소금 2g
후추 약간
식용유 15g
쌀밥 150g

들기름 간장

저염 간장 15g
들기름 3g
설탕 2g

96쪽

요리 만들기

1. 두부는 키친타올로 물기를 제거한 다음 으깨고, 달걀은 볼에 풀어 소금으로 간한다.
2. 파프리카, 쥬키니호박은 0.5×0.5cm 크기로 썬다.
3. 기름을 두르지 않고 달군 팬에 으깬 두부를 넣고 소금으로 간하면서 포슬포슬해질 때까지 약불에서 볶는다.
4. 팬에 기름을 살짝 두르고 달걀을 넣어 스크램블을 만든다.
5. 팬에 기름을 두른 후 소고기는 저염 간장, 설탕, 다진 마늘로 간하여 중불에 볶아 익힌다.
6. 파프리카, 쥬키니호박은 각각 팬에 기름을 살짝만 두르고 중불에 볶아 익힌다.
7. 분량의 재료를 섞어 들기름 간장을 만들어 준비한다.
8. 그릇에 밥을 담고 준비한 각 재료를 가지런히 올린 후 들기름 간장을 곁들여 낸다.

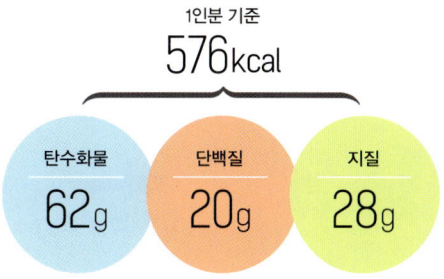

1인분 기준
576 kcal

탄수화물 62g   단백질 20g   지질 28g

• 기호에 따라 비빔 간장의 들기름은 참기름으로 변경해도 좋습니다.

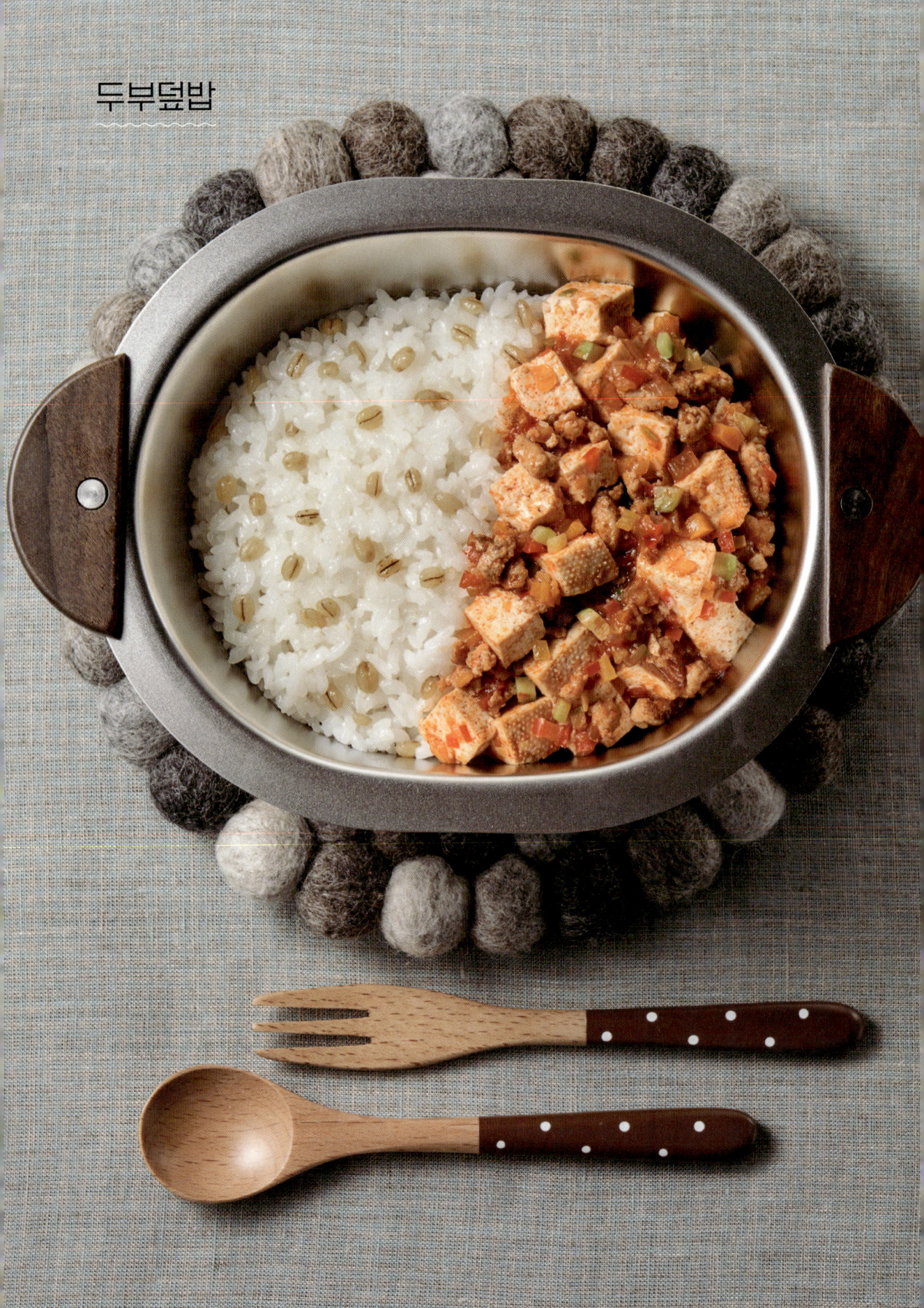

두부덮밥

파프리카를 갈아서 빨간색을 낸 자작한 덮밥 소스와 돼지고기, 두부 등의 재료가 어우러져 먹음직스러워 보입니다. 파프리카를 싫어하는 아이라면 보이지 않게 소스에만 넣어 거부감 없이 먹을 수 있도록 해 보세요.

재료 (1인분)

두부 60g
돼지고기(다짐육) 20g
애호박 20g
빨강파프리카 10g
노랑파프리카 10g
양파 20g
다진 마늘 3g
파프리카시즈닝 2g
물 60㎖
굴소스 7g
전분물 5g
쌀밥 150g
식용유 15g

소스 국물용

빨강파프리카 80g
물 30㎖

요리 만들기

1. 소스 국물용 빨강파프리카는 물과 함께 믹서에 곱게 갈아 체에 거른다.
2. 애호박, 빨강파프리카, 노랑파프리카, 양파는 다지고 두부는 0.7×0.7cm 크기로 깍둑 썬다.
3. 기름을 두른 팬에 돼지고기, 다진 마늘을 넣고 센불에 볶다가 다진 야채를 넣고 볶아 익힌다.
4. 3에 분량의 물과 1의 소스 국물, 파프리카시즈닝을 넣고 끓어오르면 두부를 넣고 굴소스로 간을 맞춘다.
5. 두부가 익으면 전분물을 넣어 농도를 맞춘다.
   전분물의 비율은 물 : 전분 = 5 : 1로 만든다.
6. 그릇에 밥을 담고 위에 덮밥소스를 얹어 마무리한다.

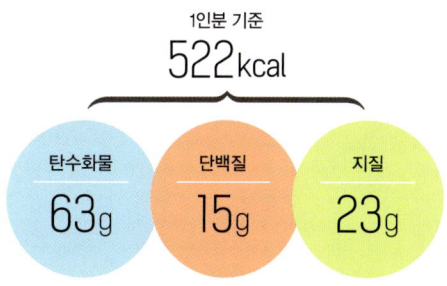

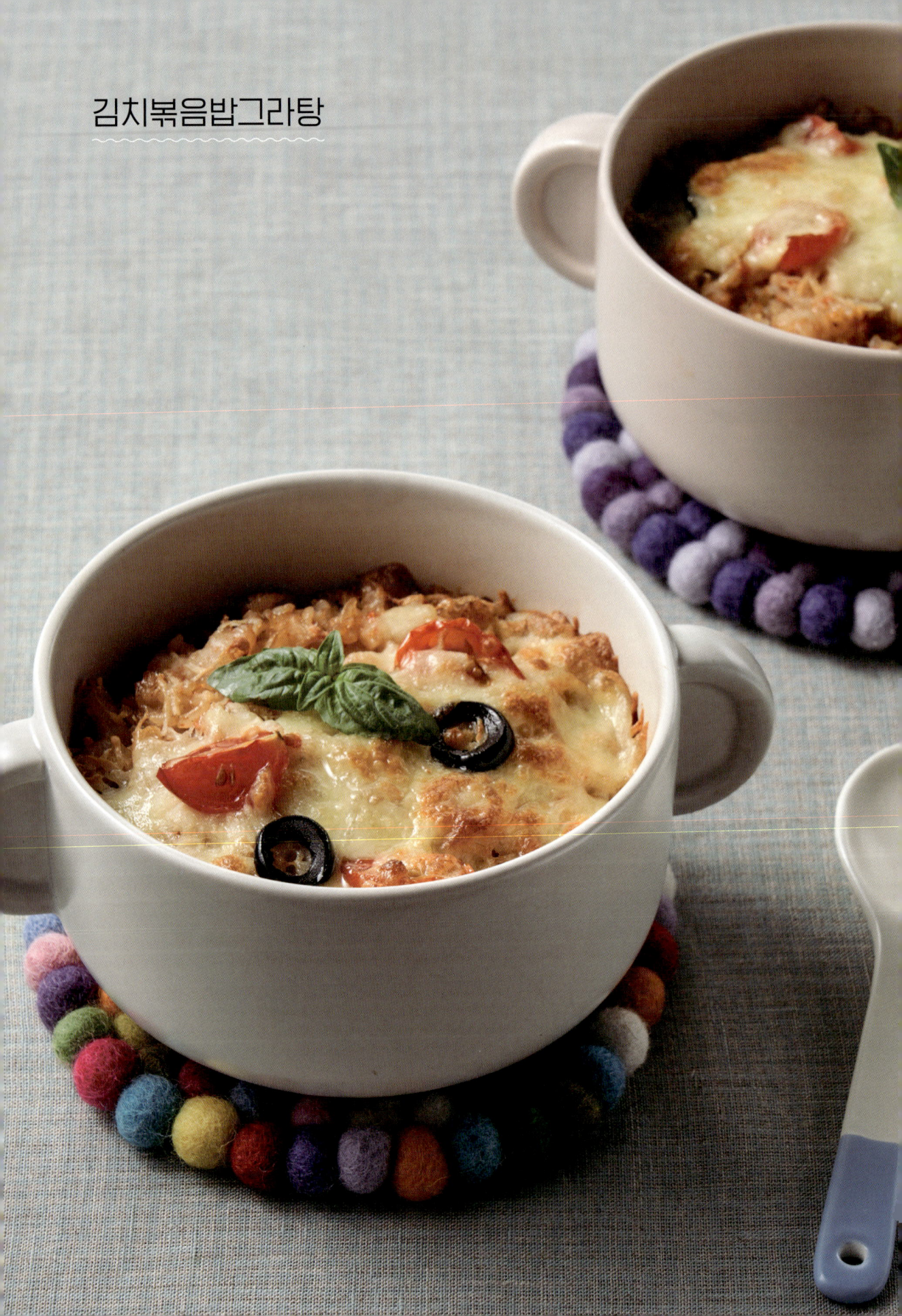

김치볶음밥그라탕

떠먹는 피자 스타일의 김치볶음밥입니다. 김치를 좋아하지 않는 아이들도 잘 먹을 수 있도록 만들었습니다. 새콤달콤한 토마토 소스와 촉촉한 치즈, 볶음밥이 잘 어우러져 자극적이지 않습니다.

재료 (1인분)

- 익은 김치 50g
- 새우살 40g
- 양파 30g
- 애호박 30g
- 당근 10g
- 방울토마토 50g
- 쌀밥 150g
- 식용유 10g (96쪽)
- 저염 간장 4g
- 토마토 소스 60g (94쪽)
- 피자치즈 50g
- 블랙올리브(슬라이스) 2g

요리 만들기

1. 익은 김치는 양념을 털어내고 잘게 다진다.
2. 냉동새우살은 깨끗이 씻어 물기를 빼고, 크기가 큰 것은 1cm 길이로 썬다.
3. 양파, 애호박, 당근은 다지고 방울토마토는 4등분으로 썬다.
4. 팬에 기름을 두르고 다진 김치, 채소(방울토마토 제외), 새우살을 넣고 중불에 볶는다.
5. 볶은 재료에 밥을 넣어 볶고, 저염 간장으로 간을 한다.
6. 그릇에 볶음밥을 담고 토마토 소스, 피자치즈를 얹은 다음 방울토마토와 블랙올리브를 올린다.
7. 170℃로 예열한 오븐에 10분간 익혀 치즈를 노릇하게 녹인다.

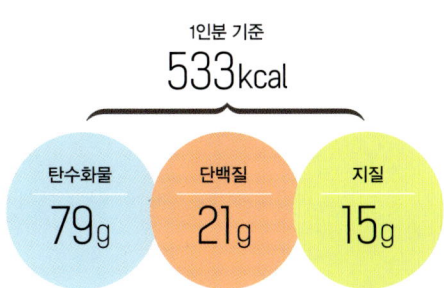

1인분 기준
533kcal

탄수화물	단백질	지질
79g	21g	15g

• 팬 조리 시 볶음밥을 팬 중앙으로 모으고 토마토 소스, 피자치즈, 방울토마토와 블랙올리브 순으로 올린 후 뚜껑을 덮고 약불로 치즈가 녹을 때까지 익힙니다.

힘나는버거

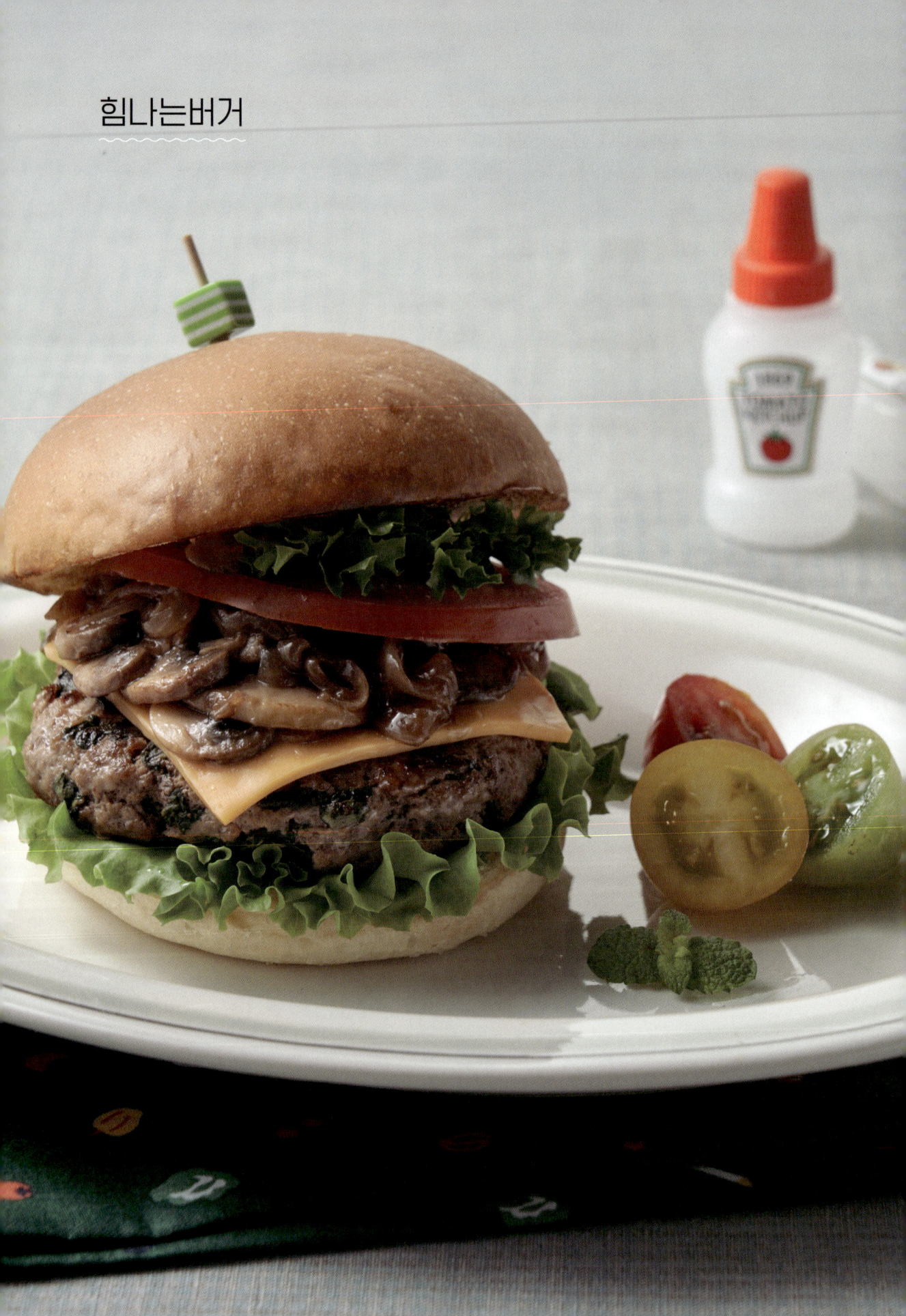

담백한 고기 패티에 다양한 나물을 다져 넣어 영양 균형을 챙겼습니다. 채소를 안 먹는 아이들도 맛있게 먹을 수 있는 햄버거입니다.

재료 (1인분)

- 양송이버섯 20g
- 양파 10g
- 양상추 15g
- 토마토 40g
- 햄버거빵 65g
- 체다치즈 15g
- 마요네즈 10g
- 식용유 10g

패티

- 돼지고기(다짐육) 30g
- 소고기(다짐육) 30g
- 시금치 15g
- 숙주나물 15g
- 양파 15g
- 케첩 2g
- 머스타드 3g
- 소금 0.5g
- 후추 약간

저염데리야끼 소스 (96쪽)

- 저염 간장 30g
- 맛술 30g
- 올리고당 15g
- 설탕 7g
- 물 30㎖

요리 만들기

1. 냄비에 저염 간장, 맛술, 올리고당, 설탕, 물을 넣고 센불로 끓이다가 끓어오르면 약불로 5분간 졸여 저염데리야끼 소스를 만든다.
2. 패티용 시금치, 숙주나물은 끓는 물에 살짝 데쳐 찬물에 헹구고 물기를 짠 다음 패티용 양파와 함께 잘게 다진다.
3. 양송이버섯은 편 썰고, 양파는 채 썬다.
4. 양상추는 세척 후 물기를 빼 두고, 토마토는 0.5cm 두께로 슬라이스해 준비한다.
5. 볼에 돼지고기, 소고기, 2의 패티용 다진 채소, 소금, 후추, 케첩, 머스타드를 넣고 잘 치댄 후 햄버거빵보다 지름이 1cm 정도 더 크게 패티를 만든다.
6. 팬에 기름을 두르고 약불에서 패티를 앞뒤로 노릇하게 구워 완전히 익힌다.
7. 팬에 기름을 두르고 양송이버섯, 양파를 볶다가 저염데리야끼 소스를 넣고 잘 섞이도록 중불에서 볶아 준다.
8. 햄버거빵 양면을 마른 팬에 살짝 굽고, 마요네즈를 바른 다음 양상추, 패티, 7의 버섯양파볶음, 치즈, 토마토를 올린다.

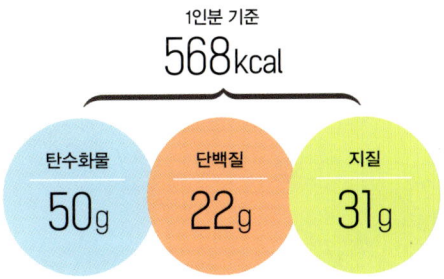

1인분 기준
568 kcal

탄수화물	단백질	지질
50g	22g	31g

> 햄버거빵 대신 모닝빵을 이용할 때는 패티를 작게 2개를 만들어 모닝빵 2개를 갈라 사용하면 됩니다.

PART 4 암을 이기고 회복을 돕는 최고의 요리 레시피

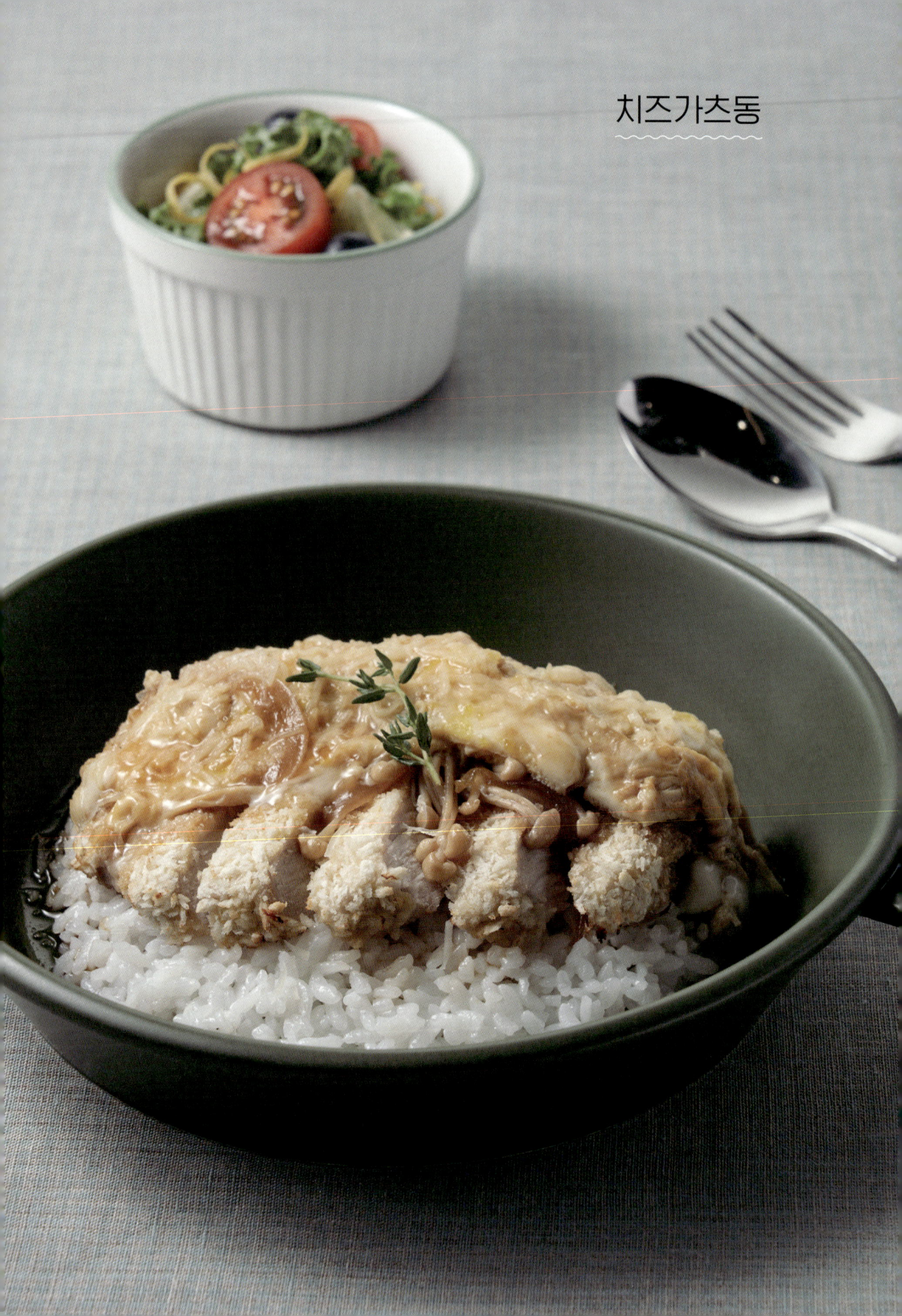

치즈가츠동

기름에 튀기지 않고 오븐에 구운 돈가스에 자작하게 졸인 달콤짭짤한 간장 소스를 부어 담백하고 부드럽게 먹을 수 있는 덮밥 요리입니다. 보들보들하게 익힌 달걀이 부드럽고 고소한 맛을 더합니다.

재료 (1인분)

- 돼지고기 70g (두께 1cm 돈까스용 등심)
- 양파 60g
- 팽이버섯 30g
- 달걀 30g
- 물 150㎖
- 저염 간장 50g
- 맛술 30g
- 설탕 2g
- 쌀밥 150g
- 쪽파 3g
- 눈꽃치즈 10g
- 소금 0.5g
- 후추 약간
- 식용유 5g

돈가스 가루옷
- 밀가루 20g
- 달걀 15g
- 빵가루 20g

96쪽

요리 만들기

1. 돼지고기는 소금, 후추로 밑간한 뒤 밀가루, 달걀, 빵가루 순으로 가루옷을 묻혀 준비한다.
2. 양파는 채 썬다. 팽이버섯은 밑둥을 자르고 길이를 반으로 썬다.
3. 달걀은 풀어서 준비한다.
4. 가루옷을 입힌 돼지고기는 170℃로 예열한 오븐에 12~15분간 노릇해질 때까지 굽는다.
5. 팬에 기름을 두르고 채 썬 양파를 센불에 볶다가 투명해지면 물, 저염 간장, 맛술, 설탕을 넣고 중약불에서 끓인다. 소스가 끓어오르면 팽이버섯과 달걀을 넣고, 젓지 않고 가만히 익힌다.
6. 그릇에 밥을 담고, 돈가스를 먹기 좋은 크기로 잘라 올린 다음 5의 소스를 덮어 올린다.
7. 쪽파와 눈꽃치즈를 올려 마무리한다.

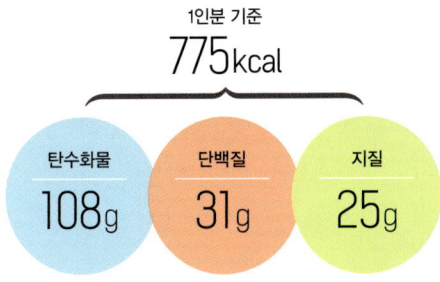

1인분 기준
775 kcal

- 탄수화물 108g
- 단백질 31g
- 지질 25g

PART 4 암을 이기고 회복을 돕는 최고의 요리 레시피

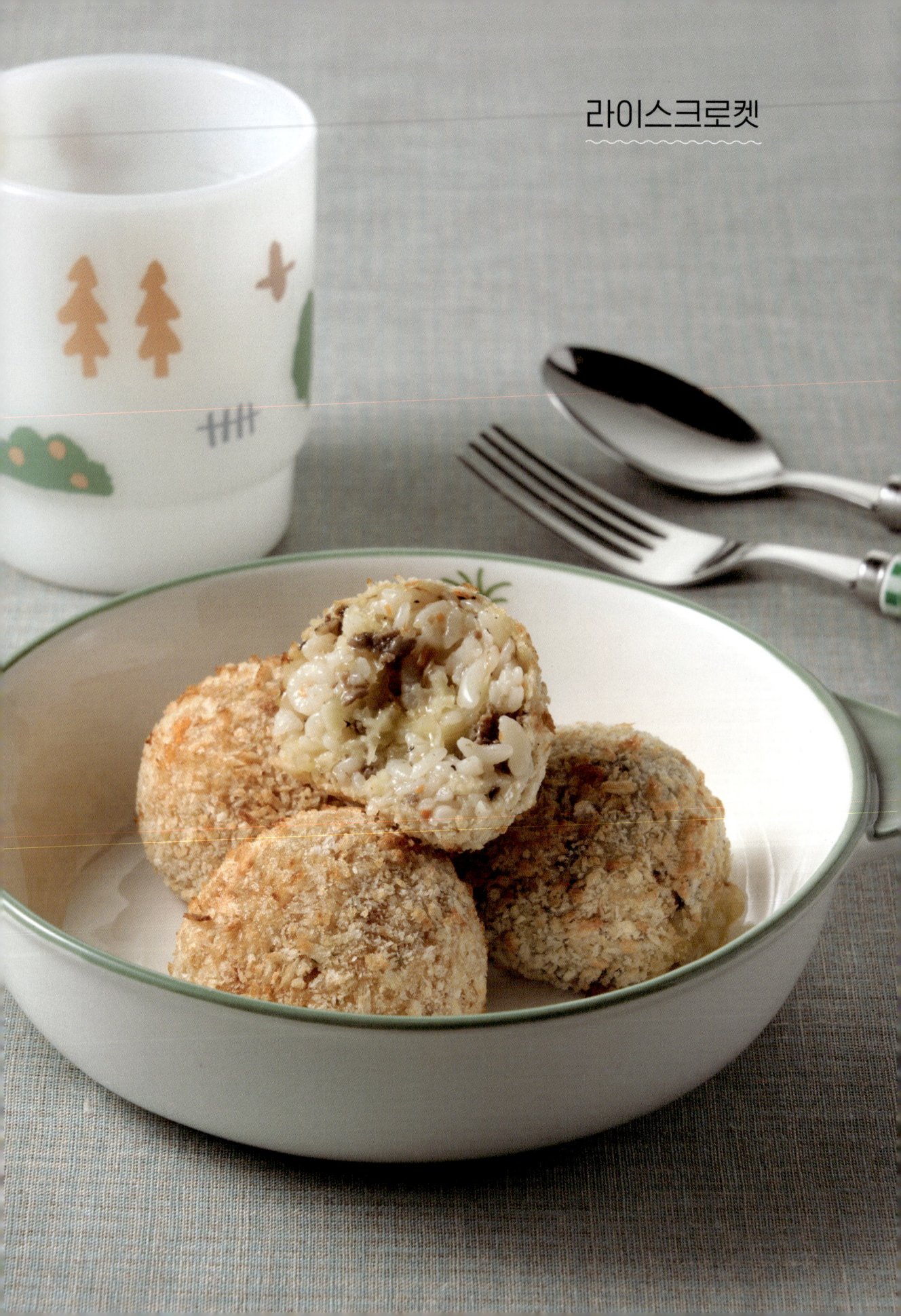

라이스크로켓

아이들이 좋아하는 소고기볶음밥과 김치볶음밥을 색다르게 즐길 수 있는 메뉴입니다. 다진 채소와 치즈를 넣고 동그랗게 빚어 오븐에서 노릇하게 구우면 모양도 귀엽고 맛도 좋은 크로켓이 완성됩니다. 만들기도 쉬워서 아이들과 함께 만든다면 오감을 자극하는 즐거운 시간을 선물할 수 있을 것입니다.

재료 (2인분)

피자치즈 60g
식용유 10g

소고기볶음밥
감자 15g
당근 5g
양파 10g
양송이버섯 10g
소고기(다짐육) 25g
쌀밥 70g
굴소스 2g

김치볶음밥
익은 김치 40g
양파 10g
애호박 10g
당근 5g
쌀밥 70g
굴소스 1g

가루옷
밀가루 20g
달걀 15g
빵가루 20g

요리 만들기

1. 소고기볶음밥용 양파, 당근, 감자, 양송이버섯을 잘게 다진다.
2. 팬에 기름을 두르고 약불에서 소고기와 다진 채소를 볶다가 재료가 익으면 쌀밥, 굴소스를 넣고 볶아 소고기볶음밥을 만든다.
3. 김치볶음밥용 익은 김치, 양파, 애호박, 당근을 잘게 다진다.
4. 팬에 기름을 두르고 약불에서 다진 김치, 채소를 볶다가 쌀밥, 굴소스를 넣고 볶아 김치볶음밥을 만든다.
5. 어느 정도 식힌 볶음밥을 적당량씩 덜어 밥 속에 피자치즈를 넣고 동그랗게 뭉쳐 모양을 빚는다.
   피자치즈 대신 스트링치즈를 사용해도 좋다.
6. 모양을 낸 밥을 밀가루, 달걀, 빵가루 순으로 가루옷을 묻혀 준비한다.
7. 170℃로 예열한 오븐에서 12~15분간 빵가루가 노릇해질 때까지 구워 준다.

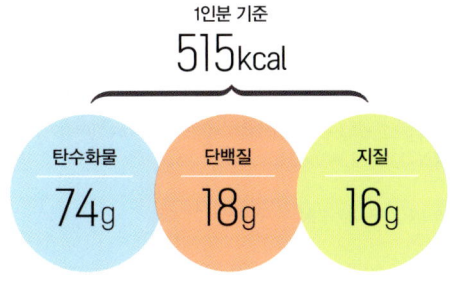

1인분 기준
515kcal

탄수화물 74g | 단백질 18g | 지질 16g

PART 4 암을 이기고 회복을 돕는 최고의 요리 레시피

집필	세브란스병원 영양팀 영양교육파트장 이정민, 임상영양사 이상글, CJ프레시웨이
메뉴 총괄	김혜경(CJ프레시웨이 FS메뉴시너지팀)
메뉴 기획	최지영(CJ프레시웨이 세브란스새병원점) 류초롱(CJ프레시웨이 세브란스암병원점)
메뉴 개발	김우중, 심재영(CJ프레시웨이 세브란스새병원점) 유성현(CJ프레시웨이 세브란스암병원점) 이상호, 이혜림(CJ프레시웨이 세브란스심혈관병원점)
요리	조승범, 이용규, 반주현, 홍종우, 표화실, 최세웅, 신혜원(CJ프레시웨이 FS메뉴시너지팀)
푸드스타일링	김혜경, 박도은(CJ프레시웨이 FS메뉴시너지팀)
사진	헬로스튜디오 조은선

암 식단 가이드 2
암 치료에 꼭 필요한

1판 1쇄 2024년 2월 26일
1판 2쇄 2025년 9월 8일

지은이 연세암병원, 세브란스병원 영양팀, CJ프레시웨이
발행인 김인태
발행처 삼호미디어

등록 1993년 10월 12일 제21-494호
주소 서울특별시 서초구 강남대로 545-21 거림빌딩 4층
www.samhomedia.com
전화 02-544-9456(영업부) | 02-544-9457(편집기획부)
팩스 02-512-3593

ISBN 978-89-7849-703-9 (13510)

Copyright 2024 by SAMHO MEDIA PUBLISHING CO.

출판사의 허락 없이 무단 복제와 무단 전재를 금합니다.
잘못된 책은 구입처에서 교환해 드립니다.